RECHERCHES CLINIQUES

SUR LES

MALADIES DU CŒUR.

PARIS. — IMP. LACOUR ET Cie, rue Soufflot, 18

RECHERCHES CLINIQUES

SUR LES

MALADIES DU CŒUR

D'APRÈS LES LEÇONS

DE M. LE PROFESSEUR BOUILLAUD

PAR

Le Dr Ernest AUBURTIN
Chef de clinique de la Faculté de Médecine de Paris à l'hôpital de la Charité ;

PRÉCÉDÉES DE

CONSIDÉRATIONS DE PHILOSOPHIE MÉDICALE

SUR LE VITALISME, L'ORGANICISME ET LA NOMENCLATURE MÉDICALE

PAR

M. Le Professeur BOUILLAUD
Membre de l'Académie impériale de médecine.

Combien n'ai-je pas vu au lit des malades émettre de faux diagnostics, les uns accusant le foie, l'estomac d'être malades lorsque la poitrine était attaquée, et réciproquement........? Quelle est la source de pareilles méprises. Je l'ai déjà dit : c'est le défaut d'une bonne physiologie. Sans elle à quoi bon l'anatomie?

Corvisart, *Maladies du cœur. Discours préliminaire.*

PARIS
J. VIAT, LIBRAIRE-ÉDITEUR,
COUR DU COMMERCE, 12 (Faub. St-Germ.),

1856

A

M. J. BOUILLAUD

Professeur de clinique médicale à la Faculté de médecine de Paris, officier de la Légion d'Honneur, membre de l'Académie de médecine, etc., etc.

En dédiant ce livre à l'illustre professeur à qui la science est redevable de tant de progrès, c'est en même temps pour moi un grand bonheur de l'offrir à celui auquel je suis si profondément attaché par la reconnaissance de l'élève et par les liens plus chers encore de la famille.

Ernest AUBURTIN.

INTRODUCTION

Depuis la fin du siècle dernier jusqu'à notre époque, trois ouvrages *ex professo* sur les maladies du cœur ont été en France, pour ainsi dire, l'expression de nos connaissances sur cette partie de la pathologie.

Celui de Senac, qui contient sur l'anatomie et la physiologie du cœur un grand nombre de recherches fort curieuses, et aujourd'hui encore très instructives, laisse bien à désirer sous le rapport de la pathologie. De temps en temps on trouve, il est vrai, quelques aperçus ingénieux, plutôt soupçonnés que démontrés, mais à chaque page ce sont des suppositions, des hypothèses toutes gratuites, des théories enfantées par l'imagination de l'auteur.

1806 fut une ère nouvelle pour l'étude des maladies du cœur. Le livre de Corvisart parut presque à la même époque que le *Traité des phlegmasies chroniques*. Ces deux monuments, qui resteront debout comme l'expression d'un progrès que le souffle des passions ne saurait détruire, marquent une tendance nouvelle pour l'étude des sciences médicales. Broussais et Corvisart ont combattu pour la même cause : le premier, en faisant une guerre sans relâche à l'ontologie médicale ; le second, en assignant à l'anatomie pathologique le rang qu'elle doit occuper, sans penser cependant qu'elle seule peut atteindre le but que se propose le médecin, Tout le *discours préliminaire* de son ouvrage proteste contre une médecine basée exclusivement sur l'anatomie cadavérique. Sans la physiologie, dit-il, à quoi bon l'anatomie? C'est à ces deux grands hommes que revient la gloire d'avoir donné à l'école de Paris l'impulsion commencée par Morgagni, en poussant la médecine dans une voie nouvelle qui a produit de si grands résultats. Broussais, malgré ses erreurs, a été, comme l'a dit récemment M. Bouillaud, le plus véhément, le plus victorieux apôtre de cet évangile médical auquel nous devons tous nous rallier et hors duquel il n'y a pas de salut.

Le livre de Corvisart laissé loin derrière lui celui de

Senac, surtout au point de vue de l'anatomie pathologique. Il a décrit avec soin les altérations de la péricardite, quelques-unes des altérations des valvules et des orifices : il a fait connaître sous le nom de *carditis* une maladie inconnue de ses devanciers. Mais sous le rapport du diagnostic, quelle incertitude il avoue lui-même? Comment aurait-il pu en être autrement? Corvisart revient avec une sorte de complaisance sur la pratique *chancelante, incertaine* du médecin qui n'unirait pas l'anatomie à la physiologie ; or cette dernière n'existait pas alors, puisque les bruits du cœur n'étaient pas connus. C'est en 1818 que parut le *Traité de l'auscultation médiate* de Laënnec, qui dota la science d'un sens nouveau. Sans doute, cet auteur ne répandit pas sur l'étude des maladies du cœur les mêmes flots de lumières que sur les affections du poumon, mais sa découverte, à jamais mémorable, ouvrit un horizon nouveau à la physiologie et à la pathologie.

En 1824, M. Bouillaud publia, en collaboration avec Bertin, un ouvrage *ex professo,* mais c'est dans son livre sur les maladies du cœur qu'il établit l'anatomie, la physiologie et la pathologie de cet organe sur des bases solides. Il ne négligea aucune des données de la question. Des recherches sur les mouvements et les bruits, puisées à une triple source, l'observation directe, les vivisections et la physiologie pathologique permirent d'établir une théorie qui repose sur un trépied inébranlable. Le diagnostic des affections aiguës fut poussé jusqu'à l'exactitude mathématique; une autre maladie, l'endocardite, fut déouverte, reconnue au lit du malade, et le traitement, but final de la médecine, ne subit pas une modification moins heureuse. Il est utile sans doute de découvrir une maladie, mais combien n'est-il pas plus utile encore de la guérir.

Depuis 1841, époque de la dernière édition du *Traité des maladies du cœur,* bien des travaux ont été publiés tant en France qu'à l'étranger; mais, on le dit à regret, beaucoup d'entre eux n'ont pas les qualités que l'on était en droit d'attendre. Plusieurs auteurs laissant à l'écart l'observation directe, juge suprême en pareille matière, ont bâti à l'ombre du cabinet des théories si complétement en désaccord avec les faits, que la tendresse paternelle qui nous attache à nos propres opinions peut seule expliquer l'opiniâtreté avec laquelle ils résistent contre l'évidence. Après avoir vu cent et cent fois ce qui aujourd'hui est mis en doute par quelques-uns, j'ai pensé qu'il serait utile de publier des recherches entreprises sous les auspices d'un grand maître. J'ai ajouté peu d'importance aux théories qui n'étaient pas l'expression exacte des faits, j'ai accepté, au contraire, celles qui en découlènt directement. Le cœur est un organe pour lequel la physiologie et la pathologie s'éclairent mutuellement, aussi la première se trouve-t-elle confirmée par la seconde, et celle-ci est-elle incertaine, chancelante, sans des connaissances physiologiques précises. C'est pour cette raison qu'avant d'aborder la question pathologique, j'ai voulu examiner avec soin la physiologie.

Je ne m'étendrai pas sur des questions relatives à la philosophie médicale, puisqu'elles se trouveront développées dans les *Considérations* que M. Bouillaud a bien voulu placer au commencement de cet ouvrage. C'est une profession de foi qu'est en droit de faire celui qui depuis vingt-quatre ans a jeté tant d'éclat sur un enseignement devenu justement célèbre.

Je me suis efforcé d'être aussi clair que possible, sacrifiant quelquefois la période, l'élégance du style, dont on me pardonnera, j'espère, les aspérités, si j'ai été asse heureux pour atteindre mon but.

27 août 1855.

CONSIDÉRATIONS

DE

PHILOSOPHIE MÉDICALE

SUR

LE VITALISME, L'ORGANICISME ET LA NOMENCLATURE MÉDICALE (1).

PREMIER DISCOURS

Prononcé à l'Académie de Médecine dans la discussion sur le diagnostic et la curabilité du cancer.

MESSIEURS,

Le premier sentiment que j'éprouve à cette tribune, c'est la surprise de m'y voir. En effet, il y a si longtemps que je n'ai pris aucune part active aux discussions de cette savante assemblée ! Vraiment, telle est cette surprise, que je serais tenté de me demander si je veille ou si je rêve. Mais évidemment je ne rêve pas, en commençant par déclarer que depuis bien longtemps l'Académie n'avait été le théâtre d'une discussion plus importante à la fois et plus brillante que

(1) Cette discussion de philosophie médicale s'est élevée au sujet d'un rapport de M. Jobert sur le diagnostic et la curabilité du cancer, et d'un mémoire de M. Piorry sur le traitement de la variole.

celle dont un rapport de notre savant collègue, M. Jobert (de Lamballe), a été l'origine première. Cette discussion qui, depuis plusieurs séances, captive, j'ai presque dit passionne l'Académie et le nombreux public qui se presse dans son enceinte, ne s'est pourtant engagée qu'assez timidement. En effet, vous savez, messieurs, quelles furent d'abord les hésitations des premiers combattants, MM. Robert et Velpeau. M. Robert disait spirituellement qu'il ignorait où M. Velpeau se proposait d'*opérer son débarquement*, et M. Velpeau lui-même n'avait pas encore bien arrêté dans son esprit quel serait son champ de bataille. Aussi, comme à la célèbre bataille de Fontenoy, chacun des deux adversaires laissait à l'autre l'honneur de tirer le premier coup. Mais le combat une fois commencé, le champ de bataille s'étend de plus en plus, et le feu, s'il m'est permis de continuer la métaphore, éclate sur toute la ligne. C'est ainsi qu'une discussion qui n'avait d'abord pour objet que la question du microscope, appliqué au diagnostic du cancer et celle de la curabilité de cette affection, a fini par rouler sur la plupart des autres questions relatives à son étude Ce n'était pas assez. Franchissant les limites des problèmes relatifs à l'histoire du cancer en particulier, les orateurs ont abordé des points de doctrine générale de la plus haute importance, et s'avançant jusqu'au sanctuaire même de la médecine, c'est-à-dire remontant jusqu'à ses principes mêmes ou à sa philosophie, à propos d'une loi de Bichat, ils ont mis encore une fois en présence des systèmes qu'il eût mieux valu concilier qu'exciter à une nouvelle querelle.

Je me propose d'abord de répondre à quelques graves attaques dirigées contre ce qu'on appelle la *vieille école de Paris*, attaques dont le discours de M. Robert a été le prétexte plutôt que la cause réelle, si tant est même que ces attaques ne soient pas, elles aussi, *un effet sans cause*. Cela fait, j'aborderai la double question de l'application du microscope au diagnostic du cancer et de la curabilité de cette affection. Enfin, dans une troisième et dernière partie, je présenterai des conclusions raisonnées et une proposition qui, si elle était adoptée et mise à exécution par l'Académie, pourrait seule dissiper ce doute *philosophique*, où les assertions contradictoires qu'elle a entendues doivent l'avoir inévitablement plongée.

Cependant, je ne veux pas terminer cet exorde sans faire connaître sur-le-champ ma profession de foi en matière de microscopie médicale : *Je suis le partisan de cette méthode d'exploration*. Cette profession de foi, messieurs, ne date pas d'aujourd'hui. Je la faisais il y a bientôt vingt ans pour la première fois (1), et je l'ai renouvelée il y en a bientôt onze, précisément

(1) *Essai sur la philosophie médicale*. Des méth. d'observation.

à l'occasion de l'étude des productions cancéreuses (1).

PREMIÈRE PARTIE.

Qu'est-ce que l'école dite organique ou la vieille école de Paris?

Dans un discours aussi remarquable par l'élégance de la forme que par la solidité et la clarté des doctrines, M. Robert a commencé par s'appuyer sur l'autorité de l'immortel auteur de l'*Anatomie générale*. Bichat, dit-il, notre maître à tous, a posé depuis bien longtemps une loi qui reste debout au milieu des révolutions de notre science. Cette loi est la suivante: lorsque deux maladies diffèrent par leurs symptômes, leur marche, leur terminaison, elles diffèrent aussi par leur siége et les lésions qui les accompagnent; réciproquement, lorsque des lésions anatomiques sont dissemblables, lorsque la structure de deux produits pathologiques n'est pas la même, les désordres fonctionnels, l'évolution, constituent aussi des affections de nature distincte. M. Robert veut que l'on prenne ce principe immuable pour base dans l'étude des maladies réputées cancéreuses. Mais, considérant que

(1) *Traité de nosographie médicale*, t. IV, p. 273. Dans d'autres endroits de ce même ouvrage, j'ai signalé l'utilité des études microscopiques appliquées à la médecine.

les moyens mis en usage jusqu'à ce jour par l'anatomie pathologique, le scalpel et les procédés d'amphithéâtre n'ont pas été suffisants pour vider la question, il invoque l'appui du microscope, lequel, ajoute-t-il, *nous apprend que le cancer est une maladie constituée par la présence d'un élément anatomique spécial, sans analogue dans l'économie, et doué de caractères qui permettent à un œil exercé de le reconnaître sans peine; qu'il n'y a qu'un cancer, savoir, celui qui renferme l'élément cancéreux.*

La *loi* de Bichat, invoquée par M. Robert, a été le sujet d'assez vives attaques au dedans et au dehors de cette enceinte. Un de nos collègues, que nous nous plaisons tous, messieurs, à saluer comme l'un des *preux* les plus brillants de nos tournois académiques, M. Malgaigne (vous l'aviez nommé avant moi), s'est le premier présenté pour rompre une lance contre Bichat et M. Robert. « Rien de plus faux, s'écrie-t-il, que cette prétendue loi inventée dans un amphithéâtre, loi que Bichat, l'anatomo-pathologiste, n'était pas en droit de poser! La vie fait, avec les mêmes lésions anatomiques, des symptômes variables à son gré. C'est parce que leurs travaux reposaient sur cette fausse loi que les micrographes ont vu leurs livres vieillir si vite. »

Le second des adversaires de la *loi* de Bichat, non moins redoutable que le premier, M. Velpeau, n'a pas été aussi sévère et aussi *absolu* dans son attaque.

« M. Robert, dit-il, vous a cité une loi de Bichat que j'ai prise pour principale base de mon enseignement... Mais la forme, la disposition matérielle, si importante qu'elle soit comme élément de la maladie, n'est pas toute la maladie ; la nature de la cause ne doit jamais être perdue de vue. Nulle part cette nature particulière n'est plus évidente, n'imprime un cachet plus individuel à l'ensemble des accidents que dans les maladies cancéreuses. Elles ont leur type à part, comme le chancre syphilitique a le sien. Dans le cancer, il y a de l'épithélium, des cellules, etc. Bien. Mais il y a encore autre chose que je ne sais pas, que je vous engage à chercher avec moi. Craignons de trop nous arrêter aux formes apparentes des choses, de donner trop d'importance à des cellules, des fibrilles, des nucléoles, disposés de telle façon ou de telle autre. »

En s'en tenant *à l'esprit qui vivifie* et non *à la lettre qui tue*, la loi de Bichat n'a rien de contradictoire avec ces dernières idées de M. Velpeau, qui sont essentiellement les mêmes que celles de M. Malgaigne, et qui ne trouveront assurément aucun opposant sur ces bancs, aucun, pas même M. Robert, pas même le grand Bichat, s'il pouvait renaître, pour la gloire de notre science. Qui oserait, en effet, contester qu'il faut tenir le plus grand compte des causes des maladies, de celles qui sont spécifiques surtout (virus, miasmes, etc.), et qu'il serait souverainement absurde de faire consister *toute* une maladie, telle que le cancer, en des altérations anatomiques qui, en dernire analyse, n'en sont que le corps et non l'âme, que le *cadavre*? C'est Bichat lui-même qui l'a écrit.

La critique à laquelle MM. Malgaigne et Velpeau ont soumis la loi posée par Bichat n'est rien en comparaison de celle qui lui a été adressée en dehors de cette enceinte, et par *extension* à cette école tout entière à laquelle on donne les noms d'école *anatomique*, *organique*, *organicienne*, ou bien encore *d'école de Paris*. Il importe d'autant plus, messieurs, de répondre à ce qu'il y a d'injuste et d'erroné dans les attaques dont il s'agit, qu'elles ont pour auteur un écrivain d'un rare talent, et qu'elles ont paru dans un journal qui jouit d'une estime très méritée. L'article où elles se trouvent consignées, remarquable sous tous les rapports, l'est surtout en ce qu'il semble précisément inspiré par l'esprit de la véritable école de Paris, qu'il ne faut pas confondre avec je ne sais quelle fausse école du même nom. C'est de cette dernière que l'honorable confrère auquel nous faisons allusion a tracé le portrait suivant. Après avoir dit que la *microscopie* ne mérite pas le nom de jeune école de Paris, qu'elle a reçu de M. Velpeau, attendu qu'elle n'a ni dogmes, ni principes, ni philosophie, il continue ainsi :

« La microscopie appartient à ce qu'on est convenu d'appeler la *vieille école de Paris*. Elle n'est ni plus ni moins que l'école *anatomique et organicienne.* La microscopie n'est que la fille très légitime de l'anatomisme qui l'a conçue et engendrée. Le père voudrait bien renier cet enfant, mais il ne le peut pas. Cet enfant lui fait peur ; et c'est, en effet, un enfant terrible qui pousse jusqu'aux dernières conséquences les principes qu'il a sucés. Implacable dans sa logique, il va jusqu'au bout. Ah ! vous lui avez dit, VIEILLE ÉCOLE DE PARIS, que l'organe, le tissu, la matière, étaient le seul théâtre des phénomèmes pathologiques ; ah ! vous lui avez appris que l'étude du cadavre était l'étude suprême ; ah ! depuis un demi-siècle *vous lui enseignez qu'en dehors des altérations matérielles il n'y a rien*, que là où le scalpel fait défaut, il faut chercher encore, chercher toujours, et vous vous étonnez, vous vous effrayez que de jeunes intelligences que vous avez ainsi façonnées vous aient pris au mot, et qu'elles aient poussé plus loin que vous vos principes et votre enseignement ! Il est trop tard, *vieille école.* Votre étonnement, vos élèves ne le comprennent pas ; votre frayeur, ils s'en amusent ; votre critique, ils la dédaignent, et de vos remontrances ils sourient.

« Effaçons donc ce mot école appliqué à la microscopie, qui n'est pas une école, qui n'est qu'une conséquence, qu'une extension, qu'une exagération de l'école anatomique... Les folles prétentions du scalpel ont suscité une très vive et durable réaction contre l'anatomie pathologique ; le microscope ne l'oubliera pas. »

Tel est, messieurs, le portrait de ce qu'on appelle la vieille école de Paris et la *jeune*, cet enfant terrible qui porte pour arme distinctive un microscope. Certes, ce portrait n'est pas beau, et s'il est ressemblant, malheur à son modèle ! Mais ne serait-il pas un peu chargé, ou même tout-à-fait fantastique ? Qui consentirait à se reconnaître dans cette espèce de monstre *médical*, véritable acéphale ou anencéphale ; et qui voudrait s'en déclarer le père ? On nous dit que ce système monstrueux, auquel on donne le nom d'anatomisme ou d'organicisme, renie la microscopie sa *fille légitime*, cet enfant terrible qui lui fait peur. Ah ! ce serait, au contraire, à la microscopie qu'il appartiendrait de renier un tel père, s'il n'avait une existence imaginaire. Mais prenons la chose plus sérieusement, et voyons si parmi les grands maîtres qui sont les vrais représentants ou les fondateurs de l'école dite organique, il s'en rencontre un seul dont la doctrine ressemble à ce système sans tête, sans âme, sans vie, à ce cadavre de système dont il a été question tout. à l'heure.

Est-ce l'immortel auteur du traité *De sedibus et causis morborum*, etc., Morgagni, ce fondateur, cet Hippocrate de l'école dite anatomo-pathologique ? Une telle accusation ne pourrait lui être adressée de bonne foi que par ceux qui n'auraient jamais lu, je ne dis pas la totalité, mais quelques pages seulement de ce long et bel ouvrage. Il est bien vrai que Morgagni ne ménage pas les détracteurs de l'anatomie pathologique, et que dans l'une des victorieuses réfutations dont il les honore, il les appelle, avec un dédain trop mérité, *sciolos audaculos*. Mais le beau monument que cet esprit si sage, si étendu, si complet, a élevé à la médecine anatomo-pathologique, présente partout l'empreinte du vitalisme le plus pur et le plus éclairé, de la plus saine physiologie, pour l'époque à laquelle florissait son illustre auteur.

Est-ce Haller, le célèbre physiologiste de Berne, lui qui prit effectivement pour base de la physiologie l'anatomie, et qui, pour donner une idée frappante de l'intime alliance de ces deux sciences complémentaires l'une de l'autre, désigne la physiologie sous l'heureuse et poétique expression d'anatomie vivante (*anatome animata*) ? lui qui compare les physiologistes auxquels les connaissances anotomiques ne serviraient pas de fondement à des mathématiciens qui s'évertueraient à calculer les forces et le jeu (*functiones*) d'une machine dont ils ne connaîtraient pas la structure, les rouages, et, si l'on ose le dire, l'anatomie et les organes? Mais dans tout cela, comme dans tout ce qu'a écrit l'auteur de la *grande physiologie*, les droits sacrés des puissances et des forces vitales n'ont-ils pas été respectés?

Est-ce Bichat, ce génie créateur de *l'anatomie*

générale? Mais c'est peu pour Bichat d'admettre une seule vie, il en admet deux, qu'il désigne chacune par un nom particulier (vie *organique* et vie *animale*), et à chacune desquelles il assigne pour premier moteur des *propriétés vitales* spéciales ; et c'est à la lésion de cette double espèce de propriétés vitales qu'il fait remonter, en dernière analyse, toutes les maladies. Ce n'est pas par défaut, c'est par excès de *vitalisme* ou de *physiologisme* qu'a péché çà et là le grand Bichat, qui, s'il eût vécu plus longtemps, n'aurait certainement pas manqué de corriger une exagération trop contraire à sa puissante et vaste intelligence.

Serait-ce Corvisart, cet illustre organisateur de la clinique française, lequel, en vulgarisant parmi nous le *Novum inventum* d'Avenbrugger, a été de moitié en quelque sorte dans la découverte d'une méthode d'exploration (la percussion), justement considérée comme l'un des plus brillants flambeaux de la science du diagnostic? Serait-ce Corvisart, qui, dans son beau commentaire de l'ouvrage de ce même Avenbrugger, et plus tard dans son *Essai*, non moins beau, *sur les maladies organiques du cœur*, a si puissamment contribué à la construction du grand édifice de la médecine dite *organique* (dénomination qu'il pourrait même, par extension du moins, revendiquer comme lui appartenant ; car, si je ne me trompe, avant lui cette expression de maladies *organiques*, *chroniques-organiques,* n'était point employée, et, en supposant qu'elle l'eût été, il est certain qu'elle n'a eu cours dans la science que depuis Corvisart)? Mais ce Morgagni de la France, dont l'école organique, anatomique, doit être si fière, avait-il, dans ses écrits et ses leçons, oublié de tenir compte des lois de la vie et des droits de la physiologie? Pour se convaincre du contraire, qu'on lise l'admirable discours préliminaire de l'*Essai sur les maladies du cœur*, dont nous citerons seulement le passage suivant :

« Ce serait une grande erreur de penser que l'a-
« natomie cadavérique suffit pour atteindre ce but
« (le diagnostic des lésions organiques); il s'en faut
« bien que la chose soit ainsi. Le médecin qui n'u-
« nirait point la PHYSIOLOGIE à l'anatomie resterait
« toujours, à la vérité, un prosecteur plus ou moins
« adroit, industrieux et patient, mais il n'aurait
« jamais qu'une pratique chancelante et incertaine,
« *surtout dans le traitement des lésions des orga-*
« *nes.* Combien n'ai-je pas vu, au lit des malades,
« émettre de faux diagnostics, les uns accusant le
« foie, l'estomac, d'être malades, lorsque la poitrine
« était attaquée, et réciproquement; les autres
« prenant pour toute espèce d'hydropisie, pour
« l'asthme, etc., une maladie du cœur! Enfin, j'af-
« firme, avec toute la véracité dont je suis capable,
« qu'il n'est point d'organe que je n'aie vu accusé

« faussement, soit d'être malade, soit de ne l'être pas, « par des personnes auxquelles on ne pouvait pas « reprocher le manque de quelques connaissances « anatomiques.

« Quelle est donc la source de pareilles méprises ? « Je l'ai dit : *c'est le défaut d'une bonne physiolo-* « *gie*. Sans elle, en effet, à quoi bon l'anatomie?..... « Si le médecin n'étudie pas sans cesse sur l'homme « *vivant* tous les phénomènes sensibles de l'*action* « *des parties ;* s'il ne compare pas constamment ces « phénomènes sensibles et propres *de la vie et de* « *la santé* de chaque organe, avec les dérangements « que chacun d'eux présente dans sa lésion, jamais, « j'en réponds, il n'arrivera à reconnaître d'une ma- « nière sûre les dérangements organiques menaçants « ou confirmés. »

Est-ce à notre vénérable Pinel qui, pendant vingt ans, porta le sceptre de la médecine classique française, longue royauté dont on trouve bien peu d'autres exemples dans les temps modernes ? est-ce à l'auteur de la *Nosographie philosophique*, par hasard, qu'on adresserait le reproche d'un *anatomisme*, d'un organicisme exclusif? Non, dira-t-on ; ce serait trop fort. Mais peut-être mérite-t-il le reproche opposé, lui qui fut un des disciples du célèbre Barthez, dont il se plaît à signaler le *vrai talent*, la vaste érudition et la facile élocution ? Voyons.

Pinel ne prenait pas pour base l'anatomie à la fois

et la physiologie, telles qu'elles pouvaient être de son temps, lui qui, dès 1798, par une réforme qui laisse assurément beaucoup à désirer, comme il le reconnaît lui-même, *localisait* en quelque sorte ce *qu'on appelait vaguement cachexies*, et en formait une classe sous le nom de maladies ou lésions du *système lymphatique*, en prenant pour appui les découvertes faites sur la *structure et les fonctions* de ce système depuis une vingtaine d'années? Il ne prenait pas pour base l'anatomie et la physiologie, lorsqu'aux dénominations pyrétologiques adoptées avant lui, il substituait celles de fièvres *angioténique*, *méningo-gastrique*, *adéno-méningée ;* lorsque, plus tard, il déclarait que la fièvre entéro-mésentérique n'était qu'une violente entérite, et jetait ainsi les premiers fondements de cette fameuse *localisation* des fièvres dites *essentielles* ou *primitives?* Heureux si plus tard, au lieu de la combattre dans ses principes mêmes, il en eût revendiqué pour lui la glorieuse initiative; se contentant de réformer ce que pouvait présenter d'erroné ou d'exagéré la *nouvelle théorie médicale* de l'un de ses anciens disciples, devenu son rival, qu'il appelle un auteur *effervescent*, et qui avait eu pour précurseur cet audacieux observateur, hélas! trop ignoré (Prost), auquel nous devons *la médecine éclairée par l'ouverture des corps*, publié en 1804?

Pour avoir une juste idée de tout le prix que Pinel

attachait aux recherches anatomo-pathologiques, ne nous suffirait-il pas de rappeler ici un passage de sa nosographie, dans lequel, après avoir dit que ce nouveau genre de recherches était réservé aux modernes, il ajoute que c'est là *une grande et immortelle entreprise*, dont la gloire reste tout entière à Morgagni ? Enfin, Pinel n'a-t-il pas bien soin de noter, avec un juste orgueil, que deux ans avant la publication de l'immortel *Traité de l'anatomie générale*, il avait pris pour base de sa classification des phlegmasies en différents ordres, leur siége dans tel ou tel des tissus généraux de l'économie, attendu que l'*état inflammatoire a des propriétés communes quelle que soit la partie qui en est attaquée*, *et que ces points de contact sont d'autant plus marqués qu'il y a plus d'analogie dans les tissus et les fonctions organiques des parties ?*

Toutefois, il faut l'avouer, Bichat était bien plus que Pinel le vrai représentant, le chef, le prince de l'école anatomo-pathologique, à la fin du siècle dernier et au commencement de celui-ci, que l'on peut considérer à bon droit comme l'âge d'or de cette belle partie, je dirai presque de cette belle moitié de la médecine, en faisant pour le moment abstraction de tout ce qui concerne la thérapeutique, ce couronnement de toutes les autres parties de l'édifice médical.

Est-ce Laënnec, l'un des oracles de l'école anatomo-pathologique et le glorieux créateur, si j'ose le dire, d'un nouveau sens médical; est-ce l'auteur du traité *De l'auscultation médiate* qu'on accuserait de n'être pas vitaliste ou physiologiste? Non, cela n'est pas possible. Il est bien certain qu'il a écrit et enseigné que la connaissance de l'anatomie pathologique était un des éléments fondamentaux du diagnostic; que, sans cette connaissance, la thérapeutique ne serait qu'une sorte de combat de bateleurs dans lequel le médecin, les yeux fermés, ne poursuivrait que les fantômes de son imagination, des êtres de raison, et frapperait sur le malade plus souvent que sur la maladie. Mais dans cette doctrine, tout éclatante de lumière, de saine logique et de vérité, qu'y a-t-il de contraire à la physiologie la plus positive, au vitalisme le plus pur, le plus rationnel? Qui ne sait, d'ailleurs, que si Laënnec a péché (car qui peut se proclamer infaillible), ce n'est point par défaut de croyances vitalistes?

Enfin, messieurs, Broussais serait-il le chef de l'école qu'on attaque? Mais nul ne peut assez ignorer l'histoire de la médecine contemporaine, pour ne pas savoir que la *doctrine* de Broussais portait le nom de *physiologique*, et que le vitalisme en constituait un des éléments, un des dogmes les plus capitaux. Qui ne sait qu'il fit une guerre sans relâche, une sorte de combat à outrance, à une école rivale qu'il appelait précisément *anatomo-pathologique*, en même temps que *fataliste et ontologique*, guerre injuste des deux parts, guerre fratricide, s'il est permis de le dire, mais guerre mémorable, dont les fastes de la médecine conserveront à jamais le souvenir? Oui, sans doute, Broussais fit sentir aux anatomo-pathologistes tout le poids de son bras vigoureux ; oui, sans doute, il fit usage contre eux de tout ce que sa plume redoutable avait de plus acéré, de plus mordant, de plus brûlant, de plus ironique et de plus caustique ! Mais celui qui avait pris pour épigraphe cette belle pensée de Bichat : *Qu'est l'observation si l'on ignore là où siége le mal?* celui-là, messieurs, était assurément anatomiste, anatomo-pathologiste en même temps que physiologiste. J'aime à parler ici de ce grand réformateur, aujourd'hui trop oublié. J'aime à le citer, car, malgré de graves erreurs, c'est lui qui fut le plus hardi, le plus éloquent, le plus véhément, le plus victorieux apôtre, le saint Paul, oserai-je le dire? de ce nouvel évangile médical auquel nous devons tous nous rallier, et hors duquel il n'y a pas de salut!

Tels sont les maîtres, les vrais *docteurs* qui ont créé, enseigné, prêché et illustré les doctrines réellement dignes de porter le nom de médecine organique ou anatomo-pathologique. Telle est, en particulier, cette *vieille école de Paris* dont la *microscopie* doit se dire, en effet, la fille légitime. Est-ce que cette fille aurait à rougir des aïeux que nous venons de lui assigner? Non ; car on ne peut que se glorifier d'une race qui porte un si beau blason. Aussi les représentants les plus distingués de la saine microscopie se sont-ils empressés de déclarer qu'ils se ralliaient à la grande école dont nous venons de saluer les maîtres immortels. Ils imitent l'Académie elle-même, à laquelle appartenaient ces maîtres, dont elle a fait glorieusement inscrire les noms sur les murs de son enceinte, noms parmi lesquels nous trouvons avec bonheur ceux des Richerand, des Alibert et du grand Dupuytren.

Ils ne sont plus, messieurs, ceux qui portaient ces noms si chers à notre mémoire. Mais ils ont laissé des successeurs qui vivent encore. Vous m'excuserez de ne pas les citer, car plusieurs siégent sur ces bancs, et je ne veux pas blesser leur modestie.

En dernière analyse, je le répète, le plus grand représentant de l'école *anatomo-physiologiste, organico-vitaliste,* à la fin du dernier siècle et au commencement de celui-ci, c'est Bichat. Il n'ignorait pas, d'ailleurs, tout ce qui restait à faire pour constituer sur de plus larges bases cette nouvelle école, dont il *prophétisait* le brillant avenir, dans le passage suivant des considérations générales, placées en tête de son *Anatomie générale.* « Il me semble, dit Bichat, que nous sommes à une époque où l'anatomie pathologique doit prendre un essor nouveau. Cette science n'est pas seulement celle des dérangements organiques qui arrivent lentement comme principes ou comme suites, dans les maladies chroniques, elle se compose de toutes les altérations que nos parties peuvent éprouver à quelque époque qu'on examine leurs maladies. Otez certains genres de fièvre et d'affections nerveuses, tout est presque alors, en pathologie, du ressort de cette science. Combien sont petits les raisonnements d'une foule de médecins, grands dans l'opinion, quand on les examine, non dans leurs livres, mais sur le cadavre ! *La médecine fut longtemps repoussée du sein des sciences exactes :* elle aura droit de leur être associée, *au moins pour le diagnostic des maladies, quand on aura partout uni à la rigoureuse observation l'examen des altérations qu'éprouvent nos organes.* Cette direction commence à être celle de tous les esprits raisonnables ; elle sera, sans doute, bientôt générale. Qu'est l'observation, si l'on ignore là où siége le mal ? Vous auriez, pendant vingt ans, pris du matin au soir des notes au lit des malades sur les affections du cœur, des poumons, des viscères gastriques, etc., que tout ne sera pour vous que confusion dans les symptômes qui, ne se ralliant à rien, vous offriront nécessairement une suite de phénomènes incohérents. Ouvrez quelques cadavres, vous verrez aussitôt disparaître l'obscurité que jamais la seule observation n'aurait pu dissiper. »

Quel admirable morceau, messieurs, écrit il y a plus d'un demi-siècle ! Est-ce un simple mortel qui parle ainsi, ou n'est-ce pas plutôt l'oracle, le génie, le dieu même de la médecine qui *s'est fait homme?*

Je voudrais que ce passage prophétique fût inscrit, en lettres d'or, sur le piédestal de la nouvelle statue qui sera bientôt érigée à notre Bichat. Quelle inscription plus digne de lui pourrait-on, en effet, y placer ?

Eh bien, messieurs, c'est à l'école de Paris qu'était réservée l'insigne honneur d'accomplir tout ce qui avait été annoncé par Bichat. C'est elle qui, scrutant avec une égale attention, et le *vivant* et le mort, et les solides et les liquides, sans jamais perdre de vue ces conditions purement dynamiques qui, éternellement voilées à nos sens extérieurs, nous sont en quelque sorte *révélées* par notre entendement ; c'est elle qui, en découvrant de nouvelles méthodes d'exploration, est parvenue à donner au diagnostic cette précision, cette rigueur, cette certitude qui permet enfin, *sous ce rapport, d'associer la médecine aux sciences exactes.*

Attaquer aujourd'hui une école qui, sans préjudice des autres services qu'elle a rendus à la médecine, a si bien mérité de cette science sous le point de vue qui nous occupe, ne serait-ce pas là, messieurs, une sorte d'impiété médicale vraiment impardonnable ?

On dit que cette *vieille école* a la prétention d'avoir créé le *diagnostic anatomique*. Elle a, vous le voyez, une prétention bien plus haute, celle d'avoir créé le diagnostic physiologique et anatomique à la fois, le seul vrai diagnostic. Avant elle, dans l'immense majorité des cas, on ne pouvait, en effet, à l'aide de signes certains, annoncer les lésions anatomiques, inséparables de tant de maladies, d'ailleurs essentiellement vitales. Ces signes certains, pour la découverte desquels l'école de Paris a fait de si heureux efforts, sont aujourd'hui connus sous le nom de signes *physiques*, pour les distinguer des signes physiologiques ou vitaux, ordre de signes qui doit aussi à la même école ses plus importants progrès.

Reconnaître pendant la vie non pas seulement des entités morbides, purement symptomatologiques, mais des entités morbides rattachées aux organes, incarnées pour ainsi dire ; en un mot des lésions d'organes, considérées sous le double rapport de leurs conditions physiques, anatomiques, matérielles, et de leurs conditions vitales, physiologiques ou dynamiques, voilà le problème dont l'école de Paris peut se flatter d'avoir donné la solution. Pour établir exactement ce diagnostic, elle met à contribution un double ordre de signes : les signes *physiques* pour les lésions matérielles ou anatomiques, et les signes *vitaux* ou physiologiques pour les lésions vitales. D'où il suit clairement que le diagnostic de l'école de Paris ne s'établit point (on rougit presque d'être obligé de le dire) sur le cadavre, mais sur le vivant ; non à l'amphithéâtre, mais au lit du malade ; et, qu'étant accomplie cette opération de l'esprit médical, au moyen de laquelle on a reconnu ou *diagnostiqué* une maladie, par une seconde opération de ce même esprit, qui fait en quelque sorte l'autopsie cadavérique du vivant du malade, on détermine quelles sont les lésions anatomiques ou matérielles, soit des solides, soit des liquides, que l'ouverture du corps fera constater si le malade vient à succomber.

Cette seconde partie du diagnostic, à laquelle on donnera, si l'on veut, le nom de *diagnostic anatomique*, qui a été l'objet de tant de disputes, disputes de mots ou nominales plutôt que disputes *réelles* ou de choses, est d'ailleurs tellement inhérente au diagnostic *physiologique* ou de la nature même de la maladie, qu'on ne peut l'en détacher que par une abstraction de l'esprit. Tel est l'étroit rapport, j'ai presque dit *la loi* qui les unit l'un à l'autre, que le diagnostic *anatomique* étant *exactement* donné, posé dans ses véritables termes, on a, par cela même, le diagnostic en quelque sorte *vital*, et réciproquement. S'il en était autrement, tout l'édifice de la médecine s'écroulerait sur ses plus intimes fondements. Ainsi, par exemple, étant exactement donnés les produits anatomiques de la maladie dite pleurésie, on sait par induction que l'élément vital de cette maladie est celui qu'on appelle inflammatoire, *et vice versa ;* ainsi, étant donné du véritable *pus* provenant du tissu cellulaire, on sait qu'il s'agit d'un phlegmon, *et vice versa*.

Il sera bon de rappeler ce point de doctrine lorsque, tout à l'heure, nous aurons à nous occuper de la cellule cancéreuse, en tant qu'élément du diagnostic de l'affection dont elle porte le nom.

SECONDE PARTIE.

De la micrographie appliquée au diagnostic du cancer, et de la curabilité de cette affection.

Pour faire éclater dans tout son jour l'importance des services rendus par la microscopie, en ce qui concerne le diagnostic et la définition des tumeurs ou productions anormales dites *cancéreuses*, les micrographes de la génération nouvelle ont signalé, en termes des plus sévères, la confusion qui, jusqu'à leur avénement, avait régné sur cette matière. A Dieu ne plaise, messieurs, que je méconnaisse ce qu'il y a de vrai dans cette critique, dont j'ai moi-même donné un exemple, comme on peut le voir dans divers passages de ma *Nosographie!* Mais je crois qu'elle a un peu dépassé les bornes, sinon en ce qui regarde cette partie de la science médicale qu'on appelle encore *chirurgie*, du moins celle à laquelle on donne plus spécialement le nom de *médecine*. En effet, depuis les travaux de Laënnec, qui a retranché tant de cancers de la liste de ceux admis par Bayle (dont il n'est pas d'ailleurs permis d'oublier le nom quand il s'agit de l'étude de ces maladies), et les a réduits à deux espèces sous les noms de *squirrhes* et d'*encéphaloïdes*, on ne saurait, sans quelque injustice, nier qu'une bonne partie de la confusion signalée par les micrographes avait enfin heureusement disparu, et que la lumière au moins commençait à se faire.

Sous ce rapport, je trouve donc un peu de rigueur dans le passage suivant d'un jeune et très habile micrographe, qui, en dehors de cette enceinte, joue un rôle si brillant dans la discussion actuelle. « Il nous a paru, dit-il, que la doctrine classique des tumeurs était un chaos ridicule. Il nous a paru qu'une étude complète des tumeurs, tant à l'œil nu qu'au microscope, tant sur le vivant que sur le cadavre, était appelée à faire *de l'ordre dans ce désordre*, et de la science dans ce chaos. »

Mais à la rigueur près de certaines expressions, je reconnais tout ce qu'il y a de légitime dans les reproches ci-dessus articulés. Il ne s'agit plus que de savoir jusqu'à quel point les recherches microscopiques, par une sorte de souffle divin, ont dissipé le chaos des affections cancéreuses, et fait luire une lumière nouvelle sur leur définition et leur diagnostic en particulier.

N'oublions pas seulement que, d'après les principes posés dans la première partie de ce discours, la micrographie, ne s'étant exercée à l'étude du cancer qu'à l'état de mort et de cadavre, elle ne constitue pas, à parler exactement, une méthode de diagnostic, lequel n'a pas pour objet le malade mort, mais le malade vivant. Comme le diagnostic est la base même de la thérapeutique, on conviendra, en effet, qu'il serait un peu tard d'attendre que l'autopsie cadavérique fût faite avant de l'établir. Le vrai diagnostic, ainsi que nous l'avons déjà dit, est précisément cette noble et difficile opération de l'esprit, qui, par le concours fraternel de tous les genres de signes que nous fournissent une exploration et une interrogation complètes, nous apprend quelles sont à la fois et les lésions vitales ou physiologiques, et les lésions matérielles ou anatomiques, et nous fait prédire, par conséquent, quelles seront les altérations que l'ouverture du cadavre, bien pratiquée, nous *montrera*. C'est bien ainsi que l'avait compris notre grand Corvisart, lorsque, pour complément à l'immortel ouvrage de Morgagni, il en proposait un qui aurait pour titre: *De sedibus et causis morborum per signa diagnostica indagatis et per anatomen confirmatis*.

Cela bien entendu, poursuivons.

I. Suivant M. Robert, le microscope nous « apprend que le cancer est une maladie constituée par la présence d'un élément anatomique spécial (la cellule microscopique dite cancéreuse) sans analogue dans l'économie, et doué de caractères qui permettent à un œil exercé de le reconnaître sans peine ;

qu'il n'y a qu'un cancer, savoir, celui qui renferme l'élément cancéreux. »

M. Malgaigne, qui, sous certains rapports, ne le cède cependant à personne, si ce n'est peut-être à M. Velpeau, lorsqu'il s'agit de combattre les micrographes, qu'il accuse de *s'être engagés dans une voie désastreuse où il a fallu leur résister et s'opposer énergiquement à leurs tendances ;* M. Malgaigne, dis-je, renchérit en quelque sorte sur M. Robert à l'occasion du diagnostic du cancer. « J'irai, dit-il, ici beaucoup plus loin que certains partisans du microscope ; et je déclare que pour moi, dans l'état actuel des choses, sans cet instrument il n'y a pas de diagnostic *scientifique* possible. »

M. Velpeau, se prenant corps à corps avec MM. Robert et Malgaigne, et bien d'autres, dans le combat microscopique qui se livre en dedans et en dehors de cette enceinte, oppose à leur nouvelle définition la définition ancienne du cancer, et poursuivant ses adversaires dans tous leurs retranchements, il démolit pièce par pièce l'édifice entier qu'ils avaient élevé. Il est vrai qu'il avait été lui-même relancé par ses adversaires, d'une manière non moins victorieuse, comme il le reconnaît formellement dans le passage suivant de son discours : « Si vous admettez, dit-il, avec les micrographes, la *spécificité des cellules*, vous serez conduits à rejeter tout ce que nous savons de plus positif sur le cancer, comme ils ont fait eux-mêmes ; car c'est en partant de ce fait contestable qu'ils ont entrepris de tout renverser.... Prenant un à un les termes de la définition généralement reçue, ils les ont discutés successivement, *et ont démantelé l'édifice qui résultait de leur ensemble.* »

Ainsi donc, messieurs, des deux côtés nous ne voyons que débris et ruines sur lesquels il ne reste plus aux combattants *qu'à se consoler entre eux.* Mais examinons de plus près comment M. Velpeau s'y est pris pour détruire de fond en comble le nouveau monument élevé par les micrographes.

1° Il ne reconnaît pas aujourd'hui la cellule dite cancéreuse comme l'élément spécifique et caractéristique du cancer, parce qu'il existe, selon lui et selon des gens qu'il déclare plus compétents que lui, des cancers qui ne la possèdent pas. Il oppose à ce sujet les micrographes de l'Allemagne et de l'Angleterre aux micrographes de la France ou de Paris. Il en serait donc, d'après lui, de l'existence de la cellule spécifique comme de ces vérités dont parle Pascal, et qui ont pour limite un degré du méridien ou une montagne : *Vérité au-delà des Pyrénées, erreur en deçà!* Plaisante cellule, pourrait-on dire d'après M. Velpeau ; elle existe en deçà de la Manche et du Rhin, mais au-delà elle n'existe pas !

2° D'ailleurs, M. Velpeau ne se contente pas d'affirmer qu'il a vu positivement les cellules manquer dans des tumeurs qui, pour lui comme pour tout le monde, étaient manifestement cancéreuses. Il ajoute qu'il y a plus : que ces cellules ont été trouvées dans des tumeurs qui n'étaient pas cancéreuses, qui étaient *bénignes*. Et pour ne laisser à ses adversaires aucun moyen d'échapper à ses coups, il a bien soin de déclarer que les expériences ont été faites par les micrographes les plus habiles, et que si, par exception, elles avaient été confiées à quelque novice, il avait pris la précaution de lui demander un brevet ou certificat de capacité, délivré par des *experts plus ou moins assermentés*. Voilà par quelle savante et habile tactique, M. Velpeau, non content de combattre lui-même les micrographes, les met aux prises les uns avec les autres et les détruit ainsi les uns par les autres.

3° Mais ce n'est pas tout encore sur cet article. Après en avoir fini avec la cellule cancéreuse *humaine* et l'avoir en partie exterminée avec les propres armes des micrographes, M. Velpeau, poussant plus loin le combat et poursuivant son œuvre de destruction, ne fait pas grâce à la cellule *vétérinaire* elle-même, représentée par notre savant collègue M. Leblanc (M. Delafond n'avait pas encore été entendu).

4° Après avoir été ainsi comme le *fléau* de la *cellule cancéreuse* et de ses défenseurs, M. Velpeau oppose sa définition du *cancer* et de la *malignité*, laquelle n'est qu'une nouvelle édition de l'ancienne plus ou moins *revue*, *corrigée* et *augmentée*, à la définition nouvelle des micrographes, et recommence le combat sur ce nouveau terrain. Redoublant de force et d'habileté, manœuvrant toujours en tacticien consommé, accumulant les observations et les faisant pleuvoir en quelque sorte comme une mitraille sur ses adversaires, il renverse l'édifice de la classification micrographique des tumeurs en *épithéliales*, *fibro-plastiques* et *cancéreuses*. Reconnaissant dans les tumeurs épithéliales et fibro-plastiques le même caractère de malignité, à un degré près peut-être, que dans les tumeurs cancéreuses proprement dites ou à cellules spécifiques, selon les micrographes, il relève triomphalement, sur les ruines de la nouvelle classification, l'antique édifice des diverses espèces de tumeurs cancéreuses, en lui donnant seulement une forme plus ou moins appropriée aux doctrines récentes. Là encore, M. Velpeau frappe les doctrines microscopiques avec les armes des microscophiles : il écrase la tumeur épithéliale avec la *massue* de M. Robert, et la tumeur fibro-plastique avec celle de M. Larrey ! M. Delafond n'avait pas encore alors fait devant l'Académie sa très intéressante leçon de micrographie. Si M. Velpeau l'avait entendu avant son discours, je ne doute pas qu'il n'eût mis aux prises l'une avec l'autre et la cellule un peu classique de M. Leblanc, et la cellule plus romantique, et peut-être plus *philosophale* encore que philosophique, de M. Delafond.

5° Enfin, M. Velpeau, pour couronner le grand œuvre qu'il avait entrepris, ajoute que, dans les cas de cancer *dont la nature est évidente*, il n'a pas recours au microscope pour corroborer ou infirmer son diagnostic, mais que, dans les cas de cancers *douteux* pour lui, il cherche à s'éclairer des avis d'un micrographe. Si cet avis, dit-il, est conforme à sa supposition, celle-ci en acquiert pour lui une plus grande vraisemblance. S'il est contraire à l'hypothèse qu'il s'est faite, eh bien! son doute s'en accroît encore. En consultant les micrographes, il ne s'attend pas à voir ses incertitudes dissipées, étant averti que la cellule peut manquer dans un vrai cancer, comme elle peut exister dans une tumeur bénigne. En conscience, est-ce bien la peine de déranger pour si peu de chose un micrographe un peu occupé ?

Telle est, messieurs, l'analyse succincte mais fidèle du second discours de M. Velpeau. Elle suffit pour nous convaincre que les doctrines des micrographes au sujet du cancer ont trouvé en lui un *formidable* adversaire, selon l'expression de M. Malgaigne. Quel immense effet n'a donc pas dû produire le discours lui-même ! Eh bien! messieurs, tel est le pouvoir vraiment magique ou fascinateur de notre savant collègue, que sa foudroyante plaidoirie, cette véritable philippique *cellulicide* (grâce pour l'expression), a été accueillie avec des transports de joie, avec des acclamations bruyantes, dans le camp des micrographes. « Ainsi donc, s'écrient-ils dans un accès d'enthousiasme, la cause du microscope a définitivement triomphé! » Ah! certes, pour apercevoir distinctement, pour entrevoir même dans le discours de M. Velpeau quelque chose qui puisse justifier cet accès d'enthousiasme micrographique, je dirais, si je ne craignais la plaisanterie, qu'il ne faut rien moins que l'avoir examiné avec un microscope, armé de son plus fort grossissement!

M. Velpeau s'attendait-il à cette ovation de la part des micrographes? Je ne sais; mais il est permis d'en douter. Il est bien vrai qu'initié dans tous les secrets de l'éloquence, il a, comme un autre Ulysse, commencé et fini son discours en disant des choses agréables, flatteuses à messieurs les micrographes, comme il les appelle. Mais entre l'exorde et la péroraison il y a le corps même du discours, et si ceux-là étaient doux, celui-ci était bien amer. Certes, pour faire avaler un pareil breuvage à ses adversaires, je ne suis pas surpris que l'orateur ait cru devoir, en médecin expérimenté, enduire de miel les bords du vase. Aussi, je m'empresse de l'avouer, les précieuses paroles que les micrographes enregistrent avec une bien vive satisfaction sont celles que M. Velpeau a prononcées dans sa péroraison. C'est sur la foi de ces paroles qu'ils proclament qu'*il est entré dans une voie de conciliation où ils le suivront de grand cœur.*

J'ai bien peur que l'ovation dont je parlais plus haut, comme le panégyrique de M. Malgaigne, ne rappelle à M. Velpeau ce don fatal de Déjanire, cette fameuse tunique de Nessus dont il a été question dans son discours. En effet, à l'imitation de son célèbre adversaire, après un exorde dans le genre laudatif, le jeune et brillant représentant de la moderne micrographie a de nouveau *démantelé* l'édifice que M. Velpeau avait reconstruit, et tout est à recommencer, après comme avant l'édifiante réconciliation que nous avons signalée tout à l'heure.

Que dirai-je maintenant, messieurs, du discours si remarquable de notre honorable collègue M. Delafond, qui depuis tant d'années s'est exercé à la microscopie du cancer en particulier? Quant à moi, je l'ai écouté avec un grand intérêt pour lui-même, et peut-être aussi parce qu'une partie de ses recherches me chatouillait en quelque sorte agréablement l'oreille, en raison de l'appui qu'elle semblait prêter à ma *localisation* du cancer en général, et à celle du cancer encéphaloïde en particulier (dans les tissus cellulo-graisseux ou dans les autres parties où se rencontrent des éléments huileux ou graisseux).

Mais je cherche vainement dans le discours de M. Delafond la solution du problème, qui est le principal objet de la discussion. On y trouve des arguments pour et contre la microscopie appliquée à l'étude du cancer, et sous le point de vue des services rendus par cette méthode d'exploration au *diagnostic* des affections cancéreuses (en prenant le mot diagnostic dans l'acception que lui donnent certains micrographes), M. Delafond appuie un de ses pieds dans le camp des disciples de ce que M. Velpeau appelle la *jeune école*, et l'autre dans le camp opposé, commandé par M. Velpeau en personne. Aussi ne devons-nous pas être étonnés si deux de nos confrères, également compétents en pareille matière, ont porté sur l'œuvre de M. Delafond un jugement *diamétralement opposé* (M. Amédée Latour dans l'*Union médicale*, et M. Paul Broca dans le *Moniteur des hôpitaux*). D'après l'un de ces confrères, M. Delafond *est l'adversaire le plus redoutable et le plus pertinent de tous ceux que les prétentions du microscope ont rencontrés dans l'Académie.* D'après l'autre, la seconde partie du discours de M. Delafond *a valu au microscope un triomphe inespéré* (1). Mais Dieu sait avec quelle reconnaissance est traité ensuite l'auteur de ce discours, dont la seconde partie *a valu au microscope un triomphe aussi inespéré*, et comment M. Broca s'accorde avec lui, particulièrement en ce qui con-

(1) Après avoir mis en contradiction la seconde partie du discours de M. Delafond avec la première, M. Paul Broca concluait ainsi : « Bien des gens, à notre place, se répandraient en éloges sur le discours *inattendu* qui a valu au microscope un triomphe aussi *inespéré*. »

cerne un fait microscopique nouveau, découvert par M. Delafond. « Il y a, dit l'auteur du savant et spirituel article dont nous parlons, il y a pourtant quelque chose de nouveau et très nouveau....., savoir, l'infiltration des cellules cancéreuses dans les tissus qui forment le fond de la plaie, et la présence de ces cellules dans la suppuration qui s'écoule pendant les premiers jours après l'ablation d'une tumeur cancéreuse..... Quant à nous, qui avons bien des fois trouvé les cellules spécifiques dans la suppuration des *ulcères* cancéreux, nous devons reconnaître que nous n'en avons jamais vu dans celle des plaies qui succèdent à l'ablation complète d'une *tumeur* cancéreuse. M. Delafond n'est donc pas fondé à dire que le *microscope d'Alfort* (*sic*) montre moins de choses que les microscopes de Nachet; *il en montre, au contraire, beaucoup plus, ainsi que nous sommes obligé de l'avouer en toute humilité.* »

Je n'ai pas cherché, messieurs, à dissimuler tout ce qu'il y avait de puissant, de victorieux, en apparence, du moins, dans le discours de M. Velpeau contre la micrographie, appliquée à l'étude du cancer. Cependant, je n'en reste pas moins partisan de cette belle méthode d'exploration physique. Mais, après ce discours, je suis bien forcé de reconnaître que, dans son application spéciale à la matière qui nous occupe, la micrographie, *telle qu'elle a été pratiquée*, n'a pas été aussi heureuse qu'on l'aurait désiré, et qu'en présence des contradictions vraiment déplorables qui règnent parmi les micrographes, il serait absolument impossible à l'Académie de prendre un parti suffisamment éclairé. Que signifient ces contradictions, ces dissidences affligeantes dans une question de simple *inspection*, c'est-à-dire, dans une de ces questions qui semblent les moins propres à soulever des dissidences et des contradictions? Elles signifient, messieurs, que, même dans les questions les plus simples, les plus faciles, au premier abord, il faut un long apprentissage des méthodes et procédés d'observation, une longue éducation de ses sens et de son esprit, une longue série d'expériences et d'observations, pour parvenir à une connaissance nette, précise, exacte des choses, connaissance sans laquelle il n'y a pas de *conviction* réelle possible : *ars longa*.

Mais gardons-nous bien, messieurs, de rendre les méthodes responsables de l'impuissance ou des erreurs de quelques-uns de ceux qui les emploient : *non crimen artis quod professoris est.* Et pour en revenir au microscope et à son usage, est-ce qu'il faut s'en prendre à lui de ces dissidences et de ces contradictions, qui ont prêté tant de force et de secours à M. Velpeau dans sa redoutable argumentation contre les doctrines micrographiques? Est-ce que le microscope constituerait par lui-même un instrument trompeur, décevant, et qui se prête complaisamment, ou plutôt servilement à toutes les opinions, à toutes les fantaisies? Non, messieurs, mille fois non. Un bon microscope, manié par un bon micrographe (je dis bon, non pas seulement par ses mains et son œil, mais aussi par son esprit), donne toujours, *dans les cas rigoureusement, exactement déterminés*, des résultats essentiellement semblables, et, s'il est permis d'user du style figuré, parle toujours le même langage, rend toujours les mêmes réponses.

D'où viennent donc, pour la dernière fois, ces fatales, ces désolantes contradictions, tant signalées par M. Velpeau ? D'où elles viennent, messieurs? Elles ne peuvent venir que de deux sources (nous supposons toujours la complète identité des cas) : du fait du microscope ou du fait des micrographes. Or, nous venons de voir que, bien *manié*, un bon microscope ne pouvait par lui-même fournir des résultats opposés, et en quelque sorte se contredire, s'infliger un démenti *scientifique*. La conclusion de notre dilemme se présente donc d'elle-même, et la voici : *Les contradictions dont il s'agit sont le fait des micrographes*, parmi lesquels il en est qui ne réunissent pas toutes les conditions que nous avons exigées plus haut d'un *bon micrographe*, du micrographe *parfait*.

Quoi qu'il en soit, messieurs, voilà, n'en doutons point, la véritable clef des contradictions dont nous avons parlé, et nous pouvons ajouter que presque toutes les contradictions, les disputes dont ce bas monde regorge (*Deus tradidit mundum disputatio-*

nibus philosophorum), reconnaissent au fond le même principe, *étant toujours admise la bonne foi de part et d'autre.*

On me demandera maintenant, peut-être, ce que je pense enfin, pour ma part, de la valeur de la *cellule* dite cancéreuse pour le diagnostic du cancer. Je vais donc très volontiers faire ma profession de foi. Je déclare d'abord, avec M. Velpeau, et je ne crains pas d'ajouter avec les micrographes cliniciens les plus distingués, que l'on peut, sans le secours du microscope, reconnaître la maladie désignée sous le nom *vicieux* de cancer, lorsqu'elle est pleinement développée et située à la portée de nos sens. J'ajoute qu'il faut bien que les micrographes conviennent que cela est possible, sous peine de renoncer à leur doctrine elle-même. En effet, de quel droit admettraient-ils une cellule spécifique du cancer, une cellule cancéreuse, s'ils n'avaient pas, une première fois du moins, diagnostiqué le cancer sans le concours du microscope? Or, si ce diagnostic a été possible une fois, il l'a été dix, vingt, cent, etc. Qu'on n'oublie pas d'ailleurs que s'il en était autrement, à part les cas qui comportent un examen *explorateur antérieur à la mort*, le diagnostic du cancer du vivant des malades, c'est-à-dire le seul diagnostic qui mérite ce nom, serait à jamais impossible.

Tout cela bien reconnu d'une part, je reconnais d'autre part que l'inspection microscopique, après la mort ou après l'ablation d'une tumeur, est d'une immense valeur, et que, malgré les contradictions déjà trop souvent signalées, la constatation de la cellule dite cancéreuse constitue un élément qui distingue anatomiquement cette tumeur de tout autre. Enfin, messieurs, sans ce terrible discours de M. Velpeau, dont rien, absolument rien ne pourra anéantir l'effet (rien, si ce n'est de nouvelles recherches plus décisives, plus *démonstratives* que celles faites jusqu'ici); sans ce discours, dis-je, surtout après la récente leçon microscopique que M. Broca m'a donnée, j'irais plus loin, et par une induction des plus légitimes, je dirais : puisque la cellule appelée cancéreuse, essentiellement spécifique, ne se trouve, parmi toutes les productions auxquelles on a donné le nom de cancer, que dans une seule espèce de ces tumeurs, et qu'elle s'y trouve constamment quand on sait bien la chercher, qu'on ne la rencontre d'ailleurs dans aucune autre production normale ou anormale, elle constitue un caractère anatomique *certain*, *pathognomonique* d'une affection *sui generis*, sinon quant à sa nature intime, au moins quant au genre, à l'espèce de tissu, quel qu'il soit, dans lequel elle se développe, ce qui serait déjà quelque chose. Que si cette dernière alternative était démontrée fausse, j'accepterais forcément la première. Alors pour la plus grande satisfaction de la *jeune école* microscopique, la présence de la cellule spécifique (à laquelle on aurait bien dû donner un nom *histologique* ou anatomique à la place de celui de *cancéreuse*, qui par lui-même n'a aucune signification précise) constituerait pour tout le monde un caractère, une donnée anatomique au moyen de laquelle on pourrait, par induction, conclure à l'existence d'une maladie vitale d'espèce ou de nature particulière, de la même manière qu'étant donnés du pus et une pseudo-membrane, on conclut à l'existence d'une maladie de l'espèce ou de la nature de celles qu'on appelle *phlegmasies.*

II. Je passe à la question de la curabilité du cancer, sur laquelle je ne ferai, pour ainsi dire, qu'une très rapide excursion. M. Velpeau d'abord, et plus tard M. Amussat (puissent-ils trouver sur ces bancs des imitateurs !) sont venus défendre le système, l'heureux, le consolant système de la curabilité du cancer. Pour être pleinement victorieux, il n'a manqué aux arguments de ces deux praticiens consommés que de reposer sur une statistique qui, sous le rapport du *nombre* et du *poids*, ou de l'exactitude des faits, ne laissât rien à désirer (*non enim numerandœ solum, sed etiam perpendendœ sunt observationes*).

Il ne m'appartient pas, messieurs, de me prononcer en dernier ressort sur cette partie des discours de nos deux collègues ; mais, au nom des malheureuses victimes de l'une des maladies *qui répandent le plus la terreur*, au nom de l'humanité tout entière, je les remercie vivement de n'avoir pas écrit en tête de leur doctrine thérapeutique du cancer, cette fatale, cette épouvantable sentence que le Dante a inscrite sur les portes de son enfer : *Laissez toute espérance, vous qui entrez ici.*

Grâces leur soient donc rendues pour nous avoir permis de dire, en modifiant un peu la célèbre phrase de Peyrilhe, qu'aujourd'hui le cancer n'est pas aussi difficile *à guérir qu'à définir !* Plût au ciel toutefois qu'il nous fût possible d'espérer que, par la suite, il sera toujours aussi facile de le guérir que de le définir ! car je suis de ceux qui ne pensent pas que cette définition reste à jamais interdite à l'esprit humain. Quoi qu'il en soit, parmi plusieurs centaines de cas de cancer que j'ai pu rencontrer, depuis plus de trente ans que j'exerce le métier d'observateur et de praticien, j'aime à me persuader qu'il en est un certain nombre qui déposent en faveur de la doctrine de MM. Velpeau et Amussat.

Ce n'est pas que je révoque en doute la *diathèse* et l'*hérédité* en matière d'affections cancéreuses, non plus qu'en matière de tant d'autres affections. C'est là une vérité aussi claire que la lumière du soleil. Bien aveugles sont donc ceux qui ne la voient pas ! Mais de cette vérité à l'incurabilité des affections cancéreuses *localisées*, il y a une incommensurable distance. Que si l'on niait la curabilité d'une maladie par cela seul qu'elle se développe au milieu de conditions diathésiques et héréditaires, combien de maladies, depuis le rhume et les angelures jusqu'au rhumatisme et à la goutte, depuis la migraine et la sciatique jusqu'aux tubercules et à l'emphysème pulmonaires, depuis les diverses espèces de dartres jusqu'aux diverses espèces de scrofules, depuis les hémorrhoïdes jusqu'à l'aliénation mentale, etc., etc., combien de maladies, je le répète, ne partageraient-elles pas, à un degré plus ou moins prononcé, avec les affections dites cancéreuses, le triste, le funeste privilége de l'incurabilité ! Cette incurabilité serait alors réellement la *règle*, et la curabilité l'exception, tant sont communes les conditions prédisposantes de diathèse et d'hérédité dans la plupart des maladies!

Je n'abandonnerai pas ce sujet sans faire une autre réflexion pratique, à mon avis, de la plus haute importance. Cette réflexion, c'est qu'il faut bien se garder de confondre la curabilité d'une maladie quelconque, soit générale, soit locale, avec la curabilité de la diathèse *innée* ou acquise (presque toujours innée), sous l'empire de laquelle cette maladie se sera *accidentellement* manifestée. En effet, autant il est facile, dans l'immense majorité des cas, de guérir cette affection, autant il est difficile, au contraire, pour ne pas dire même impossible, du moins encore dans l'immense majorité des cas, de guérir la diathèse, ou la prédisposition organique, naturelle, originelle, *innée*. C'est là, messieurs, ce qui m'a fait répéter tant de fois, dans mon enseignement, que les individus entachés de diathèse, semblables à des pécheurs endurcis, retombaient, à la moindre occasion, dans la même maladie, je dirai presque dans le même péché pathologique dont on les avait plus ou moins souvent guéris: *Naturam expellas furcâ, tamen usqne recurret.*

Il n'y a, ce me semble, rien de plus singulier, d'ailleurs, que cette doctrine suivant laquelle il ne serait pas permis de dire qu'on a guéri une affection cancéreuse, de quelque forme qu'elle puisse être, si, soit dans le même lieu qu'elle occupait, soit dans un autre lieu, une nouvelle production cancéreuse avait fait apparition dix, quinze ou vingt ans après la guérison de la première. A ce compte, il ne serait pas permis de dire qu'on a guéri une pleurésie, une pneumonie, un accès de rhumatisme articulaire aigu ou de goutte, si ces maladies, et tant d'autres, s'étaient manifestées de nouveau, ce qui est très ordinaire, je ne dis pas au bout de dix, quinze ou vingt ans, mais au bout de trois, de deux ans, d'un an, d'un mois même et quelquefois moins, surtout lorsqu'il s'agit, ce qui est excessivement commun, d'individus chez lesquels existe une *prédisposition* ou *diathèse* très prononcée à ces maladies. Et ici qu'on n'aille point forcer, exagérer ma pensée. Je sais qu'il est des diathèses qui ont plus d'importance que d'autres, qui méritent une mention particulière, et au premier rang desquelles il ne m'en coûte nullement de placer la diathèse cancéreuse. Je sais que la repullulation des cancers constitue un de ces grands phénomènes pathologiques, sur les conditions et l'origine desquels il ne faut pas se prononcer à la légère, et sans y avoir mûrement, profondément et longtemps réfléchi, en se dégageant de toute prévention de doctrine et de tout préjugé d'école.

Je m'en tiens donc à la *lettre et à l'esprit* de ce que je disais plus haut, et je termine par cette remarque, qui paraîtra peut-être aussi plaisante et plus que la doctrine à laquelle elle se rapporte : Si l'on ne pouvait pas considérer comme guéris (il ne s'agit pas de la diathèse) les sujets chez lesquels on a enlevé une production cancéreuse, qui, après dix, quinze ans d'une santé parfaite, ont été de nouveau affectés d'un cancer, soit dans le même lieu, soit dans un autre lieu, il n'y aurait pas plus de raison de regarder comme guéris ceux qui n'en auraient pas été affectés jusqu'au moment de leur mort, celle-ci ne fût-elle arrivée qu'un demi-siècle après la guérison. En effet, on pourrait toujours objecter que si les malades eussent vécu autant que Mathusalem, le cancer aurait récidivé.

III. Il est temps, messieurs, de finir ce discours. Voici les conclusions raisonnées et la proposition par lesquelles j'ai annoncé que je le terminerais.

1° Appliqué à l'étude des tissus ou produits anormaux, sous quelque forme qu'ils se présentent, le microscope a déjà fourni et fournira par la suite des caractères ou des données propres à servir à la classification anatomique de ces productions. La classification de certaines tumeurs en productions épithéliales, fibro-plastiques et *cancéreuses* constitue en particulier un véritable progrès.

2° L'inspection microscopique des productions dites cancéreuses après la mort ou l'ablation ne pouvant fournir que des caractères anatomiques, ne s'exerçant que sur le cadavre de l'organe malade ou de la maladie, il est évident qu'elle ne constitue pas, à proprement parler, une méthode, un procédé de diagnostic d'une maladie organico-vitale en général et du cancer en particulier. Mais néanmoins, cette inspection microscopique, comme les autres méthodes d'exploration des altérations matérielles ou anatomiques après la mort, fournit des données précieuses au moyen desquelles on peut, dans certains cas, acquérir la connaissance de la nature de la maladie, et remonter, pour ainsi dire, de l'anatomie pathologique *morte* à l'anatomie pathologique *vivante* ou *animée*, suivant l'expression de Haller. Il importe seulement de ne pas confondre ce diagnostic *à posteriori* ou *posthume* avec le vrai diagnostic, celui qui est porté et écrit au lit des malades, et qui devient la base d'un traitement rationnel. Tout cela est si simple, si clair, que l'on éprouve réellement quelque pudeur à le développer.

3° Quelle que puisse donc être, encore une fois, la

valeur de la cellule dite *spécifique* du cancer, ou de tout autre caractère découvert par l'inspection microscopique, le *diagnostic* de cette affection au lit du malade ne pourrait être éclairé par ce genre d'exploration qu'autant qu'il aurait lieu sur les produits des organes encore vivants, dans lesquels le cancer a son siége. Or, si cela peut se réaliser pour certains organes extérieurs, il n'en est pas ainsi pour les organes intérieurs.

Par conséquent, aujourd'hui, comme avant l'application du microscope à l'étude du cancer, le diagnostic de cette maladie en général repose sur les données physiques et physiologiques fournies par le concours des autres méthodes d'exploration, sans préjudice des lumières que les causes, la marche et le traitement même de l'affection ont pu faire jaillir dans l'esprit du praticien.

4° Les résultats microscopiques ne sauraient varier, quand les objets soumis à l'inspection microscopique sont toujours essentiellement les mêmes ou identiques. S'il en était autrement, il faudrait renoncer non-seulement à l'usage du microscope, mais à l'usage de l'œil lui-même, puisque l'œil armé du microscope n'est encore que l'œil lui-même devenu plus puissant par l'intermède d'un instrument *grossissant*. Cet instrument, *par lui-même*, est infaillible, car il ne *prononce pas*, il ne *juge pas*, il ne *conclut pas*, il ne *théorise pas*, il ne *voit pas*, et c'est seulement dans l'exercice de ces opérations intellectuelles que l'erreur peut se glisser. Le microscope, je le répète, *grossit* les objets, voilà son œuvre, sa fonction, et il grossit les objets à Vienne, comme à Londres et à Berlin, à Paris comme à Alfort, aujourd'hui comme hier, comme demain, comme toujours. Ce n'est donc pas au microscope, mais aux micrographes qui n'auraient pas de bons yeux ou un bon jugement, qu'il faut attribuer les erreurs qui ont eu lieu, soit dans les inspections microscopiques elles-mêmes, soit dans les doctrines, dans les théories déduites de ces inspections.

7° Une conclusion qui dérive naturellement de la précédente, qui en constitue un véritable corollaire, c'est que les dissidences malheureuses signalées parmi les micrographes, en ce qui concerne les productions dites cancéreuses, objet spécial de notre discussion, proviennent, soit de ce que leurs recherches n'ont pas été faites dans des conditions exactement semblables, soit de ce que quelques-uns d'entre eux se seront trompés, l'erreur n'étant pas impossible, même aux micrographes (*errare humanum est*). Le microscope doit être si peu accusé de ces erreurs, que c'est à lui seul qu'il appartient d'en faire justice.

C'est au milieu d'affligeantes contradictions, et sur les doctrines, et sur les faits eux-mêmes, que, par une dernière et suprême contradiction, les chefs des deux camps opposés se félicitent à l'envi, comme on l'a vu, de la grande victoire qu'ils viennent de remporter. Mais ce n'est pas seulement pour eux et leur satisfaction personnelle que les divers combattants se sont mesurés soit au dedans, soit au dehors de cette enceinte. Ils ont voulu sans doute éclairer l'Académie et le public, et les mettre en état de se prononcer sur les graves questions qui ont été débattues, particulièrement sur la valeur de la microscopie appliquée au diagnostic du cancer et sur la curabilité de cette affection. Or, laissant ici de côté toutes les autres questions, l'Académie et le public, s'ils étaient chargés de remplir les nobles et difficiles fonctions d'un jury médical, nommé pour juger d'une manière souveraine et en dernier ressort, pourraient-ils, en toute connaissance de cause, porter une *déclaration* favorable ou contraire à tel ou tel des deux partis qui sont descendus dans l'arène de la discussion? Non. Ils resteraient dans un doute philosophique, à moins qu'ils ne fussent capables, en raison de leur expérience personnelle, de juger dans un sens plutôt que dans un autre. Aussi, après avoir proclamé hautement que chaque cause avait été défendue et représentée par des hommes doués des talents les plus éminents, la *cour* ou le *tribunal*, qu'on me passe ces expressions, ajournerait son jugement jusqu'à plus amplo informé.

L'Académie, qui ne doit pas regretter assurément le temps qu'elle a consacré à des débats si dignes de sa savante tribune, peut sans doute s'en tenir là, satisfaite d'avoir honoré de ses applaudissements les orateurs de sa *droite* et de sa *gauche*. Il me semble, cependant, que l'Académie pourrait faire mieux, en décidant qu'une commission serait nommée, je ne dis pas pour se prononcer sur la question de la curabilité du cancer (il lui faudrait trop de temps pour être bien en mesure de faire un rapport sur cet article), mais sur la simple question de l'existence ou de la non-existence d'une cellule caractéristique du cancer le mieux démontré. Cette commission, dont feraient naturellement partie ceux de nos collègues qui se sont signalés dans cette discussion, n'ayant qu'à étudier une question de fait physique, une question où il ne s'agit que d'avoir de bons yeux, un bon microscope, et des objets dont la véritable nature eût été d'abord bien exactement déterminée, parviendrait certainement, en s'armant de zèle et de patience, à la solution d'un tel problème, solution qu'elle communiquerait ensuite à l'Académie par la voie de son rapporteur.

Montaigne a dit que le doute est un oreiller sur lequel aime à se reposer une tête bien faite. Je le sais; il n'en est pas moins vrai que, chaque fois que la chose est possible, chacun de nous (et Montaigne lui-même nous ressemblait sous ce rapport) fait tous ses efforts pour sortir du doute, s'agite sur ce doux oreiller pour en chercher un plus doux encore, savoir, celui de la certitude ou de la conviction. C'est dans l'intention de procurer à l'Académie tout entière le meilleur des oreillers pour le *repos des têtes bien faites*, que je présente ma proposition. Je regrette fort que M. Velpeau n'ait pas fait lui-même cette proposition. Plus que personne, en effet, il réunissait toutes les conditions propres à déterminer l'Académie à voter pour son adoption (1).

SECOND DISCOURS.

Messieurs,

Me voilà donc pour la seconde fois à cette tribune où je n'étais monté naguère qu'à regret, tant j'étais heureux de ce doux repos, après lequel aspirent en général tous ceux que les circonstances, plus encore que leur vocation, ont condamnés à de longues et pénibles luttes ! Si les deux adversaires qui se sont mesurés dans cette enceinte ne m'avaient, chacun à leur manière, fait intervenir dans les importantes

(1) M. le Président, en réponse à l'orateur, annonce que l'Académie a déjà été au devant du vœu exprimé par M. Bouillaud, en proposant la question du cancer pour sujet de prix.

questions qui les divisent, je me serais abstenu de prendre la parole. Malgré cette sorte de provocation, il m'en coûte beaucoup de m'engager dans le nouveau combat qui se livre au sein de l'Académie. Il m'en coûte beaucoup, parce que mes relations personnelles avec celui de nos collègues dont les doctrines se trouvent en cause sont tellement débonnaires, que depuis fort longtemps j'évite avec un soin tout particulier les moindres occasions qui pourraient amener entre nous la plus innocente rupture en matière de médecine. C'est ainsi que bien des fois j'ai entendu, sans mot dire, mon savant collègue insister sur la fraternité de nos doctrines, dans des cas où, comme on le verra tout à l'heure, son imagination faisait en quelque sorte tous les frais de cette fraternité.

Cet exorde que j'aurais voulu vous épargner, messieurs, a pour unique but de bien faire comprendre à ceux qui m'écoutent que, loin d'être animé d'un sentiment hostile envers l'honorable collègue dont je viens de prononcer le nom, je suis sous l'empire d'un sentiment tout opposé.

Cette discussion, vous le savez, messieurs, roule sur quatre grandes questions : 1° la variole et son traitement; 2° les unités ou les individualités en matière de pathologie; 3° la nomenclature médicale; 4° enfin, la philosophie des écoles de Paris et de Montpellier.

1° *Traitement de la variole.*

M. Piorry ne pouvait aborder la question du traitement de la variole *ou plutôt*, dit-il, des états pathologiques qui lui sont propres, sans quelques préliminaires sur la manière dont il comprend cette maladie, doctrine qu'il croit en opposition avec celle généralement suivie. A part les mots dont M. Piorry a enveloppé cette doctrine, et la forme particulière qu'il donne à tous les sujets qu'il touche, la doctrine de notre collègue est-elle donc bien réellement nouvelle? A sa grande surprise sans doute, je ne le pense pas. Ce qui le porte à croire que le traitement qu'il propose diffère de celui ou de ceux déjà employés, c'est que ceux-ci reposent sur l'*idée générale et doctrinale de l'unité des maladies*, idée qu'il combat avec une ardeur qui ne peut être comparée qu'à celle dont il brûle pour sa nomenclature.

Nous aurons à examiner bientôt le système général de M. Piorry sur ce point vraiment capital en philosophie médicale. Quant à son application à la variole en particulier, il ne s'est pas aperçu qu'elle déposait contre lui, si les auteurs ont bien réellement enseigné ce qu'il leur attribue. Il dit expressément, en effet, que *les auteurs et les praticiens se sont bien donné de garde de voir dans la variole une maladie toujours la même.* Donc, ils auraient avant lui (à tort ou à raison, ce que je ne décide pas ici) attaqué l'*idée générale et doctrinale de l'unité des maladies.* Il est vrai qu'un peu plus bas, il accuse de n'être pas pratiques les distinctions établies par les auteurs entre la variole, la varioloïde, la variole confluente. D'où il suit qu'il est ici plus *unitaire* que les auteurs auxquels il reproche cette doctrine. Que M. Piorry ait ensuite exposé le traitement de la variole en le décomposant en autant d'éléments qu'il en a admis pour cette maladie elle-même, il n'a réellement en cela fait qu'imiter au fond tous les vrais praticiens qui, avant lui, s'étaient occupés du même sujet.

Les mots nouveaux de *variose*, *variosémie*, *vario-dermite*, *vario-stomatite*, *vario-pharyngite*, *vario-laryngite*, *vario-bronchite*, *vario-pneumonite*, *vario-encéphalite*, ne nous apprennent rien d'essentiel qui ne fût connu dans l'histoire de la variole, et qui n'eût été l'objet de médications spéciales. Ce qui dans tout cela doit être considéré comme appartenant bien réellement à M. Piorry, offre quelquefois un caractère d'exagération qu'il nous permettra de lui signaler, en même temps que certaines assertions peu conformes à l'exacte observation et à la rigoureuse logique.

C'est principalement dans l'article destiné au traitement de la *vario-laryngite* et de la *vario-bronchite* que M. Piorry a formulé quelques propositions thérapeutiques dont on ne saurait lui contester la priorité. Elles sont relatives à la trachéotomie, et les voici textuellement : après avoir rapporté une opération de ce genre faite par lui-même, il ajoute : « Depuis cette opération, j'ai vu périr un assez grand nombre de variolés pour lesquels on attendit trop longtemps avant de pratiquer la trachéotomie, et je *n'hésite* pas à affirmer que, *dans tous les cas* où chez les gens atteints de vario-laryngite il existe de l'enrouement suivi et accompagné de dyspnée et de difficulté dans l'évacuation des crachats pharyngiens, laryngiens et *trachéaux*, il ne faut pas *hésiter* un moment à ouvrir le conduit de l'air. Une fois la trachéotomie faite, les boutons varioliques développés sur la membrane laryngo-trachéale suivront, sans péril, leurs phases régulières, et la guérison définitive devient très probable. »

Sur quelle statistique exacte M. Piorry fonde-t-il une thérapeutique si hardie et un pronostic si consolant? Sur aucune. Je me trompe ; M. Piorry a rapporté une statistique composée d'un seul cas. Mais ce cas est concluant, car la malade trachéotomisée par M. Piorry lui-même mourut (1). Il est vrai que

(1) Avant cette opération, M. Piorry « avait, dit-il, trop vu de malades succomber dans de tels cas, pour ne pas admettre, dans toute son étendue, l'aphorisme suivant, qui est pour lui la conséquence d'une longue pratique et de plus mûres réflexions :

la malade survécut pendant trente-six heures, et que, selon M. Piorry, la canule étant convenablement placée, *il semblait que la vie dût être conservée.* Que si, au bout de ce temps, la mort eut lieu d'une manière instantanée, *tout porte à croire*, toujours selon M. Piorry, *qu'elle a été due au dépla-*

Toutes les fois que dans la vario-laryngite et même dans la vario-pharyngite, l'abord de l'air dans la trachée et dans les bronches devient difficile, et cela par suite de la présence des liquides qui s'accumulent, il y a urgence de pratiquer l'ouverture du tube aérien. Si l'on attend au lendemain, presque toujours, lors de la visite, on ne trouve plus qu'un cadavre. C'est ce qui est arrivé plusieurs fois à la suite de discussions que M. Piorry a eues, à ce sujet, avec Bérard jeune, Sanson, etc., et dans lesquelles ces chirurgiens, qui réunissaient la pratique au savoir, se refusèrent, pour le moment où il le croyait utile, à pratiquer la trachéotomie. Désespéré de ces retards qui avaient eu un si fatal résultat, M. Piorry prit sous sa responsabilité de pratiquer lui-même, sur une femme atteinte de vario-laryngite et qui expirait, l'ouverture de la trachée. »

Nous connaissons le résultat final de cette opération. M. Piorry en a raconté un autre qui ne doit pas être passé sous silence. « Je me fis en opérant, dit-il, une petite excoriation à la face palmaire du pouce, d'où résulta, les jours suivants, une pustule variolique qui fut complétement locale. Déjà une première fois, un accident du même genre m'était arrivé, et mon excellent ami, M. le docteur Bally, a été atteint d'une semblable pustule, qui, chez lui, donna lieu à la formation d'un tissu érectile d'où, pendant plusieurs mois, s'écoulait du sang en abondance. Il fallut détruire ce tissu pour obtenir la cicatrice. Probablement, la petite-vérole qu'avait eue M. Bally, la vaccine dont je porte au bras de très profondes traces, ont fait que le mal dans ce cas n'a pas eu de manifestation générale, et que la

cement ou à l'obstruction de la canule dont l'élève chargé de surveiller cette femme n'eut peut-être pas tous les soins désirables (1).

petite-vérole est restée locale. Il y aurait des recherches intéressantes à faire à ce sujet. »

On ne saurait trop engager M. Piorry à faire ces recherches. En effet, ce qu'il rapporte là n'est rien moins que commun, et surtout une *pustule variolique*, qui donne lieu à la formation d'un tissu érectile, etc.

(1) Dans sa réponse à mon discours, M. Piorry me reproche de considérer la laryngotomie comme une opération très dangereuse, et il s'imagine que c'est à cause de ce prétendu danger que je n'ai pas approuvé sa pratique. Nulle part, dans mon discours, je n'ai parlé de la gravité de la laryngotomie en tant qu'opération. Si cette opération n'est pas indiquée dans la plupart des cas où M. Piorry propose de l'employer, ce n'est pas parce qu'elle est dangereuse en elle-même, mais bien parce qu'elle est impuissante, inutile. Elle est impuissante, inutile, dans les cas dont il s'agit, parce que les accidents dyspnéiques ne tiennent pas uniquement à *la présence des liquides qui s'accumulent dans les bronches et dans la trachée,* mais bien *à l'épuisement des forces en général* et des puissances musculaires qui président à la respiration en particulier ; et que, assurément, pour ranimer ces puissances, il ne suffit pas d'ouvrir le larynx ou la trachée des malades. Quelque inoffensive que puisse être cette opération en elle-même, il ne faut pas cependant y recourir sous l'empire d'une fausse indication.

Remarquez bien, d'ailleurs, que si la trachéotomie est en effet indiquée dans les cas de laryngite varioleuse où, par suite d'un rétrécissement de la glotte ou de toute autre lésion propre à mettre obstacle au passage de l'air à travers le larynx, l'asphyxie est plus ou moins imminente, la même indication n'existe pas lorsqu'il ne s'agit, comme le dit

Après quelques réflexions sur la *vario-pneumonite*, la *vario-encéphalite*, M. Piorry termine ainsi son Mémoire : « Telle est la manière dont on peut *concevoir*, dans les idées *anatomiques et cliniques* que je cherche à propager, l'étude de la variole ; il me semble que cette manière de considérer les faits est féconde en applications utiles et pratiques ; si vous étiez de cet avis, messieurs, si vous arriviez un jour à penser, comme moi, que toutes les collections phénoménales dites *maladies* devraient être ainsi considérées, alors vous seriez conduits à admettre que les dénominations usitées jusqu'à ces derniers temps sont fausses et insuffisantes ; vous partageriez même cette opinion, qu'il faut créer des mots nouveaux pour désigner des états pathologiques qui n'ont pas encore été dé-

M. Piorry, que de la *difficulté de l'abord de l'air dans la trachée et dans les bronches, par suite de la présence des liquides qui s'accumulent*. Il est bien clair que, dans ce cas, la trachéotomie ne servirait à rien, puisqu'elle n'a pas pour objet essentiel de permettre l'*évacuation des crachats pharyngiens, laryngiens et trachéaux,* mais bien de remédier à un obstacle au passage de l'air à travers le larynx. Ajoutons que très souvent cette accumulation de crachats tient uniquement à ce que les malades sont trop faibles pour pouvoir les expulser. Est-ce que la trachéotomie leur procurerait les forces musculaires qui leur manquent?

Je me résume : non, je ne redoute pas en elle-même la trachéotomie, mais je reproche à M. Piorry d'en proposer l'application dans des cas où elle n'est pas indiquée, et de tomber en cette occasion, comme en bien d'autres, dans une exagération *évidente*.

nommés; vous croiriez encore que, pour devenir intelligibles et pour marcher avec notre temps, il faut adopter un langage précis dérivé de la langue scientifique, c'est-à-dire du grec. La conséquence logique de ces idées serait nécessairement qu'il faut généraliser et systématiser ce langage, qui serait facilement compris à l'étranger comme en France. »

L'Académie sait comment cette proposition a été accueillie par M. Bousquet; mais avant de parler des mots, il faut s'occuper des choses. Nous ne nous occuperons donc de la *systématisation* proposée ici par M. Piorry qu'après avoir jeté un coup d'œil sur ses doctrines en matière de pathologie générale ou philosophique, et spécialement en ce qui concerne les *unités*, les *individualités morbides*, les maladies et leur classification.

2° *Unités, individualités, entités, éléments, modes, états morbides* ou *maladies. — Leur classification.*

Jamais aucun médecin n'en voulut autant que M. Piorry aux *entités* ou *individualités* morbides.

Tel l'excès de haine de M. Piorry contre l'unité et les unités morbides, qu'il commence et finit ses ouvrages par quelque critique contre elles, sans préjudice des autres attaques dont fourmille tout le cours de l'œuvre. Ainsi, par exemple, le chapitre premier des généralités du *Traité de pathologie iatrique* a pour titre : *La maladie n'est pas une individualité, une unité*, et le dernier chapitre, intitulé : *Conclusions générales, idée de cet ouvrage*, ne contient autre chose qu'une sorte de consécration de cette doctrine. En voici la *substance* :

« La maladie n'est point une unité, elle est un « composé de nombreux éléments organo-patholo- « giques ; il n'existe presque jamais ou même jamais « deux affections semblables ; la maladie, de quelque « façon qu'on l'étudie, est complexe et ne doit en « aucune façon être individualisée ou considérée « comme une chose simple, et ne peut être rigoureuse- « ment et absolument désignée par un nom spécial. »

Une conséquence *naturelle* et en quelque sorte forcée de cette doctrine, c'est que toute classification rationnelle, philosophique, des maladies est impossible. Comment, en effet, classer ainsi des choses qui ne sont jamais semblables, puisque toute classification rationnelle et philosophique est fondée sur des *ressemblances* et des *différences ?*

M. Piorry n'a point reculé devant la conséquence que nous venons de signaler. En effet, voici ce que nous lisons dans le chapitre de ses généralités (généralités qu'il désigne sous le nom de *polygraphies*, synonymie assurément bien *arbitraire*), où il s'occupe des classifications. Après avoir rappelé les attaques de Broussais contre les *nosographies* ou *clas-*

sifications (cette synonymie est encore de M. Piorry), il conclut que les *nosographies* ne sont guère admissibles dans l'état actuel de la science. Il admet seulement *qu'il peut être avantageux* de jeter un coup d'œil général sur les *hémorrhagies*, les *flux muqueux*, les *hydropisies*, les *névroses*, etc., ce qui est, selon lui, à la pathologie spéciale, ce qu'est l'anatomie générale à l'anatomie des organes isolés. Enfin, sa conclusion définitive est celle-ci :

« Il ne peut plus y avoir de nosographie ou de « classification des maladies, mais il peut y avoir « des organo-pathographies, ou des descriptions, des « classifications des souffrances dont les organes « forment les bases. »

Une des grandes erreurs de M. Piorry, dans tout ce qu'il a écrit contre les classifications des maladies, c'est qu'il a cru ou imaginé que les nombreuses classifications qu'il a passées en revue avaient toutes pour base les *symptômes*, et non les altérations des organes, ce qui n'est pas exact, surtout pour les classifications de Richerand, d'Alibert et, en partie, pour celle de Pinel lui-même.

Une seconde erreur de M. Piorry, c'est de ne pas s'apercevoir qu'aujourd'hui les médecins de la grande école anatomo-physiologique, tout en conservant le mot sacramentel de maladies qu'il veut absolument effacer du vocabulaire médical, lui donnent la signification adoptée par M. Piorry lui-même ; c'est-à-dire que sous ce nom ils désignent les divers états anormaux dont l'organisme en général et les organes en particulier sont susceptibles.

La nature variable des maladies ou des états morbides de l'organisme et des organes vivants, la donnée essentielle sans laquelle nulle classification rationnelle ou philosophique ne pourrait être instituée, cette nature est précisément la question à laquelle M. Piorry n'a consacré aucunes réflexions spéciales dans son chapitre des classifications des maladies.

Assurément, s'il n'existait pas des *unités*, des *individualités*, des *entités morbides*, comme le prétend M. Piorry, toute classification rationnelle, philosophique, *naturelle*, serait, je le répète, à jamais impossible. Mais il n'en est pas ainsi, et l'illusion de notre savant collègue tient, comme on l'a vu plus haut, à ce qu'il s'imagine qu'une maladie, telle qu'on la conçoit et telle qu'on la définit aujourd'hui, est une entité *symptomatique*, du genre de celles dont Broussais (et c'est là un de ses beaux titres de gloire) a fait une si éclatante justice. Il ne s'agit plus aujourd'hui de cette *ontologie* que les progrès incessants de la médecine anatomo-physiologique, depuis Morgagni jusqu'à notre époque, avaient condamnée à disparaître un jour sans retour, mais dont il ne faut pas faire un reproche aux médecins qui vécurent avant l'ère de la médecine anatomo-physiologique, puisqu'alors cette espèce d'ontologie était en quelque sorte forcée. Les *unités*, les *individualités morbides*, les maladies enfin sont précisément aujourd'hui les états organo-pathiques que M. Piorry croit être autre chose. Et puisque, dans la discussion actuelle, je suis obligé de parler de moi, nécessité qui seule est mon excuse, je dois dire à M. Piorry que la classification de ma nosographie médicale, fondée sur la nature des maladies, telle que nous la pouvons connaître aujourd'hui, n'est cependant rien moins qu'une classification des divers états anormaux ou des lésions de l'organisme et des organes vivants.

Ces lésions morbides, ces maladies en quelque sorte élémentaires, ces *unités* ou *entités morbides* ainsi rattachées à l'organisme et aux organes vivants, et en quelque sorte *incarnées*, ont été rangées par moi en douze classes, lesquelles ont été ramenées elles-mêmes à trois grandes familles.

La première classe renferme, sous deux ordres distincts, les *phlegmasies générales* (fièvres continues) et *locales*, et les simples *irritations* ou *excitations*, c'est-à-dire les excitations ou irritations qui ne s'élèvent pas jusqu'au degré qui caractérise les phlegmasies, telles que les *hypertrophies* et les *hypercrinies* (irritations nutritives et sécrétoires de Dupuytren, Marandel, etc.), les névroses dites actives ou *hypernévries*, etc.

La seconde classe comprend, sous divers ordres aussi, les maladies diamétralement opposées à celles de la première classe, c'est-à-dire caractérisées par l'abolition complète ou la simple diminution des actions vitales, les unes *générales* ou communes à tous les organes, les autres *spéciales* ou propres à tel ou tel organe.

La troisième classe est consacrée aux *ataxies*, considérées dans les différents centres nerveux.

La quatrième classe contient les maladies *miasmatiques et virulentes*.

La cinquième classe a pour sujet ces altérations de nutrition, de sécrétion, d'hématose, désignées autrefois sous les noms de *cachexies*, de *diathèses*, etc., et auxquelles on peut donner ceux d'*hétérotrophies*, d'*hétérocrinies*, d'*hétérogénies*, d'*hétérémies*, par analogie avec les noms d'*hypertrophies*, d'*atrophies*, d'*hypercrinies*, d'*hypérémies*, généralement acceptés.

Les sept dernières classes, sur lesquelles je n'insiste pas, pour ménager les moments de l'Académie, comprennent les lésions qui n'affectent les organes que dans leurs conditions physiques, mécaniques, anatomiques ou de *structure externe* (*dilatations, rétrécissements, solutions de continuité et de contiguité, changements de configuration*, etc.).

Je viens d'énumérer, *tels quels*, mes éléments, mes états morbides, ou mes maladies simples, lesquelles, de toute évidence, sont précisément les états *organo-pathiques* de M. Piorry. Ce sont là, messieurs, mes unités, mes entités morbides élémentaires, et, s'il m'est permis de parler ainsi, mes éléments nosologiques *immédiats* et *médiats*.

C'est avec ces *unités* que l'on pourra former, en les ajoutant, en les combinant diversement, toutes les maladies composées ou compliquées, de même que avec dix chiffres on compose tous les nombres ; de même qu'avec les vingt-cinq lettres de l'alphabet on compose tous les mots.

J'ai dit *tels quels* en parlant de mes éléments morbides, et je prie instamment l'Académie de ne pas l'oublier, car j'en ai grand besoin pour réclamer et obtenir son indulgence. Je comprenais bien, messieurs, toute la faiblesse et l'insuffisance de ma classification, lorsque en la promulguant pour la première fois, j'écrivais : « Malgré tous les efforts que, depuis plus de dix ans, j'ai tentés, presque chaque jour, pour trouver une classification nosologique qui satisfît aux conditions fondamentales d'une œuvre de ce genre, je n'y suis point encore parvenu, au gré de mes propres désirs. Je m'empresserai donc de profiter de toutes les améliorations qui pourraient m'être proposées, et je ne cesserai, pour ma part, de travailler au perfectionnement de cette partie de mon ouvrage. »

Pour décider si cette classification constitue un progrès nosologique ou *nosotaxique*, il faut la comparer aux classifications antérieures, et à celle de

Pinel en particulier, la dernière de toutes. Or, quel que soit le résultat de cette comparaison, on restera convaincu qu'une réforme était absolument nécessaire dans cette dernière classification, dont l'une des classes (la 5e) contenait, à côté les uns des autres, sous le titre de lésions *organiques*, la syphilis, le scorbut, la gangrène, le cancer, les dégénérescences tuberculeuses, les scrofules, les anévrismes, les rétrécissements des ouvertures, les tumeurs et affections hémorrhoïdales, les hydropisies, les concrétions biliaires, le diabète sucré, les concrétions urinaires et les vers intestinaux.

Quoi qu'il en soit, il n'y a point de véritable science, de médecine ou de pathologie par conséquent, sans généralisations et sans classifications, ces deux grandes et sublimes opérations de l'entendement humain. Vouloir dépouiller l'homme des facultés qui président à ces opérations, ce serait, j'ose le dire, vouloir lui ravir un des plus beaux fleurons de sa couronne intellectuelle.

3° *Nomenclature médicale en général. — Onomisme pathologique de M. Piorry.*

En réponse à une des critiques du discours de M. Bousquet (1), M. Piorry a cité un passage de ma

(1) Voici cette critique : « Vous cherchez, dit M. Bousquet à M. Piorry, à placer votre nomenclature sous le patronage des

Nosographie médicale relatif à son système de nomenclature. C'est ici qu'il importe beaucoup de nous entendre, sous le double rapport des principes qui doivent régir une bonne nomenclature médicale et de leur application. Ce n'est pas d'aujourd'hui, ni de l'époque de la publication de ma *Nosographie* (1846), que je me suis occupé d'un aussi grave sujet. Mes premières réflexions remontent à 1825, et se trouvent dans la préface de mon *Traité de l'encéphalite.* Un second travail sur la même matière fut publié par moi, en 1830, dans le *Journal hebdomadaire* de médecine, travail reproduit en 1831, dans ma dissertation sur les généralités de la clinique pour le concours de la chaire de même nom, et enfin, en 1846, dans ma *Nosographie médicale.* Comme mes doctrines d'aujourd'hui ne diffèrent point de celles que j'ai exprimées dans les deux travaux ci-dessus indiqués, je ne puis mieux faire que d'en rappeler les points essentiels. Commençons par celui de 1825, contenu dans la préface du *Traité de l'encéphalite.*

« On peut reprocher à M. Lallemand d'avoir pris l'anatomie pathologique pour le fondement de la classification et de la nomenclature de son ouvrage.

plus grands noms; elle était, dites-vous, dans les vœux de MM. Chomel, Andral, Bouillaud. Je ne vous dirai pas ce que je sais à cet égard. Mais s'ils la désiraient tant, pourquoi s'en servent-ils si peu? »

Ce n'est, en effet, ni dans les symptômes ni dans les altérations anatomiques, mais bien dans la nature intime des maladies qu'il faut chercher les bases d'une classification et d'une nomenclature rationnelles. Il est vrai que ce système de nomenclature est impraticable dans les cas, encore trop nombreux, où la nature des maladies nous est inconnue. Mais ce qui est toujours possible, c'est de choisir une expression qui ne donne pas une idée incomplète ou fausse de la maladie, comme on le fait en désignant sous le nom de *ramolissement* l'inflammation du cerveau. Cette dénomination n'indique, en effet, qu'une des circonstances anatomiques de la maladie : or, comme les caractères anatomiques d'une maladie varient suivant ses périodes et ses terminaisons, pour la désigner d'après ces caractères, il faut lui affecter autant de noms différents qu'il y a de différences dans les altérations anatomiques, système de nomenclature infiniment vicieux. Nous verrons que l'inflammation du cerveau, considérée dans toutes ses périodes, dans toutes ses terminaisons, produit tantôt une simple injection avec rougeur, tuméfaction et légère induration de la substance cérébrale, tantôt un *ramollissement* plus ou moins prononcé de cette même substance, tantôt un abcès, soit simple, soit enkysté, tantôt une induration albumineuse, caséeuse, stéatomateuse, squirrheuse, etc., du cerveau. Or, je ne vois pas de motif pour désigner la maladie sous le nom de *ramollissement* (1) plutôt que sous ceux d'*endurcissement*, de *congestion*, d'*abcès*, etc. Aucune de ces dénominations ne saurait être adoptée pour désigner la maladie considérée dans sa *nature*. Autant vaudrait se servir de celles de *convulsion*, de *paralysie*, d'*apoplexie*, etc., ainsi que faisaient les anciens; car les altérations anatomiques ne sont pas plus fixes que les symptômes, c'est-à-dire les altérations fonctionnelles ou physiologiques. Quel est le seul caractère qui ne change pas au milieu des métamorphoses continuelles que subissent les symptômes et les altérations anatomiques? C'est évidemment la nature phlegmasique de la maladie. C'est sur ce point fixe que doit reposer, comme sur sa base la plus solide, la dénomination de la maladie; et puisque l'on appelle l'inflammation de l'estomac une *gastrite*, celle des intestins une *entérite*, je ne vois pas pourquoi tout le monde n'adopterait pas le nom d'*encéphalite* ou de cérébrite proposé par plusieurs médecins et consacré par le nouveau *Dictionnaire de médecine*.....

« Puisse bientôt arriver l'heureuse époque où la médecine sera, comme la chimie, assujétie à une langue fixe et uniforme! Condillac a dit quelque

(1) Personne n'ignore aujourd'hui qu'il existe une espèce de *ramollissement* du cerveau, qui n'a point pour origine une inflammation du cerveau.

part (1) que les sciences se réduisent à une langue bien faite. On pourrait dire, avec autant de justesse, que les sciences ne peuvent avoir une telle langue qu'au moment où les principaux faits dont elles se composent sont bien connus. La médecine touche à cette grande époque : voici le temps de réformer sa langue. Mais une entreprise si importante exige la réunion d'hommes doués d'une haute instruction, d'un jugement sévère, d'un esprit élevé, philosophique, et dégagé de toute prévention. »

Ce ne fut guère que dix ans plus tard (en 1834) que M. Piorry, d'après sa propre déclaration, commença l'œuvre de sa nomenclature. On voit donc que déjà, en 1825, je considérais, en effet, comme nécessaire une réforme dans la nomenclature médicale, réforme qui aurait assujéti la médecine à une langue fixe et uniforme, *comme celle de la chimie*, et qu'à mon avis une entreprise aussi importante devrait être confiée à une société de médecins pleinement compétente. On trouvera l'expression de la même opinion dans le second travail, publié en 1830, et qui peut être ainsi résumé :

1° Le premier principe qui doit servir de base à un système philosophique de nomenclature médicale est celui-ci : dénommer les maladies d'après leur *siége* et leur *nature* (2).

(1) *Traité de la langue du calcul.*

(2) Lorsque nous ne connaissons pas encore la nature intime

2° Il convient de donner aux diverses maladies des noms d'autant plus analogues que ces maladies ont entre elles plus de ressemblance.

3° Une maladie de même nature pouvant affecter des organes différents, il faut que son nom, variable en raison de la diversité des organes, ait aussi quelque chose d'invariable comme sa nature, afin que ce nom représente bien à la fois et le siége (les parties malades) et la nature du mal. C'est conformément à ce principe qu'ont été créés les mots *gastrite*, *entérite*, *encéphalite*, *phlébite*, etc. Grâce à leur désinence commune, ces mots indiquent tous une *inflammation*, tandis que la différence du siége de cette inflammation est exprimée par le *radical* même de chaque mot.

4° Le solidisme ayant régné presque seul en médecine, pendant la dernière période de cette science, il est nécessaire, aujourd'hui que l'humorisme a reconquis ses légitimes droits, d'introduire dans la nomenclature pathologique des mots spécialement consacrés

d'un acte ou d'un phénomène quelconque, nous comparons cet acte, ce phénomène à quelques autres que nous connaissons et avec lesquels ils offrent une analogie plus ou moins complète. Cela fait, nous donnons aux premiers des dénominations semblables ou du moins analogues à celles des seconds, et nous considérons ces dénominations comme étant fondées sur la nature des phénomènes, des actes auxquels elles ont été appliquées. Le mot inflammation lui-même a été créé par ce procédé de nomenclature.

à la désignation des maladies des liquides, et mieux choisis que ceux proposés par les anciens humoristes.

5° Quant aux maladies compliquées, leur dénomination devrait indiquer les divers éléments morbides qui les constituent. Pour éviter la longueur des mots qui résulterait, dans certains cas, de l'application de ce principe, les nomenclateurs pourront, sans doute, imaginer différents artifices (1). Toutefois, la nomenclature des diverses combinaisons morbides constitue, à notre avis, l'un des sujets les plus difficiles sur lesquels puisse s'exercer l'intelligence humaine. Elle prépare de véritables tortures à quiconque voudra s'en occuper sérieusement.

6° Il ne faut pas introduire ou conserver dans la langue de la médecine plusieurs mots qui aient une seule et même signification, et c'est avec le même soin qu'il faut en retrancher ces mots à double sens, ou à sens mal déterminé, qui ne s'y rencontrent encore qu'en trop grand nombre, et qui sont si propres à perpétuer les disputes.

7° Pour apporter dans la nomenclature médicale toutes les améliorations dont les révolutions que la médecine a subies récemment la rendent susceptible, il serait, selon nous, indispensable que ce sujet fût confié à une réunion de médecins les plus distingués

(1) Nous verrons plus loin que M. Piorry n'a pas su éviter l'inconvénient majeur des mots trop longs.

sous le rapport de leur capacité, et dégagés de tout esprit de secte ou de système. C'est assez dire qu'un tel œuvre n'est pas sur le point de s'accomplir. Si jamais une semblable réunion d'hommes avait lieu, il ne resterait plus qu'à leur souhaiter plus d'activité dans la réforme du vocabulaire médical que n'en a montré l'Académie Française dans la composition du dictionnaire dont elle était chargée.

Après avoir rapporté dans les prolégomènes de ma *Nosographie médicale* (1846) le travail que je viens de résumer, j'ajoutais : « Ce que je proposais de confier à une société de médecine, M. le professeur Piorry vient de l'exécuter à lui seul. C'était le moyen le plus expéditif. Je ne puis que féliciter M. Piorry de la persévérance avec laquelle il a poursuivi la tâche difficile qu'il s'était imposée. On trouvera dans cette *nosographie* un certain nombre de dénominations conformes aux principes de nomenclature que nous avons posés plus haut. *Nous serons heureux d'adopter quelques-unes des dénominations nouvelles proposées par M. Piorry, dont la vaste réforme embrasse jusqu'au nom même de la médecine.* »

Vous connaissez maintenant, messieurs, ma profession de foi tout entière sur la nomenclature des maladies, et vous voyez que les principes fondamentaux d'après lesquels M. Piorry, bien plus tard, a dénommé ce qu'il appelle les états organopathiques, sont précisément ceux que j'avais proposés pour la dénomination des maladies, lesquelles ne sont, en dernière analyse, je ne saurais trop le répéter, que des lésions de l'organisme ou des organes *vivants*.

Je me suis strictement conformé à ces principes de nomenclature des maladies dans tout le cours de ma *Nosographie médicale*. Quant à M. Piorry, non content de s'occuper du nom des maladies, il s'est proposé, sous le nom d'*onomisme pathologique*, une réforme générale des dénominations usitées en étiologie, en anatomie pathologique, en thérapeutique, en philosophie médicale, etc. Ce vaste système d'*onomisme pathologique* ne respecte pas même le nom de la médecine ou de la pathologie médicale, qu'il remplace par celui de pathologie *iatrique*, M. Piorry se réservant, sans doute, le soin de *gréciser* aussi prochainement le nom de *médecin*.

Quoi qu'il me répugne de me séparer de M. Piorry dans une matière où il s'est conformé aux principes essentiels que j'avais posés dans les travaux indiqués tout à l'heure, en ce qui concerne les noms des maladies, j'avoue, avec MM. Gerdy et Bousquet, que l'immense réforme de nomenclature opérée par notre collègue ne saurait être acceptée tout entière que sous bénéfice d'inventaire. D'abord, elle contient un très grand nombre de mots nouveaux qui n'expriment aucune chose nouvelle, ce qui déjà est un très sérieux inconvénient, mais qui, de plus, sont d'une telle longueur, d'une si laborieuse prononciation, et si peu marqués au coin de l'euphonie, qu'ils n'obtiendront jamais droit de cité dans un vocabulaire médical généralement adopté. Ces mots, ai-je dit, ne contiennent aucune chose, aucune idée nouvelle; ils ne diffèrent des mots connus et universellement reçus qu'en ce qu'ils ont été traduits du français ou du latin en grec, par M. Piorry, c'est-à-dire *grécisés.*

Nous savons tous, messieurs, que la médecine, comme toutes les sciences en général, fourmille de mots d'origine grecque, et certes ils ne sauraient avoir une plus noble et plus belle origine. Mais la médecine éprouvait-elle un pressant besoin d'ajouter à ceux qu'elle contient déjà les mots grecs inventés par M. Piorry pour des choses et des idées déjà convenablement représentées par des mots d'une autre origine? Non, sans doute. Et d'un autre côté, combien de ces mots superflus, tirés du grec par notre collègue, pèchent contre les règles et les lois du langage en général, telles qu'elles ont été établies par les hommes les plus compétents!

Oui, sans doute, la langue grecque est une langue douce, harmonieuse, musicale, divine, faite pour être parlée par les dieux mêmes, s'ils parlaient une langue humaine. Mais par cela même que le grec est une si belle langue, gardons-nous bien de la rendre en quelque sorte barbare, en nous en servant pour créer des mots tels que plusieurs de ceux que l'on trouve malheureusement dans l'*onomisme pathologique* de M. Piorry. Que notre collègue nous permette d'en signaler ici quelques-uns, et qu'il ne nous accuse pas de mauvaise volonté, si nous ne les prononçons qu'avec une plus ou moins grande difficulté; car nous ferons tous nos efforts pour les articuler de notre mieux.

Dans le seul chapitre des *névraxites* ou inflammations des centres nerveux, nous lisons les mots suivants: *euroloiêmonévraxite*, *niloiêmonévraxite*, *dysiloiêmonévraxite*, *hémitorachysomyélite*; et ailleurs : *névraxomalaxite* ou *névraxomaxite*, *névraxosclérosie*, *névraxocarcinie*, *névraxonécrosie*, *myosclérosthénie*, *traumamyosclérie*, *algomyosclérie*, *cynosialosie*, *dyspschismie*, *apsychismie*, *hypopsychismie*, *anomopsychismie*, *myosypernévrismie*, *galloloïêmie*, etc., etc.

Que M. Piorry, après y avoir mûrement réfléchi, consente à supprimer tous les mots *grécisés* de sa création dont la stricte nécessité n'est rien moins que démontrée, ou d'une longeur et d'une cacophonie vraiment intolérables, et, alors, ce n'est pas moi qui blâmerai une réforme qui avait été l'objet de mes vœux, à une époque où il ne s'en était pas encore occupé, et aux principes de laquelle je me suis oonformé dans ma *Nosographie médicale*.

Quoi qu'il en arrive, c'est bien à tort que M. Piorry attribuerait à des sentiments hostiles contre sa personne, que chacun de nous, au contraire, aime et estime, l'opposition que rencontre son système de réforme *universelle* de la nomenclature médicale. Il ne faut pas non plus qu'il s'en prenne uniquement à la *nouveauté*, qui, je ne le sais que trop, a néanmoins bien de la peine à triompher, même lorsqu'elle s'appuie sur les plus solides raisons. Que de mots nouveaux, en médecine, mais nécessaires, indispensables, n'ont pas été adoptés, en effet, presque sans opposition, depuis vingt-cinq à trente ans! Sans parler des dénominations d'un certain nombre de maladies découvertes depuis cette époque, la percussion médiate et l'auscultation, ces deux belles méthodes d'exploration dont la découverte a constitué une ère séméiologique nouvelle, nous ont fait connaître d'innombrables phénomènes pour lesquels il a bien fallu créer des mots nouveaux, et tous ces mots ont eu presque aussitôt cours dans la science. Il en serait de même de tous ceux de M. Piorry, s'ils exprimaient des choses nouvelles, pour la désignation desquelles des mots nouveaux, et d'ailleurs *bien composés*, seraient absolument nécessaires.

4° *Vitalisme; écoles de Paris et de Montpellier.*

I.

Les questions que nous devons examiner ici roulent sur les principes les plus élevés de la science de l'homme. Dans ces hauteurs de la physiologie, on se trouve en quelque sorte au milieu des nuages et on est exposé à éprouver quelques vertiges.

M. Bousquet a dit que « spiritualiste en physiologie, M. Piorry est matérialiste à l'excès en pathologie. » M. Piorry lui répond en ces termes : « Plus que personne, je suis le défenseur de cette grande pensée, que l'âme, sous l'influence divine, est le promoteur de la formation organique. » Cette réponse ne satisfait guère M. Bousquet, car il réplique ainsi : « M. Piorry se comprend sans aucun doute ; pour moi, je m'incline et je n'insiste pas sur ce point. Il faut dire cependant ce que devient l'âme de M. Piorry. Après avoir créé l'organisation, elle prend son vol, et le médecin reste en présence de l'organisation ; il n'a d'action que sur l'organisation..... »

Cela dit, M. Bousquet écarte respectueusement l'âme de ces débats. J'approuve notre confrère, et j'aurais dû l'imiter. Mais alors, il fallait renoncer à traiter le sujet du vitalisme, comme on le verra dans le second discours de M. Piorry, consacré à la réfutation de celui de M. Bousquet.

M. Piorry s'exprime ainsi : « En admettant que l'âme est le point de départ de l'organisation, j'ai émis une proposition discutable, sans doute, mais fondée sur des faits et qui n'a elle-même rien d'obscur dans l'expression. Me demander ce que devient cette âme après que l'organisme est formé, c'est me poser une question insoluble ; mais ce que je dirai, c'est qu'il serait encore plus clair d'admettre comme établi, que cette âme continue à présider à l'harmonie des organes et des fonctions, que de supposer l'existence d'un *principe vital*, de forces qui en seraient distinctes ; ajouter que c'est cette influence de l'âme sur la matière organisée qui constitue la vie, c'est donner de celle-ci une définition plus exacte que la plupart de celles qui en ont été données, et qui ont été parfois inintelligibles. »

Je conviendrai volontiers que la définition de notre honorable collègue peut être préférée à celle de Virey, qu'il nous a citée, et que l'on peut placer au premier rang de celles qui *ont été parfois inintelligibles*. Mais si la définition de M. Piorry l'emporte sur celle de Virey, je suis obligé de reconnaître, avec M. Bousquet, qu'elle laisse néanmoins beaucoup à désirer sous le rapport de la précision et de la clarté, ces deux qualités essentielles de toute bonne définition. M. Piorry convient lui-même que considérer, avec lui, *l'âme comme le point de départ de l'organisation*, c'est là une proposition discutable. Il ajoute que lui demander ce que devient cette âme, après que l'organisme est formé, c'est lui poser une question insoluble, et je pense que l'Académie tout entière sera de son avis. Mais je ne sais pas trop si cette *docte assemblée* sera de son avis encore, lorsque M. Piorry affirme « qu'il serait encore plus clair d'admettre comme établi, que cette âme continue à présider à l'harmonie des organes et des fonctions que de supposer l'existence *d'un principe vital*, de forces qui en seraient distinctes, et que c'est cette influence de l'âme sur la matière organisée qui constitue la vie. » Nous verrons en effet, bientôt, que l'âme, telle que la conçoit ici M. Piorry, est, d'après Barthez, essentiellement distincte du principe vital proprement dit, et du ressort spécial de la métaphysique et de la théologie.

II.

Mais passons à un autre sujet, savoir, le parallèle des *doctrines vitalistes* de Barthez et de Bichat, ces deux grands représentants des écoles de Montpellier et de Paris, à la fin du dernier siècle et au commencement de celui-ci. Nous allons mettre en regard les principes fondamentaux de l'un et de l'autre, et ce ne sera pas sans quelque surprise peut-être que l'Académie les trouvera essentiellement les mêmes.

THÉORIE OU PROFESSION DE FOI DE BICHAT.

1° L'époque de Newton, si remarquable pour les sciences physiques, fut nulle pour les sciences physiologiques : que dis-je ! elle recula leurs progrès. On ne vit bientôt qu'attraction et qu'impulsion dans les phénomènes vitaux.

L'impulsion donnée à la science

THÉORIE OU PROFESSION DE FOI DE BARTHEZ.

1° La science de l'homme a fait peu de progrès jusqu'à présent, et même beaucoup moins à proportion que n'en ont fait d'autres sciences utiles.

La cause de cette différence me paraît être qu'on a négligé, dans l'étude de l'homme, les règles fon-

(par là Bichat entend l'ensemble des principes qui dirigent les auteurs) doit être désormais absolument différente dans les livres physiologiques et dans les livres physiques. Il faudrait, pour ainsi dire, un langage différent.

2° L'ouvrage que j'offre au public lui paraîtra, je crois, nouveau..... sous le rapport des principes qui en constituent la doctrine, laquelle ne porte précisément l'empreinte d'aucune de celles qui règnent en médecine et en physiologie.

3° Les sciences physiques et physiologiques ont pour objet la recherche des phénomènes et des propriétés des êtres inorganiques et des êtres organiques. Telle est l'immense influence de ces propriétés, qu'elles sont le *principe* de tous les phénomènes. Il ne faut pas remonter au delà d'elles dans nos explications, elles offrent les *principes*, et ces explications doivent en être déduites comme autant de conséquences. Les sciences physiques, ainsi que les physiologiques, se composent donc de deux choses : 1° de l'étude des phénomènes, qui sont les effets ; 2° de la recherche des connexions qui existent entre eux et les propriétés physiques ou vitales qui sont les causes.

damentales de la vraie méthode de philosopher.

On ne peut attendre de grands progrès dans la science où la méthode philosophique a été négligée, que lorsqu'on y renouvelle le corps entier de la doctrine, conformément aux vrais principes de cette méthode.

2° Je me propose de donner dans cet ouvrage un essai de la forme nouvelle que doit prendre la physiologie ou la *science de la nature humaine*.

3° La philosophie naturelle a pour objet la recherche des causes des phénomènes de la nature, *mais seulement en tant qu'elles peuvent être connues d'après l'expérience*. Les phénomènes de la nature ne peuvent nous faire connaître la *causalité* ou l'action nécessaire des causes dont ils sont les effets, mais seulement nous manifester l'ordre dans lequel ils se succèdent, nous dire quelles sont les règles que suit la production de ces effets, et non ce qui constitue la nécessité de cette action (1). De là, il suit que dans la philosophie naturelle, on ne peut connaître les causes générales que par les *lois que l'expérience réduite en calcul* a découvertes dans la succession des phénomènes. *On peut donner* à ces causes générales, que j'appelle *expérimentales*, ou qui ne sont connues que par leurs lois que donne l'expérience, *les noms synonymes et pareillement indéterminés de principe, de puissance, de force, de faculté*, etc.

---

(2) C'est ainsi, ajoute Barthez, que le vice essentiel de la manière de philosopher, qui régnait au

4° Partout dans les sciences physiologiques, dans la pathologie, dans la thérapeutique, etc., ce sont les *lois* vitales qui président aux innombrables phénomènes dont ces sciences sont l'objet ; il n'est pas un seul de ces phénomènes qui ne découle de ces *lois* essentielles et fondamentales, comme de sa source (1). Si je parcourais toutes les divisions des sciences physiques, vous verriez de même les *lois* physiques être, en dernier résultat, le principe unique de tous leurs phénomènes. Mais cela est si connu, qu'il serait superflu de s'y arrêter (2).

5° Newton remarqua l'un des premiers que, quelque variables que fussent les phénomènes phy-

4° Toute explication des phénomènes naturels ne peut en indiquer que *la cause expérimentale*. Expliquer un *phénomène*, se réduit toujours à faire voir que les faits qu'il présente se suivent dans un ordre analogue à l'ordre de succession d'autres faits qui sont plus familiers, et qui dès lors semblent être plus connus (1).

5° C'est ainsi qu'après avoir trouvé que la pesanteur et la force centripète de la lune suivent une même

---

(1) On voit que, dans ce passage, Bichat donne au mot *lois* la même signification qu'à celui de *propriétés*. En cela, il *paraît* s'éloigner beaucoup de Barthez, qui se garde bien de confondre les *lois* avec les *causes générales* qu'il appelle expérimentales, lesquelles *causes générales* ne sont autres que les *propriétés générales* de Bichat, expression qui rentre, en tant que synonyme de celle de *facultés*, parmi les noms indéterminés que Barthez permet d'employer pour désigner les causes générales. Mais c'est par une pure inadvertance que Bichat substitue ainsi le mot *lois* à celui de *propriétés*, ou de *forces*, ou de *facultés*, ou de *principes*. En effet, en par lant plus loin des phénomènes physiques, il dit, comme Barthez, qu'on les *calcule,* que l'attraction a constamment lieu en raison inverse du carré des distances, cette grande loi découverte par Newton.

(2) Bichat confond encore ici le mot *lois* avec celui de *propriétés*, *facultés*, *forces*, etc.

temps de Bacon, avait rendu nécessaire une semblable réforme dans les sciences, et faisait dire, avec juste raison à ce philosophe, qu'il fallait en reconstruire le système entier, depuis les premiers principes (*instauratio facienda est ab imis fundamentis*).

(1) On entend par cause, selon Barthez, *ce qui fait* que tel phénomène vient toujours à la suite de tel autre, ou *ce dont l'action* rend nécessaire cette succession qui est d'ailleurs supposée constante. L'idée de la *force nécessaire qu'un phénomène* a pour en produire un autre qu'on voit lui succéder constamment, n'est point sans doute une *idée innée ;* mais elle est une notion que l'homme est porté à se former spontanément à l'occasion des idées qui nous viennent par les sens.

Ce passage contient des termes mal définis, et offre par conséquent un peu d'obscurité (qu'est-ce que la *force d'un phénomène* pour en produire un autre?).

Barthez aurait pu dire plus clai-

siques, tous se rapportent cependant à un certain nombre de principes. Il prouva surtout que la *faculté d'attirer* joue parmi eux le principal rôle. Attirées l'une par l'autre et par leur soleil, les planètes décrivent leurs courbes éternelles ; attirés au centre de la nôtre, les eaux, les airs, les pierres, etc., se meuvent ou tendent à se mouvoir pour s'en approcher : idée sublime, sans doute, que celle qui servit tout à coup de base à toutes les sciences physiques. Rendons grâce à Newton ; il a trouvé le premier le secret du Créateur, savoir, la simplicité des causes réunie à la multiplicité des effets.

6° Pendant longtemps, dans les sciences physiques et physiologiques, chaque fait observé était pour ainsi dire l'objet d'une hypothèse particulière...

7° C'est le propre de tous ceux qui ont une idée générale de vouloir ployer tous les phénomènes à cette idée. Le défaut de trop généraliser a peut-être plus nui à la science que celui de ne voir chaque phénomène qu'isolément.

loi dans leurs effets, Newton a dit que leur cause commune est la gravitation.

Les progrès de l'astronomie ont ramené à un petit nombre de causes expérimentales l'immense variété des effets observés dans la physique céleste ; et la simplicité de ces ressorts nous présente maintenant dans tout son jour la beauté du plus grand spectacle de la nature.

6° Dans les premiers pas de toute science naturelle, les causes expérimentales que font connaître les lois observées dans la succession des phénomènes ne peuvent être qu'en grand nombre.

7° Il est également nuisible à la marche des sciences naturelles d'y trop étendre le nombre de ces causes, ou de le trop resserrer. Les anciens ont trop de facilité à multiplier, dans l'étude de la nature, le nombre des causes expérimentales. La plupart des modernes sont tombés dans un défaut opposé... Quelques-uns ont ainsi voulu réduire à une seule force les *facultés occultes* des anciens, qu'ils croyaient d'ailleurs pouvoir détruire entièrement (1).

---

rement que l'idée de force est une de ces idées *primordiales*, *élémentaires*, aussi *naturelles* que celles de *corps*, de *temps*, d'*espace*, et qui n'ont pas besoin d'explications, par cela même qu'elles sont *primordiales*.

(1) N'est-il pas curieux de voir Barthez, c'est-à-dire le physiologiste qui, en physiologie, n'admettait qu'une *seule force* (son *principe*

8° C'est un contre-sens dans les sciences physiques et physioloqiques que de les entremêler. Comme les sciences physiques ont été perfectionnées avant les physiologiques, on a cru éclaircir celles-ci en y associant les autres : on les a embrouillées. C'était inévitable ; car appliquer les sciences physiques à la physiologie, c'est expliquer par les *lois* des corps inertes les phénomènes des corps vivants. Or, voilà un principe faux. J'en excepte cependant les cas où le même organe devient le siége des phénomènes vitaux et physiques (1).

9° Brillant de génie, Boerrhaave (le chef de l'école mécanicienne) se laissa éblouir par un système qui éblouit aussi tous les esprits de son siècle..... Moins brillant que profond, Stahl forma pour les sciences physiologiques une époque plus digne de remarque que celle de Boerrhaave. Il sentit la discordance des lois physiques avec les fonctions des

8° Dans toute science naturelle, les hypothèses qui ne sont point déduites des faits propres à cette science..... doivent être regardées comme contraires à la bonne méthode de philosopher (1). On ne doit pas employer des principes étrangers aux faits qui sont l'objet de cette science.

9° Le plus grand nombre des physiologistes du dernier siècle a cru pouvoir expliquer tous les phénomènes de la physique des animaux, par des principes de mécanique ou de physique générale... Cette secte des mécaniciens a été très bien réfutée par Stahl et les autres anatomistes... Pour rendre compte des principaux phénomènes

---

(1) Les exemples de ce double rôle des organes sont vraiment innombrables, et Bichat a trop souvent attribué à ses propriétés vitales des phénomènes organiques évidemment produits par des propriétés, ou des *forces*, ou des puissances physiques. Je n'en citerai que l'exemple suivant, qu'on trouve dans l'un des paragraphes relatifs à la circulation des systèmes capillaires. Il y soutient, contrairement aux expériences les plus positives, que tout vaisseau organisé admet ou rejette les fluides qui y abordent, selon que la *vitalité* de ce vaisseau peut ou non en supporter la présence ; que toute disproportion de capacité est étrangère à ce phénomène. « Un vaisseau, poursuit-il, en aurait quatre fois plus que les molécules d'un fluide, qu'*il refuse* de les ad-

---

vital), combattre l'*unité* de *forces* ou de *principes* en matière de *physique?* Il triomphe, d'ailleurs, dans cette sorte de combat philosophique.

(1) A l'appui de ce principe, Barthez cite l'exemple de Kepler, lequel, pressentant qu'il devait exister un rapport, dans les révolutions des planètes, entre les temps de ces mouvements et les distances de ces planètes au soleil, essaya d'abord, mais en vain, des applications de la géométrie et de la musique à l'astronomie ou à la mécanique céleste. Cet astronome célèbre poursuivit plus tard la même recherche, en comparant des rapports des *puissances*, ou semblables ou diverses, des nombres qui expriment les temps des mouvements des planètes et leurs distances moyennes au soleil, et réussit enfin à trouver

animaux : c'était le premier pas pour la découverte des lois vitales ; il ne fit pas cette découverte.

L'âme fut tout pour lui dans les phénomènes de la vie : c'était beaucoup de négliger l'attraction, l'impulsion, etc. Stahl sentit ce qui n'était pas le vrai ; le vrai lui-même lui échappa. Plusieurs auteurs ont marché sur ses traces, en rapportant à un principe unique, diversement dénommé suivant chaque auteur, tous les phénomènes vitaux.

Ce principe, appelé *principe vital* par Barthez, *archée* par Van-Helmont, etc., est une abstraction qui n'a pas plus de réalité que n'en aurait un principe également unique qu'on supposerait présider aux phénomènes physiques. Parmi ceux-de la santé et des maladies, ils ont cru qu'il suffisait de recourir à l'influence de l'âme pensante, qui était la seule cause d'action spontanée dans toutes les parties du corps.

Mais les faits ne démontrent d'aucune manière que tous les mouvements qui s'exécutent dans le corps vivant (sans être sensiblement dépendants de la volonté) soient causés par le même être pensant dont l'influence détermine les mouvements volontaires (1).

La bonne méthode de philosopher dans la science de l'homme exige qu'on rapporte à un seul principe de vie dans le corps humain les forces vivantes qui résident dans chaque organe, et qui en produisent les fonctions, tant générales, de sensibilité, de nutrition, etc., que particulières, de digestion, de menstruation, etc. (2).

---

mettre si ce fluide est hétérogène à sa sensibilité. C'est sous ce point de vue que la théorie de Boerrhaave offrait un grand défaut. A l'époque où ce médecin écrivait, les *forces vitales* (ici Bichat, contrairement à son langage accoutumé, emploie les mots de *forces vitales* pour ceux de *propriétés vitales*) n'avaient point encore été analysées. Il fallait bien employer les forces physiques pour expliquer les phénomènes vitaux : d'après cela, il n'est pas étonnant que toutes ses théories aient été si incohérentes. En effet, dans les phénomènes vitaux, les théories empruntées des *forces* physiques (encore le mot *forces* sous la plume de Bichat) présentent la même insuffisance qu'offriraient, dans les phénomènes physiques, les théories empruntées des *lois vitales* (voilà maintenant le mot *lois* pour celui de propriétés ou forces vitales). Que diriez-vous si, pour expliquer les mouvements des planètes, des fleuves, etc., on se servait de l'irri-

cette *loi* qui porte son nom, savoir : que les *quarrés des temps périodiques des révolutions des planètes sont comme les cubes de leurs distances moyennes au soleil.*

(1) « Cela est même d'autant moins probable, ajoute Barthez, que la nature et les facultés essentielles de cet être n'ont été jusqu'ici définies que par des notions *purement métaphysiques* ou *théologiques.* » Selon lui, dans l'état actuel de nos connaissances sur l'homme, *on doit rapporter les différents mouvements qui s'opèrent dans le corps vivant à deux principes différents, dont l'action n'est point mécanique, et dont la nature est occulte : l'un est l'âme pensante, et l'autre est le principe de la vie.*

(2) Van Helmont, dit Barthez, prétendait que chaque organe du corps humain, comme la matrice, la rate, etc., a une vie qui lui est

ci, les uns dérivent de la gravité, les autres de l'élasticité; d'autres des affinités, etc. De même, dans l'économie vivante, il en est qui dérivent de la *sensibilité*, d'autres de la *contractilité*..... L'art doit beaucoup à plusieurs médecins de Montpellier pour avoir laissé les théories Boerrhaaviennes, et avoir plutôt suivi l'impulsion donnée par Stahl; *mais en s'écartant du mauvais chemin, ils en ont pris de si tortueux, que je doute qu'ils y trouvent un aboutissant.*

La doctrine générale de cet ouvrage ne porte précisément l'empreinte d'aucune de celles qui règnent en médecine et en physiolo-

---

tabilité, de la sensibilité? Vous riez : riez donc aussi de ceux qui, pour expliquer les fonctions animales, emploient la gravité, l'impulsion, l'inégalité de la capacité des conduits, etc. » Dans ce passage, écrit, comme tant d'autres, avec trop de rapidité, Bichat commet les erreurs les plus graves. Sans doute il faudrait rire avec lui de ceux qui expliqueraient le sentiment, la volonté, la pensée, etc., par la *gravité*, l'impulsion, etc. Mais, parmi les phénomènes de la circulation en général et de la circulation capillaire en particulier, sans préjudice de ceux qui sont réellement vitaux, il en est dans lesquels l'*impulsion*, la *gravité* ou *pesanteur*, l'inégalité de capacité des conduits, etc., jouent un rôle plus ou moins essentiel, et c'est des physiologistes qui n'en tiennent pas compte qu'il faudrait rire. Qui ne connaît les belles recherches de M. Isidore Bourdon d'abord, de M. Gerdy plus tard, sur l'influence de la *pesanteur* dans la circulation, et qui n'en a pas constaté la réalité?

Ma doctrine, sur les points les plus importants de la physiologie, est très souvent diamétralement opposée aux dogmes qui sont propres aux mécaniciens (Bellini et Boerrhaave), à Van-Helmont, à Stahl, à Lacase, et elle est toujours essentiellement différente de toutes les doctrines connues jusqu'à ce jour (1806).

---

propre et innée depuis le commencement du fœtus; et que la vie commune de tout le corps doit être considérée comme distincte, et comme existant séparément de ces vies particulières. Mais rien ne prouve, ajoute Barthez, que les causes des fonctions de ces organes ne puissent être rapportées aux facultés d'un seul principe vital, modifié et déterminé dans ses opérations par l'organisation propre à chacun d'eux, et que ces causes particulières doivent exister hors de ce principe. La supposition de ces *êtres fictices* ne peut que multiplier vainement le nombre des causes occultes et le porter au-delà de ce qui peut être utile aux vrais progrès de la science de l'homme.

Il ne faut pas confondre la *vie commune* des organes avec les fonctions spéciales confiées à chacun d'eux.

gie. Opposée à celle de Boerrhaave, elle diffère de celle de Stahl, et de celle de tous les auteurs qui, comme lui, ont tout rapporté, dans l'économie vivante, à un principe unique, principe abstrait, idéal et purement imaginaire, quel que soit le nom d'âme, d'archée, de principe vital, etc., sous lequel on le désigne.

III.

Il résulte assez clairement de ces passages de Bichat et de Barthez que, sous les rapports les plus fondamentaux de la science de l'homme, ces deux illustres physiologistes, loin d'avoir fondé deux écoles essentiellement différentes ou diamétralement opposées, appartiennent à une seule et même école. Ce qu'il y a d'évident comme la lumière, c'est que ces deux grands maîtres sont foncièrement *vitalistes.*

Il est vrai qu'en attaquant le *principe vital* de Barthez, Bichat se constitue en opposition avec son rival. Mais cette opposition elle-même est bien plus *apparente* que *réelle.* Car, tout en admettant un *principe vital unique* chez l'homme, Barthez n'en reconnaît pas moins que des forces *diverses* président aux phénomènes du corps vivant; et, chose bien digne de remarque, c'est qu'il désigne ces forces sous les noms de forces *motrices* et de forces *sensitives*, noms qui rappellent ceux de *contractilité* et de *sensibilité*, c'est-à-dire des deux grandes *propriétés vitales* auxquelles se rapportent, selon Bichat, tous les phénomènes vitaux. Barthez, comme Bichat, étudie ces forces dans les solides et dans les liquides, et tous deux reconnaissent une *vitalité* dans le sang, sans pouvoir toutefois rigoureusement définir cette vitalité.

Sans doute, en descendant dans les détails et dans les applications, Bichat et Barthez ne restent pas toujours semblables l'un à l'autre ; mais dans le fond, encore une fois, leurs doctrines ne sont point contraires. Aussi Barthez, comme Bichat, proclame-t-il que sa doctrine diffère à la fois et de celle de Boerrhaave et de celle de Stahl. Que dis-je ! il va jusqu'à se séparer, comme Bichat lui-même, de l'école de Montpellier, telle que l'entendent quelques-uns. Après avoir répété, dans la note 8 du premier volume de ses *Éléments*, que *sa doctrine sur tous les points les plus importants de la science de l'homme diffère essentiellement de toutes les docrines connues avant lui, et même qu'elle est diamétralement opposée aux opinions de Van Helmont, de Stahl et des solidistes, entre lesquels il met au premier rang son illustre ami M. Bordeu*, Barthez ajoute : « Il y a quelques médecins qui ont affecté d'avancer et de redire que des opinions de ces auteurs s'est formée, dans l'école de Montpellier, une nouvelle doctrine, qu'ils prétendent sans aucun fondement être la mienne. Je me borne à répondre ici à ces détracteurs indirects, qu'on ne peut indiquer un seul article fondamental en physiologie sur lequel je n'aie combattu, par des assertions qui me sont propres, les idées qui appartiennent à Van Helmont, à Stahl, et aux solidistes ; *idées qui ont pu d'ailleurs être ou n'être pas adoptées par tels ou tels membres de l'école de Montpellier.* »

Quoi qu'il en soit, ce passage prouve que, même du temps de Barthez, l'*unité* n'existait pas dans l'école de Montpellier. Il prouve aussi, comme d'autres rapportés plus haut, que Bichat était dans l'erreur en confondant la *philosophie* physiologique de Barthez avec celle de Van Helmont et de Stahl. Bichat se trompait encore s'il croyait, avec beaucoup d'autres, que Barthez considérait comme un être réel, existant par lui-même, ce qu'il désignait sous le nom de *principe vital*, et que le célèbre physiologiste de Montpellier avait eu la prétention d'*expliquer* les phénomènes vitaux en les rapportant à son *principe vital.* En effet, voici comment Barthez s'exprime formellement sur ces deux articles capitaux : « Dans la première édition de mes nouveaux éléments de la science de l'homme (1778), j'ai rapporté les phénomènes de l'économie animale à l'action d'un principe vital. Cependant je n'ai jamais affirmé (comme on me le fait dire) que ce principe soit un être existant par lui-même et distinct de l'âme et du corps de l'homme. Je n'ai jamais pu penser (quoique plusieurs personnes me l'aient faussement attribué) que le nom de *principe vital*, introduit dans la science de l'homme, donnait l'explication ou la clef d'aucun phénomène. Mais je crois toujours qu'il est utile aux progrès de cette science d'y employer ce nom de *principe vital*, ou tout autre qui serait pareillement abstrait et vague ; et j'ai suffisamment développé les raisons de cette assertion..... J'ai constamment dit qu'on ne voit que d'une manière infiniment superficielle, et comme nulle, ma nouvelle science de l'homme, lorsqu'on lui oppose des discussions sur l'opinion que je puis ou dois avoir concernant l'*entité* du principe vital. Je suis on ne peut pas plus indifférent pour l'*ontologie*, en tant qu'elle est la science des entités. »

Enfin, dans le chapitre III, t. I, intitulé : *Considérations scientifiques sur la nature du principe vital de l'homme*, Barthez déclare qu'on ne peut pas *décider si le principe vital de l'homme existe par lui-même, ou s'il n'est qu'un mode du corps humain vivant* (1).

(1) Dans la note 2 du premier volume, Barthez signale, comme singulièrement conforme à sa doctrine, le passage suivant publié dans un ouvrage de physiologie qui n'a paru qu'en 1800 : « La chose qui se trouve dans les êtres vivants, et qui ne se trouve pas dans les morts, nous l'appellerons *âme, archée, principe vital* ; X, Y, Z, comme les quantités inconnues des géomètres. Il ne nous reste qu'à déterminer la valeur de cette *inconnue*, dont la supposition facilite, abrége le calcul des phénomènes que nous connaissons, et de ceux que nous cherchons à connaître. »

Il suit de tout cela, en dernier ressort, que le *vitalisme* de

De même que Bichat, Barthez fait une application de sa *théorie* des propriétés vitales à la connaissance des maladies et à leur traitement. Examinez tous les phénomènes des maladies, dit le premier, vous verrez qu'il n'en est aucun qui ne puisse, en dernier résultat, se rapporter à une des propriétés vitales (les diverses sensibilités et contractilités établies par lui). La vérité incontestable de cette assertion, ajoute-t-il, nous mène à cette conséquence non moins certaine pour le traitement des maladies, savoir, que tout moyen curatif n'a pour but que de ramener au type qui leur est naturel les propriétés vitales. Leur *augmentation*, leur *diminution* ou leur *altération* sont, en dernière analyse, les buts invariables de nos méthodes curatives. Voici maintenant comment parle Barthez : « Le renouvellement, qui est nécessaire dans la physiologie, doit avoir de grandes influences sur le perfectionnement de la médecine pratique. Ma théorie, étant déduite le plus simplement et le plus rigoureusement qu'il est possible des faits qui appartiennent à la science de l'homme, a une utilité qui s'étend sur toute la science de la médecine pratique. D'après cette théorie, les maladies sont essentiellement des suites *d'affections du principe de*

Barthez devrait, pour le moins autant que celui de Bichat, paraître un peu suspect à nos modernes vitalistes, et s'il a trouvé grâce devant eux, c'est qu'ils ne l'ont pas, sans doute, assez profondément étudié. Pour ma part, je ne suis ici que simple historien, me réservant d'exposer plus loin mon propre sentiment.

la vie dans l'homme (accroissement et diminution des forces de ce principe, c'est-à-dire des forces *motrices* et *sensitives*). Il est un grand nombre d'hommes bornés, ou jaloux, qui refusent de reconnaître la liaison intime qu'ont dans leurs progrès la science de l'homme et celle de la médecine pratique. Mais de même qu'il suffit de marcher pour répondre aux sophistes qui combattent l'existence du mouvement, on ne doit opposer à ceux qui nient le rapport nécessaire et réciproque que ces deux sciences ont entre elles que des nouveaux pas qui le démontrent. »

Voilà certainement des liens de parenté bien incontestables entre la théorie vitaliste de Bichat et celle de Barthez. On ne trouve chez ce dernier, à la vérité, rien qui approche des belles considérations que Bichat a présentées sur les progrès de l'anatomie pathologique et sur la valeur réelle de cette partie des connaissances médicales. Cependant, lorsqu'il dit que la mécanique est une branche fort importante de la science de l'homme; que plusieurs des avantages mécaniques de la structure des organes du corps humain ont été négligés ou mal vus et qu'il croit avoir démontré un grand nombre de ces usages des parties, qui n'avaient point été indiqués avant lui; que l'anatomie comparée est très importante pour appuyer les observations déjà faites sur les usages des organes du corps humain et pour en faire naître de nouvelles; que si l'on considère dans diverses espèces d'animaux la structure des organes semblables, leur mécanique manifeste une extrême *simplicité* de fins, et une immense *variété* de moyens; qu'on reconnaît dans cette mécanique des beautés sensibles et infiniment supérieures aux perfections imaginaires qu'y ont voulu montrer Galien et beaucoup d'autres; en présence de ces réflexions, il est impossible de ne pas voir que, tout en étudiant plus spécialement les *forces vitales*, Barthez n'en a pas moins tenu compte des conditions physiques et anatomiques, et qu'il ne lui a manqué, pour parler comme Bichat de l'anatomie pathologique, que d'avoir un peu plus fréquenté les salles d'hôpitaux et les amphithéâtres.

En résumé, si, sous le rapport des faits, des expériences et des observations, le jeune et glorieux auteur des *Recherches sur la vie et la mort*, et de l'*Anatomie générale*, laisse bien loin derrière lui l'illustre et savant auteur des *Nouveaux éléments de la science de l'homme*, ce dernier, comme par compensation, l'emporte évidemment sur Bichat, sous le point de vue des recherches d'érudition relatives aux questions transcendantes de la philosophie des sciences physiologiques.

IV.

Telles étaient, en matière de *vitalisme*, les deux célèbres écoles de Paris et de Montpellier, sous le règne de Bichat et de Barthez. Il me faut, maintenant, vous entretenir, messieurs, d'une prétendue nouvelle école *vitaliste*, que nous désignerons, pour la distinguer des précédentes, sous le nom de néo-vitaliste ou mieux d'*ultra-vitaliste.* En effet, le *journal* qui la représente ne se distingue pas par un excès de tolérance et de charité, mais bien par son zèle à faire une guerre sans trève à ce qu'il appelle l'école de Paris, l'école *organique. Il répète sur toutes les variations*, depuis trente ans, *sans plus se lasser que s'il remplissait une mission*, que cette école, pour la désignation de laquelle il *fit* le mot *anatomisme*, est une école *matérialiste, cadavériste.* Voici, d'ailleurs, comment ce journal (la *Revue médicale*) formule en quelque sorte son école et celle qu'il *poursuit :*

« Il ne peut exister en médecine que deux écoles : l'une qui considère les organes sains ou malades comme des instruments de la vie; les maladies comme des réactions ou fonctions anormales de l'organisme, et les altérations organiques comme des effets, des produits et des résultats éventuels de ces réactions ou fonctions anormales : c'est la nôtre, c'est l'école *vitaliste* ou *spiritualiste.*

« L'autre qui cherche et prétend découvrir dans les organes, dans leur texture, dans les molécules dont ils se composent, la raison, le pourquoi de la vie et tous les phénomènes physiologiques par lesquels elle se manifeste; c'est l'école ***matérialiste***, ***anatomique***, ***anatomo-pathologique***, ***organique***, ***éclectique***, comme il vous plaira de l'appeler, car c'est tout un. »

Les passages suivants, extraits du cahier de février 1855, de la *Revue médicale*, fourniront le complément de la définition précédente :

« Nous sommes de fait de l'école de Montpellier; mais nous sommes de droit de cette médecine qui permet au médecin de dire, sans contradiction, le symbole des apôtres, depuis *credo* jusqu'à *amen*. L'école de Paris n'ayant en physiologie humaine qu'un système sans âme, et l'école de Montpellier ayant, par contre, en physiologie humaine un système à deux âmes, on peut préjuger sans danger que devant le *credo*, si la première pèche par défaut, ce qui est certain, la seconde pèche par excès. La doctrine véritable et conforme est celle qui fonde la physiologie humaine sur une seule âme intellective qui suffise aux facultés de l'entendement et aux fonctions de l'organisme.

« Nous sommes médecins de cette doctrine qui est celle de Galien, ce qui donne à présumer qu'elle est celle d'Hippocrate; en tout cas, c'est celle de l'Église ou de saint Thomas d'Aquin, ce qui est tout un. »

Maintenant que nous pouvons nous former quelque idée du *vitalisme* de la *Revue médicale* (*journal des progrès de la médecine hippocratiste et vitaliste*), nous serons moins surpris de ce que ce journal n'ait point souscrit à l'hommage que j'ai rendu, dans une discussion encore récente, aux Morgagni, aux Haller, aux Bichat, aux Pinel, aux Corvisart, aux Laënnec et aux Broussais. On sait d'ailleurs que je n'avais alors d'autre but que de démontrer par des extraits textuels que ces illustres maîtres n'avaient jamais enseigné la doctrine qu'on avait supposée à l'école dite *anatomique*, et que partout ils avaient donné l'exemple de la féconde alliance de la physiologie à l'anatomie. Quant à la *profession de foi vitaliste* qui pouvait les distinguer les uns des autres, je n'avais pas à m'en occuper. Or, c'est précisément à l'occasion de mon discours, que la *Revue médicale* a reproduit ses accusations de *matérialisme* et de *cadavérisme*. Elle a écrit que « mes citations probantes feront à ses lecteurs, elle en est sûre, le même effet que le zèle naïf ou interressé de ces disciples du XVIIIe siècle qui, par des pensées éparses recueillies dans les œuvres de Voltaire, de Diderot, de d'Alembert, d'Holbach, Lamétrie, etc., prétendent prouver que l'école encyclopédique était éminemment chrétienne.

La *Revue*, qui ne tolère d'autre *vitalisme* que le sien, et qui serait dans son droit si elle avait effectivement *démontré* la vérité de ce vitalisme, la *Revue* semble ne point se douter qu'elle ne s'est pas même donné la peine de le définir sérieusement. En effet, elle nous dit bien que, dans son école *vitaliste* ou *spiritualiste*, les organes sains ou malades sont considérés comme les instruments de *la vie*, mais elle a oublié de nous apprendre ce qu'elle entend par la vie, comment elle formule cette grande inconnue du problème. Qu'elle nous donne donc de *la vie* une définition claire, précise, exacte, qui soit universellement adoptée, et dès lors tout sera terminé : nous serons tous vitalistes et spiritualistes comme elle. Mais jusque-là, qu'elle ne s'étonne pas si, dans cette matière, il règne encore tant de systèmes différents, si M. Bousquet n'est pas vitaliste comme M. Piorry, si M. Piorry ne l'est pas comme M. le professeur Cayol, si l'école de Paris ne l'est pas comme celle de Montpellier, si M. Cayol lui-même ne l'est pas à la façon de ceux qui, adoptant les revêries mystiques d'un cerveau malade (*œgri somnia*), se sont constitués les disciples du dynamisme homœopathique, et n'ont pas reculé devant l'énormité de placer Hahnemann et saint Thomas d'Aquin à côté l'un de l'autre.

V.

Mais quelles sont donc précisément aujourd'hui les doctrines vitalistes que l'on enseigne dans les deux grandes écoles de Paris et de Montpellier, et qui sont également condamnées par la *Revue médicale ?* En quoi diffèrent-elles essentiellement de celles de Bichat et de Barthez, que nous avons mises en parallèle dansun autre endroit de ce discours ?

Avant de répondre, il n'est pas inutile de rappeler que, dans tous les temps, les philosophes se sont occupés de ces hautes questions qui constituent en quelque sorte la métaphysique des sciences naturelles. Ces questions ont été agitées non-seulement par tous les grands philosophes de la Grèce et de l'Italie en particulier, mais encore par plusieurs de leurs poètes les plus admirés :

Felix qui potuit rerum cognoscere causas!

a dit Virgile. Et n'est-ce pas dans le même poète, qui était en même temps philosophe, ainsi que son meilleur ami, Horace, n'est-ce pas dans Virgile que nous lisons encore ces vers remarquables, qui semblent faits pour la discussion actuelle :

Spiritus intus alit totamque infusa per artus,
Mens agitat molem?.....

On voit que Virgile était *spiritualiste*, et on ne l'accusera pas, je pense, d'avoir puisé son *spiritualisme* dans la *Revue médicale* ou dans saint Thomas d'Aquin.

La recherche des causes premières, des forces, des puissances, des principes qui produisent tous les phénomènes de la nature, et celle des lois auxquelles ces phénomènes sont assujétis, est, sans contredit, une des plus nobles occupations de l'esprit humain. Ce travail, j'ai presque dit cette fonction de notre esprit, est, d'ailleurs, aussi naturelle que les fonctions de voir, d'entendre et d'observer. La faculté de l'entendement qui préside à cette recherche des *causes et des forces* est le plus beau présent, le don le plus sublime que Dieu nous ait fait ! Mais l'exercice de cette faculté, essentiellement *philosophique*, doit lui-même avoir ses règles, et trois fois heureux ceux qui s'y livrent sans jamais les violer !

Arrivons maintenant aux doctrines qui caractérisent essentiellement le vitalisme des écoles actuelles de Montpellier et de Paris. En voici la formule, d'après le vénérable et savant professeur Lordat, pour la personne et le caractère duquel je me sens les plus intimes sympathies :

Selon la première de ces écoles, « l'homme, objet de la médecine, est un être dont l'unité se décompose didactiquement et de bas en haut :

« 1° En un agrégat matériel, le corps ; 2° en une âme de *seconde majesté*, mortelle et néanmoins de l'ordre métaphysique, laquelle fait la vie de ce corps, et que Barthez appelait *principe vital;* 3° en une âme intelligente et immortelle qui dessert la raison et la volonté.

« L'homme est donc un double dynamisme (1). »

(1) Les *néo-vitalistes* de la *Revue médicale* jugent ainsi qu'il

L'école de Paris, selon le célèbre physiologiste de Montpellier, serait *monothélite*, c'est-a-dire qu'à l'instar de Stahl, elle n'admettrait qu'une seule âme pour présider à tous les actes ou phénomènes du corps humain vivant.

Si la définition de l'école de Paris, par M. Lordat, est bien telle que nous la donne la *Revue médicale* à laquelle je l'emprunte, elle est peut-être de nature à surprendre un peu cette école.

Quant à l'école de Montpellier, telle qu'elle est formulée pour ainsi dire par M. Lordat, d'une manière aussi brillante que poétique, il me semble qu'elle ne diffère pas essentiellement de l'école de Barthez, si l'on substitue le nom de principe vital à celui d'*âme* de seconde majesté. D'un autre côté, cette formule ne rappelle-t-elle pas un peu l'heureuse et belle distinction de *vie organique* et de vie animale, établie par notre Bichat? Pour faire ressortir ce rapport d'une manière en quelque sorte palpable, il suffirait de donner le nom de *double dynamisme* au *double*

suit la *formule* de M. Lordat : « L'école de Paris a beau jeu de l'école de Montpellier et de son double dynamisme, qui n'est qu'une ingénieuse imagination pour esquiver la difficulté d'expliquer l'organisme vivant avec l'âme intellectuelle toute seule ; c'est-à-dire d'expliquer la vie dans les organes, et leurs fonctions sans *majordome organique* ou sans *âme de seconde majesté* (ce sont les sobriquets équivalents du *principe vital* dans l'idiome de la nouvelle *Cos*.). »

genre de *propriétés vitales* qui, selon Bichat, président aux phénomènes de cette *double* vie. Mais je ne sais si Bichat et M. Lordat consentiraient à cet échange de dénomination.

Quoi qu'il en soit, je n'insisterai pas davantage sur la formule de M. Lordat, et j'arrive à ma profession de foi personnelle en matière de *philosophie physiologique*, dont voici les articles fondamentaux, sous le double rapport de la physiologie proprement dite, et de la médecine ou de la *pathologie*, qui n'est, en définitive, autre chose que la *physiologie pathologique*.

1° J'admets assurément, avec M. Lordat, que l'homme est un être dont l'*unité* se décompose en éléments qu'il importe de déterminer le plus exactement possible.

2° Or, l'analyse nous montre d'abord ces deux grands éléments, savoir : 1° un *corps organisé* ou composé d'*organes*, c'est-à-dire d'instruments infiniment variés, destinés chacun à remplir une fonction spéciale, ce qui fait de ce corps lui-même la plus merveilleuse machine de la création ; 2° des *forces*, des *puissances*, des *principes* qui meuvent, *vivifient*, *animent* cette merveilleuse machine *humaine* (1),

(1) « Me permettra-t-on, dit Corvisart, une comparaison, dont je sens autant que personne, je crois, l'énorme disparité et presque l'inconvenance. Eh bien! je compare le corps humain

où le doigt divin se fait sentir en quelque sorte dans tous les points.

3°. Ces *forces*, ces *puissances*, ces *causes*, ces *principes*, ces *facultés* ou *propriétés* (1), peuvent être ramenés à deux principales catégories, et c'est là précisément ce qu'ont fait Barthez, Bichat, M. Lordat, chacun sous une forme et dans un langage différents, il est vrai, et, peut-être aussi dans un *esprit différent*, ce que je n'ai pas à décider.

J'admets pour ma part cette distinction, cette catégorisation, en laissant à chacun, jusqu'à nouvel ordre, la liberté de l'exprimer à sa manière.

4° Etant admis que les deux ordres de *forces*, de *puissances*, de *principes*, de *facultés*, de *conditions vitales* appartiennent exclusivement au corps humain

à une machine. Certes, tous les arts réunis n'en produiront évidemment jamais une aussi compliquée, ni aussi exactement en harmonie admirable et parfaite... » Corvisart ajoute en note : « Quel que soit le principe de la vie, sa nécessité, sa puissance, et l'*adoptant dans toute l'extension de sa plénitude inconnue*, etc., etc. »

(1) Dans le parallèle établi entre les doctrines générales de Bichat et de Barthez, on a vu que, selon ce dernier, on peut se servir indifféremment de ces expressions, comme formules indéterminées, comme des X, Y, Z du langage algébrique. Il s'en faut bien que je pense absolument comme Barthez sur ce point qu'il serait trop long de discuter. Le lecteur comprendra facilement la raison de mes réserves. Les expressions indiquées sont dans le sens de Barthez, également synonymes de celles *de conditions dynamiques*.

vivant, il ne reste plus, pour avoir une idée complète de toutes les forces qui agissent sur ce corps ou agrégat matériel, que d'ajouter aux deux ordres précédents celui des forces auxquelles obéissent tous les corps de la nature en général, telles que la pesanteur ou force de gravitation, l'électricité, l'affinité, etc., forces que Bichat et Barthez eux-mêmes n'ont point oubliées dans leur énumération des *forces* ou des *propriétés* en général, mais dont ils n'ont pas toujours tenu un compte suffisant dans l'application ou dans la pratique (1).

Les *causes générales*, les forces, etc., qu'elles s'exercent sur des corps inorganisés ou sur des corps organisés, peuvent être et sont réellement conçues par notre esprit comme distinctes de ces corps. Mais il est évident que sans le concours de ces

(1) Je crois devoir rappeler ici ce que j'ai déjà dit plus haut, savoir, que l'homme se distingue par un ordre de facultés tellement supérieures, qu'en le plaçant parmi les animaux, à titre d'*animal raisonnable*, on ne fait pas encore assez : il en est au moins le roi. Avec M. Lordat, il faut placer ces facultés souveraines sous l'empire d'un principe psychologique qui n'appartient réellement qu'à l'homme. Parmi les espèces les plus élevées de l'échelle animale, quelle est celle qu'on puisse réellement comparer à l'espèce humaine ? Nous admettrons la légitimité de cette comparaison, quand on nous aura montré une espèce autre que l'espèce humaine, qui possède une religion, un gouvernement, des institutions politiques, des codes, des tribunaux, des universités, des académies, des temples, des palais, des bibliothèques, etc., etc.

derniers, elles seraient, pour ainsi dire, comme non avenues, puisque nuls phénomènes *sensibles* ne se produiraient. C'est pour cela que Barthez leur a donné le nom de causes *expérimentales*, ainsi que nous l'avons vu précédemment. Il est donc de la dernière importance de posséder des notions les plus exactes sur les conditions purement *passives* des corps, telles que l'étendue, la forme, la configuration, la composition *matérielle*, etc., etc., et de ne pas oublier que le *nombre*, l'*espace* et le *temps* constituent aussi des données sans lesquelles la solution de tant de problèmes de philosophie *naturelle* serait impossible.

Voilà les grands facteurs dont il faut tenir compte : déterminer exactement la valeur de chacun d'eux, voilà l'éternel problème que nous avons à résoudre dans nos recherches. Malheur à ceux qui négligent une de ces données, ou qui ne l'apprécient pas d'une manière exacte ! C'est de là que naissent ces innombrables erreurs que nous trouvons dans l'histoire de toutes les sciences naturelles en général, et de la médecine en particulier. Il est réservé à un si petit nombre d'hommes de réunir, à un haut degré, toutes les facultés intellectuelles et morales nécessaires pour l'étude des questions générales et particulières dont ces sciences se composent, qu'il ne faut pas s'étonner des erreurs dont elles fourmillent. D'un autre côté, comme tous ceux qui s'en occupent, quelque différentes que soient d'ailleurs leurs facultés et les recherches auxquelles ils se sont livrés, ont les mêmes prétentions, et *croient* également, quelque diverses que soient leurs opinions ou leurs doctrines, avoir trouvé la vérité, on conçoit que les querelles et les disputes scientifiques sont en quelque sorte fatales et inévitables.

Comment et quand cesseront ces variations, ces dissidences d'écoles et de doctrines en médecine ? Jusques à quand, au lieu de cette *unité* de doctrines médicales tant souhaitée, aurons-nous les doctrines des Facultés de Paris, de Montpellier, de Strasbourg, de toutes les écoles secondaires, etc, etc. ? Quand nous sera-t-il donné de ne plus dire *oui* avec Hippocrate, *non* avec Galien ; ou bien encore : *Vérité en deçà des Pyrénées*, *erreur au-delà* ? Quand ? Je l'ignore. Mais ce que je sais très bien, c'est que pour arriver à cette *unité* de doctrines, d'écoles, de systèmes, en médecine, comme dans toutes les sciences naturelles en général, il faut absolument procéder dans nos recherches, sous le double rapport de l'observation et de la philosophie ou de la logique scientifique, avec une *exactitude rigoureuse*, avec cette méthode *cartésienne* qui ne permet de rien affirmer comme vrai qui n'ait été clairement démontré.

Voilà, mon école, messieurs, et je n'en reconnais pas d'autre. C'est la seule qui soit de tous les lieux et de tous les temps, mais à la condition d'être toujours fidèle à son principe, condition dont toute la difficulté n'est bien sentie que de ceux qui se la sont imposée. C'est l'école de cette médecine à laquelle j'ai proposé de donner le nom d'EXACTE, médecine pour le triomphe de laquelle je n'ai cessé de combattre depuis vingt ans passés.

Telle est ma profession de foi. Je déclare qu'en ce qui touche aux *forces vitales*, c'est, à mon avis, un de ces grands mystères de la physiologie et de la psychologie, dont le Créateur s'est réservé le suprême secret, une de ces énigmes dont le mot *sacré* nous échappe, et c'est bien dans une pareille matière qu'on peut dire : *nous ne savons le tout de rien.*

Il serait à souhaiter que, bien pénétrés de cette vérité, les *neo-vitalistes* accueillissent avec plus de tolérance, de douceur, de modération, de charité, les doctrines *vitalistes* différentes de celle qu'ils enseignent et qu'ils professent pour leur propre compte. En effet, l'histoire est là pour nous apprendre tout ce que l'esprit d'intolérance peut entraîner de mal à sa suite. Encore, si cet esprit ne s'attaquait jamais qu'aux mauvaises doctrines. Mais hélas ! combien de fois n'a-t-il pas sévi sur les meilleures, sur les plus glorieuses découvertes? Est-ce pour avoir trouvé et enseigné une doctrine erronée que Galilée fut condamné? Est-ce encore pour avoir découvert et enseigné une doctrine erronée, que Harvey eut tant à souffrir de ses contemporains ? Et, si de l'ordre intellectuel, nous passions à l'ordre moral et religieux, que verrions-nous encore? Mais n'insistons pas sur des exemples trop connus des plus injustes persécutions. Puissent-ils ne jamais se renouveler! Ne soyons pas chrétiens de nom seulement, soyons-le surtout en réalité, et n'oublions jamais que de toutes les vertus chrétiennes, l'amour du prochain est la plus belle et la plus sainte. Si l'on pouvait refuser ce sentiment à quelques hommes, assurément ce serait à ceux qui les premiers en ont manqué, et à d'*autres* que le divin auteur de l'Évangile a pris soin de signaler lui-même. Toutefois, il est encore plus beau de leur pardonner, et si l'on ne peut aller jusque-là, qu'un sentiment de dédain soit du moins notre unique vengeance.

Si donc quelques-uns continuent à nous désigner sous le nom de *matérialistes*, de *cadavéristes*, de disciples d'une école sans âme, etc., ne leur répondons que par des travaux et des recherches propres à contribuer aux progrès de la vraie science, et marchons sur les traces de ces grands maîtres dont le temps ni de vaines clameurs ne sauraient flétrir les lauriers. Qu'importe à Corvisart, à Pinel, à Laënnec, à Broussais, à Bichat, à Morgagni qu'on leur ait adressé les attaques dont nous avons précédemment entretenu l'Académie? Les noms des Pinel, des Corvisart, des Laënnec, ne sont-ils pas toujours glorieusement inscrits sur les murs de cette enceinte? et les statues de Bichat et de Broussais ne sont-elles pas toujours debout?

TROISIÈME DISCOURS

En réplique aux attaques de M. Piorry.

Le dernier discours de M. Piorry est divisé en plusieurs parties dont voici les titres : *États pathologiques dans la variole ; doctrines ; unité morbide ; nosographie médicale comparée à l'organopathisme ; des abstractions en médecine ; nomenclature ; vitalisme ; conclusion.* Je vais examiner successivement ces diverses parties.

1. *Variole.* — L'article variole se termine par un passage assez curieux pour être mis sous les yeux du lecteur, qui me permettra d'y répondre par quelques notes seulement.

« M. Bouillaud, dit M. Piorry, me conseille d'être modéré et me reproche l'exagération ; il est plus facile de faire une allégation désagréable que de prouver qu'elle est fondée (1). On m'a accusé aussi d'exagérer les résultats du *plessimétrisme*, et la raison en était

(1) Je crois avoir prouvé que mon *allégation* est fondée, et il ne me fallait rien moins que cette preuve pour me résoudre à la faire, sachant bien qu'en effet elle ne serait pas agréable à M. Piorry.

que l'on ne savait pas bien percuter (1); on est toujours disposé à supposer que d'autres, qui voient un peu plus loin ou autrement que l'on ne voit soi-même, tombent dans l'hyperbole (2).

« Il s'est trouvé des malheureux qui ont taxé le Tasse et Milton de folie (3); Fulton a été fort mal reçu de Napoléon lui-même (4), et Sophocle a été obligé de lire des vers pour prouver que sa tête était bien saine (5). Je puis quelquefois parler avec cha-

(1) M. Piorry reconnaît, par conséquent, que je ne suis pas seul à l'accuser d'exagération. Quant à la raison qu'il donne du reproche d'exagération en ce qui concerne les résultats du plessimétrisme en particulier, elle peut certainement être bonne pour un grand nombre de personnes, mais elle ne l'est pas pour tous ceux qui ont pu adresser à M. Piorry le reproche de l'exagération spéciale dont il s'agit.

(2) L'hyperbole ne consiste pas précisément à voir plus loin et autrement que les autres. Il est vrai néanmoins que M. Piorry ne voit pas et ne parle pas toujours comme tout le monde.

(3) Est-ce que M. Piorry prétend révoquer en doute la folie du malheureux et admirable auteur de la *Jérusalem délivrée?*

(4) Il n'est pas bien prouvé que Fulton ait été mal reçu de Napoléon lui-même. Ce qui l'est mieux, c'est que, subissant le sort commun de tous les grands réformateurs ou inventeurs, Fulton ne reçut pas de ses contemporains un accueil digne de son génie. Mais aujourd'hui quel triomphe! On ne peut qu'en souhaiter un pareil à M. Piorry.

(5) L'exemple de Sophocle, ainsi que celui du Tasse et de Milton, prouverait plus si, dans la discussion actuelle, M. Piorry avait à se défendre comme auteur du poème sur *Dieu, l'âme et la nature.* Mais il s'agit uniquement de son *onomorganopathisme* et de ses doctrines sur la *non-existence des unités morbides.*

leur, mais j'écris et j'agis très froidement et après de mûres réflexions. Je déclare que j'ai été très modéré dans ce que j'ai établi sur l'emploi de la trachéotomie, dans la vario-laryngite (1), et qu'il serait à désirer que M. Bouillaud l'eût été autant, alors qu'il s'est agi, soit de l'exposition ou de l'application de sa formule, soit de ses prétentions personnelles à la médecine exacte, soit de l'irritation, de l'inflammation, de l'endocardite, des bruits de souffle du cœur, soit enfin de tout ce qui regarde son individualité; car (pour nous servir des allusions de notre confrère et ami) s'il existe une individualité Piorry, certes, personne, surtout depuis la dernière séance de l'Académie, ne pourra nier qu'il existe une individualité Bouillaud on ne peut pas plus personnifiée (2). »

(1) Que serait-ce donc si M. Piorry eût été exagéré? Mais qui s'attendait à voir citer les grands noms du Tasse, de Milton et de Sophocle à propos de l'emploi de la trachéotomie dans la vario-laryngite :

On ne s'attendait guère
A voir Ulysse en cette affaire.

(2) Mon tour arrive enfin, et je ne m'attendais guère non plus que pour démontrer : 1° la non-existence des unités ou individualités morbides ; 2° l'excellence, l'euphonie ou la brièveté des mots : *euroloiémonevraxite*, *niloiémonévraxite*, *dysiloiémonévraxite*, *névraxosclérosie*, *névraxocarcinie*, *hémitorachisomyélite* et autres pareils ; 3° l'opportunité de l'opération de la trachéotomie dans tous les cas de vario-laryngite spécifiés par M. Piorry, notre *modéré* collègue viendrait signaler à l'Académie son indi-

II. *Unité de la maladie.* Ne tenant aucun compte des objections que je lui ai faites, et de celle-ci entre autres, savoir, que les *unités-maladies* que M. Piorry combat n'étaient réellement autre chose que des *états organopathiques*, et que par conséquent il ne pouvait, sans se combattre lui-même, attaquer ceux qui, comme je l'ai fait moi-même, admettent ces *unités*, les déterminent, les comptent et les *classent;* ne tenant, dis-je, aucun compte de ces objections, M. Piorry continue de plus belle à poursuivre les *unités-maladies*. Il est vrai que les *unités* qu'il poursuit ainsi ne ressemblent en rien à celles dont nous défendons l'existence, que son imagination les crée pour ainsi dire de toutes pièces, et qu'il ne combat réellement que des fantômes. Ce qu'il y a de curieux, c'est qu'après avoir ainsi bataillé contre des *chimères*, il se demande comment on peut *expliquer mon opposition contre la doctrine des éléments organopathiques des ma-*

vidualité et la mienne. Certainement, rien n'est plus plaisant que ce nouveau système de démonstration, bien digne des mots nouveaux indiqués tout à l'heure, et les rires de l'Académie, qui est un peu voltairienne, du moins sous ce rapport, ne l'ont que trop prouvé, et cela, j'en conviens très volontiers, à mes dépens non moins qu'à ceux de mon cher collègue. M. Piorry sait du moins que, depuis plusieurs années, je n'ai fait guère parade de mon *individualité*, même à l'Académie, à tel point qu'en me présentant à la tribune, après avoir été si longtemps comme enseveli dans le plus profond silence, j'avais presque l'air d'*un revenant*. Il n'appartient qu'à M. Piorry de ressusciter ainsi les morts.

ladies. Mais il oublie donc toujours que pour moi les maladies ne sont autre chose que des états *organiques* bien définis, et que, par conséquent, il cherche à expliquer une opposition tout-à-fait imaginaire ou platonique. Ce que je reproche à M. Piorry, c'est de ne pas voir, ce qui est aussi clair que la lumière, que dans la grande école médicale, actuellement régnante, celle qui se fonde sur l'anatomie et la physiologie, les maladies ne sont plus des *unités* ou *entités* symptomatiques, mais bien des *lésions*, des *affections* générales ou partielles de l'organisme vivant, et que ces maladies, ainsi *incarnées*, comme je l'ai déjà trop répété, sont précisément ce que M. Piorry appelle des états organopathiques. Un second reproche, qui dérive naturellement du premier, et que j'adresse à M. Piorry, c'est que cet *organopathisme* s'élève contre la classification des maladies ainsi comprises, ainsi déterminées, ainsi définies, c'est-à-dire rattachées aux organes, car ces maladies, ces états organopathiques étant très différents les uns des autres, il est évident qu'il est de toute nécessité de les classer d'une manière méthodique. C'est là précisément ce que j'ai fait dans ma *Nosographie médicale*, *laquelle ne paraît pas* à M. Piorry *philosophique le moins du monde*, de sorte que j'ai très bien fait de ne pas lui donner ce titre, beaucoup plus convenable à la pathologie *iatrique* de mon savant adversaire. Quoiqu'il en soit, la classification de cette nosographie est fondée sur la différence de nature des divers *états organopathiques* ou des diverses *organopathies*, expressions synonymes de celles de *maladies*, d'*états pathologiques* ou *morbides*, etc. Personne, sans doute, pas même M. Piorry, ne niera cette différence de nature. En effet, l'hypertrophie et l'atrophie, la phlegmasie et la gangrène, la dilatation et la coarctation, la solution de continuité et la solution de contiguité, etc., etc., constituent-elles une seule et même maladie, un seul et même état *organopathique*, une seule et même *organopathie?* Non. Donc, il faut les soumettre à une classification. Voilà dans quel esprit la *Nosographie médicale* a été composée d'un bout à l'autre; et voilà l'ouvrage que M. Piorry combat! En vérité, rien n'est plus édifiant et plus *philosophique* (1).

(1) Il faut, d'ailleurs, que M. Piorry soit singulièrement *distrait* pour écrire des passages aussi remplis d'erreurs de tout genre que le suivant : « Vous admettez que la maladie dite *fièvre typhoïde* consiste dans une phlegmasie des plaques de Peyer, et vous l'appelez *entéro-mésentérite*. Cependant ces lésions qui se déclarent dans le cours du mal ne sont pas des inflammations, ce sont : 1° pour l'état local, des ulcérations, des ouvertures de vaisseaux suivies d'hémorrhagies, des écoulements muqueux et séreux excessifs, des gangrènes, des perforations; 2° pour les phénomènes dits généraux : la diminution du sang, la déperdition de ses éléments les plus importants, les résorptions de matières putrides ou purulentes; 3° pour les complications : des affections du poumon, de la rate, de la peau, etc.;

« On admet généralement, selon M. Piorry, que la maladie est un ensemble, une succession de phénomènes qui se manifestent sous l'influence d'une cause, se développent suivant un ordre, une marche déterminés *a priori*, qui se déterminent d'une certaine façon et contre lesquels on doit opposer une curation spéciale. Cette maladie s'appelle tantôt rhumatisme,

et vous conservez pour tous ces cas la dénomination d'*entéro-mésentérite* ou celle de *fièvre typhoïde!* Si vous étiez moins entraîné par vos théories ultra-phlegmasiques, ne verriez-vous pas que cette manière d'étudier la maladie est insoutenable, et que, logiquement, il est impossible de désigner toujours par la même dénomination des tableaux si différents? »

Il y a là plus d'erreurs que de mots (et Dieu sait ce que nous aurions à dire des mots eux-mêmes, si nous en avions le temps et la volonté).

Première erreur. Où M. Piorry a-t-il appris que j'admets que la maladie dite *fièvre typhoïde* consiste dans une phlegmasie des plaques de Peyer, et que j'appelle *entéro-mésentérite?* S'il avait lu la *Nosographie médicale*, il saurait que j'ai étudié l'entéro-mésentérite comme la pneumonite, la phlébite, etc., et que je n'ai pu l'étudier telle que nous la trouvons au lit des malades, sans parler de la fièvre qui l'accompagne, sous le double rapport de l'élément inflammatoire et de l'élément septique. Mais il saurait en même temps que la maladie dite fièvre, soit inflammatoire, soit typhoïde, ou putride, ou septique, a été étudiée à part, en son lieu, et comme un état *organopathique de l'appareil circulatoire et du sang*, état que je me suis efforcé d'analyser de la manière la plus exacte.

Deuxième erreur. Où M. Piorry a-t-il appris que je conservais la dénomination d'*entéro-mésentérite* ou de *fièvre typhoïde* pour désigner et des ulcérations, et des hémorrhagies, et des gangrènes, et des perforations, et la diminution du sang, et les scrofules, tantôt fièvre inflammatoire, bilieuse, adynamique, ataxique, typhoïde, fièvre intermittente, etc... »

« Il ne s'agit en rien ici de la *supposition* que Broussais attribue aux nosographes, d'une maladie abstraite et *supposée* exister en dehors des organes, puisque des affections de nature on ne peut plus orga-

résorptions de matières putrides ou purulentes, et les complications des affections du poumon, de la rate, de la peau, etc., etc. ! Sans doute, il m'a bien fallu parler, en décrivant l'entéro-mésentérite, de toutes ses suites, soit locales, soit générales, de ses complications, etc. ; mais en donnant à chaque lésion un nom approprié à sa nature, à son espèce, et nullement celui d'entéro-mésentérite ou de fièvre typhoïde, absurdité tellement fabuleuse qu'il n'est permis qu'à M. Piorry d'en concevoir la possibilité et d'en gratifier ensuite ses adversaires.

Troisième erreur. Que M. Piorry veuille bien maintenant montrer que si j'étais moins entraîné par mes *théories ultra-phlegmasiques* (supposition plus que gratuite), je verrais que cette manière d'étudier la maladie est insoutenable. Quoi ! quand on étudie l'inflammation de la membrane muqueuse de l'intestin grêle, de ses plaques et autres éléments anatomiques, celle des ganglions mésentériques, c'est une manière d'étudier insoutenable que de décrire exactement : 1° les altérations locales et générales, tant des solides que des liquides, aux différentes périodes; 2° les symptômes locaux et généraux, tirés de l'exploration attentive des solides et des liquides, aux différentes périodes; que d'indiquer les complications de différentes espèces, de rechercher les causes et d'indiquer les moyens propres à combattre et la maladie elle-même, et les complications, moyens qui diffèrent selon les espèces de lésions et de complications, telles qu'elles se manifestent dans les diverses périodes de la maladie *principale !*

nique, telles que la pneumonie, la pleurésie, la gastrite, la péritonite, etc., sont, dans l'idée générale que je combats, tout aussi bien des maladies unitaires que chacune des fièvres de la nosographie philosophique ou de la nosographie dont M. Bouillaud est l'auteur, et qui ne me paraît pas philosophique le moins du monde. »

M. Piorry se trompe singulièrement, en me plaçant ici à côté de ceux à l'occasion desquels il dit *qu'on admet généralement que la maladie est un ensemble, une succession de phénomènes, etc.* Il ne pouvait ignorer, puisqu'il avait ma nosographie (philosophique ou non) sous les yeux, que pour moi la maladie est *un état anormal* d'un ou de plusieurs organes, d'*appareils* dits généraux ou générateurs, état anormal qui porte sur les éléments solides, liquides, etc., de ces organes ou de ces appareils d'organes ou de l'organisme tout entier. Toute son argumentation porte donc à faux, en ce qui me concerne. Quant à la gastrite, à la pleurite, à la péritonite, à la pneumonite, elles constituent pour moi, en effet, des *unités morbides* ou des *maladies particulières*, se rapportant au *genre* ou à la *classe* dite des phlegmasies, genre ou classe qui diffèrent essentiellement des *genres* ou *classes* dits hypertrophies, atrophies, hétérotrophies, gangrènes, dilatations, rétrécissements, etc. Or, M. Piorry aura beau faire et beau dire, il n'en sera pas moins éternellement logique et philosophique de diviser ainsi les maladies d'après leur nature, telle que nous la connaissons, à une époque donnée de la science. C'est à l'association, à la réunion en nombre variable des divers éléments *organopathiques* (pour me servir de l'expression même de M. Piorry), que sont dus les maladies ou les *états organopathiques* les plus complexes, lesquels doivent être étudiés dans toutes les phases de leur évolution, comme les *états organopathiques* simples ou élémentaires dont ils se composent. Les caractères qui distinguent chacune des phases d'un état organopathique, simple ou compliqué, forment une partie essentielle de leur étude, sous le double point de vue de leur *connaissance* et de leur *traitement*, et on ne comprend pas comment M. Piorry peut se fonder sur cette circonstance pour nier l'*unité* ou les *unités morbides*, c'est-à-dire l'unité ou les unités organopathiques, et attaquer les classifications de ces unités essentiellement différentes entre elles, comme nous l'avons démontré plus haut.

« C'est surtout au point de vue thérapeutique, dit encore M. Piorry, que l'admission de l'*unité morbide* est déplorable. C'est elle qui a permis de faire de longues recettes contre une maladie donnée; de faire précéder ces mêmes recettes de la racine grecque *anti*, et de faire décorer les vitres des officines, la dernière page des journaux politiques ou médicaux d'annonces pompeuses de remèdes contre l'*épilepsie*, l'*apoplexie*, les *scrofules*, le *rhumatisme*, etc., etc.»

Voilà comment M. Piorry, marchant d'illusion en illusion, de confusion en confusion, s'en prend ici à l'*admission de l'unité morbide*, de ce que « les vitres des officines et la dernière page des journaux sont décorées d'annonces pompeuses de remèdes contre l'apoplexie, l'épilepsie, les scrofules, le rhumatisme, etc. » Substituez à ces mots, que je ne défends pas, que j'ai combattus, à quelques-uns desquels même j'en ai substitué d'autres, en rapport avec le siége et le mode des lésions complexes ainsi dénommées, substituez-leur les noms de *pneumophymies*, de *rachisophymies* ou tout autre moins euphonique, et les vitres des officines et la dernière page des journaux n'en seront pas moins décorées des annonces pompeuses dont parle M. Piorry. Il n'y aura de changé que les noms.

Revenant encore ici aux raisons de l'opposition qu'il rencontre, M. Piorry les cherche là où elles n'existent pas. Il s'imagine, par exemple, *qu'on n'a pas étudié de la même façon que lui*, comme si son *organopathisme* était autre chose, *au fond*, que l'*organicisme* ou le *physiologisme bien entendu*. Il ne peut comprendre que pour les *vrais* organiciens ainsi que pour les *vrais* physiologistes, *lésion*, *maladie sont synonymes* d'organopathie ou d'état organopathique. Voilà pourquoi l'*irritation* en particulier est considérée par lui comme une chose différente d'une ésion, et qu'il demande si c'est *sur l'irritation ou sur a lésion que le médecin doit agir*. Quoi ! ce n'est pas ne seule et même chose que d'agir sur la lésion ou ur l'*irritation*, quand il existe bien, d'ailleurs, cet tat organopathique auquel on est convenu de donner e nom d'irritation ! En vérité, on ne peut approcher I. Piorry sans être bien certain de se heurter contre uelque dispute de mots, espèce de dispute qui ré-ugne si souverainement à tous les bons esprits.

« M. Bouillaud, dit-il, veut que l'on nomme les aladies d'après leur nature, et certes, si cette nature ait bien connue, je serais, avec tout le monde, en-èrement de son avis ; mais comme pour lui la plu-art des maladies sont ou ont été des phlegmasies, à on sens il a le plus grand tort en voulant assigner presque toutes la désinence *ite :* c'est parce que les plications phlegmasiques lui plaisent si fort que otre collègue a proposé sa formule des saignées coup r coup. »

Où M. Piorry a-t-il trouvé, ailleurs que dans son aagination, je ne saurais trop le redire, ce grand rt qu'il me reproche de vouloir assigner à presque utes les maladies la désinence *ite*, c'est-à-dire de endre pour des phlegmasies presque toutes les ma-dies ? Ma classification se compose de douze classes maladies. Les phlegmasies forment une de ces asses, et, comme tout le monde, comme M. Piorry -même, je les ai étudiées dans les divers organes, dans les systèmes généraux (M. Piorry, seul jusqu'ici, en a placé une dans le sang sous le nom d'*hémite*) ; j'en ai fait autant de toutes mes autres classes, telles que les hypertrophies, les atrophies, les dilatations, les rétrécissements ou oblitérations, les gangrènes, etc., toutes maladies où, pour le dire en passant, M. Piorry serait bien embarrassé de montrer la désinence *ite*. Je porte à M. Piorry le défi de citer un seul de ses états *organopathiques* qui ne fasse partie de ma classification, et qui n'ait été étudié en son lieu comme l'état inflammatoire, qu'apparemment M. Piorry n'a pas la prétention de rayer du nombre des états morbides, puisque jusqu'ici il en a traité, à sa façon, s'il le veut, comme de l'un de ses états *organopathiques*.

Vraiment, M. Piorry est par trop malheureux dans ses insinuations et ses imputations! C'est, à ce qu'il s'imagine, parce que les explications phlegmasiques me plaisent si fort, que j'ai proposé ma formule des saignées coup sur coup. Je voudrais bien savoir d'abord, une bonne fois pour toutes, où j'ai fait preuve de tant de complaisance pour les *explications* phlegmasiques. J'attends que M. Piorry soit assez bon pour m'en instruire. Mais, en attendant, je puis lui certifier que si j'ai *proposé* ma formule des saignées coup sur coup, c'est uniquement parce que les saignées, telles qu'on les avait employées jusque-là, n'avaient pas le pouvoir d'arrêter les violentes phlegmasies aiguës, et partant de diminuer le chiffre de leur mortalité d'une manière notable. Voilà tout le secret de mon invention de la formule des saignées coup sur coup, sur laquelle je reviendrai plus loin avec M. Piorry, qui n'en a, si j'en juge d'après ce qu'il en dit dans son discours, aucune idée exacte et précise, non plus que de mes doctrines, soit en matière de phlegmasies, soit en matière de toute autre maladie.

Puisqu'il a parlé de *phlegmasimanie* (M. Piorry adresse aux autres le reproche de phlegmasimanie, lui qui admet une phlegmasie de plus que tous les autres, sa fameuse *hémite!*), voyons du moins s'il avait quelque motif tant soit peu plausible pour se servir d'un pareil langage, et pour écrire ce qui suit.

« Comment voulez-vous que M. Bouillaud adopte en général, et mes doctrines, et les désinences de la nomenclature qui les exprime, quand la plupart de celles-ci ont été destinées, non-seulement à combattre l'idée de l'unité morbide, mais encore à faire voir que la désinence *ite* ou *itis* est, au point de vue doctrinal, non-seulement insuffisante, mais encore qu'on l'appliquait d'une manière absurde..... Mon confrère ne pouvait, en conscience, être partisan des expressions : *oxygastrie* (acides dans l'estomac), *gastro-malaxie* (ramollissement de l'estomac), *gastro-sténosie* (rétrécissement de l'estomac), *aéro-gastrasie* (dilatation de l'estomac par de l'air), *névro-gastralgie* (maladie nerveuse et douloureuse de l'estomac). Il était impossible qu'il le fît, *car pour lui il y avait quelque chose d'inflammatoire dans toutes ces lésions, et à ses yeux c'eût été un tort réel que de ne pas se servir du mot* GASTRITE. »

Ce qu'il était impossible que je *fisse*, d'après M. Piorry, est pourtant précisément ce que j'ai fait toute ma vie, et ce qui est enseigné dans cette *Nosographie médicale* que M. Piorry avait entre les mains et sous les yeux, quand il ne se faisait aucun scrupule d'écrire de telles énormités. Il y a dans le cadre de cet ouvrage des places distinctes pour le *ramollissement* non inflammatoire de l'estomac et de tous les autres organes en général, pour son *rétrécissement et sa dilatation*, pour ses névroses dont la gastralgie est une des principales espèces, etc., etc. Et M. Piorry ne craint pas de dire qu'il y a quelque chose d'inflammatoire pour moi dans toutes ces lésions, et qu'à mes yeux c'eût été un tort réel que de ne pas se servir du mot *gastrite* (1) !

1) Je n'ai pas besoin d'ajouter que l'estomac contenant, à l'état normal, une quantité plus ou moins grande d'*acide*, on pourrait aussi donner à cet état normal le nom d'*oxygastrie*, et probablement la *gastrite* n'est pas l'état normal de l'estomac. Une surabondance pure et simple d'acide gastrique est d'ailleurs un symptôme, un effet de maladie, et non une maladie proprement dite.

Quand on travestit, quand on défigure ainsi les doctrines d'un auteur auquel on donne le nom d'*ami*, on est suffisamment jugé. Mais pour que rien ne manque aux preuves d'un travestissement que je laisse à d'autres le soin de qualifier, travestissement surtout remarquable en ce qui concerne mon opinion sur la fréquence de la gastrite, voici quelques extraits de la *Nosographie médicale* sur lesquels j'appelle l'attention des lecteurs impartiaux.

1° On lit à l'article *Gastrite* (aiguë et chronique): « Je dois déclarer que, pendant le règne de la doctrine dite physiologique, on *exagéra singulièrement* l'influence de la gastrite (aiguë) dans le développement des phénomènes constitutifs des fièvres essentielles. Depuis quelques années, certains observateurs ne sont-ils pas tombés dans un excès contraire?..... Quant à nous qui, aujourd'hui plus que jamais, n'avons rien négligé pour éviter des extrêmes aussi déplorables, nous n'admettons la gastrite aiguë avec ses nuances diverses que dans les cas où nous avons observé ses symptômes *caractéristiques*.

« En ce qui touche la gastrite *chronique*, il faut avouer également que, sous le règne de l'école indiquée tout à l'heure, elle fut admise dans un *nombre infini* de cas où elle n'existait réellement pas..... Depuis dix ans passés, presque chaque jour à ma clinique, j'ai démontré, *sans réplique*, que, depuis une trentaine d'années, on avait traité pour des gastrites chroniques des milliers de malades (je n'exagère pas) qui n'avaient autre chose qu'une affection *chlorotique* ou *chloro-anémique*, avec symptômes purement *gastralgiques.* »

2° A l'article *Gastralgie*, je commence par signaler les caractères qui distinguent cette *névrose* de la *gastrite*, et la coïncidence si commune de la gastralgie avec la chlorose ou la chloro-anémie, et arrivé au *Traitement* j'ai écrit ce qui suit : « La gas-« tralgie étant souvent subordonnée aux états chloro-« tique ou chloro-anémique, on doit insister alors sur « le traitement *anti-chlorotique*, et notamment sur « l'usage des aliments substantiels et d'une quantité « modérée de vin vieux de Bordeaux, malgré la répu-« gnance opiniâtre de certains malades pour ce « régime. Je ne saurais dire combien de fois cette « pratique m'a réussi ; et il y a en France des mil-« liers de personnes chez lesquelles elle ne réussirait « pas moins, tandis qu'on les condamne au régime « le plus sévère, et à l'usage de l'eau, tant il est dif-« ficile de vaincre les préjugés, les erreurs en pra-« tique médicale, comme en toute autre chose. »

Si M. Piorry, je le répète, s'était donné la peine de lire la *Nosographie médicale*, aurait-il pu écrire que : « M. Bouillaud, admettant d'*une manière très étendue* l'existence de la *gastrite*, ne pouvait, en conscience, être partisan des expressions : *gastro-malaxie* (ramollissement de l'estomac), *gastro-sténosie* (rétrécissement de l'estomac), *aêro-gastrasie* (dilatation de l'estomac par de l'air), *névro-gastralgie* (maladie nerveuse et douloureuse de l'estomac), car, pour lui, il y avait quelque chose d'inflammatoire dans toutes ces lésions, et à ses yeux c'eût été un tort réel que de ne pas se servir du mot *gastrite?* »

Le *tort réel*, le tort vraiment impardonnable de M. Piorry, c'est de *dénaturer* comme il le fait les doctrines de la *Nosographie*, et d'accuser son auteur de se servir du mot de *gastrite* pour désigner une dilatation, un rétrécissement, un ramollissement quelconque (1), etc., de l'estomac, lorsque cet auteur a décrit la *gastrite* dans la classe des phlegmasies, le *rétrécissement de l'estomac* dans la classe des rétrécissements, la dilatation de l'estomac, soit par l'air, soit par d'autres causes, dans la classe des dilatations, etc., etc. Il n'y a réellement que M. Piorry qui soit capable d'une critique aussi injuste, et, encore une fois, il se déclare l'*ami* de celui auquel il adresse une pareille critique! On peut juger par celle-ci de toutes les autres : *Ab uno disce omnes.*

(1) Il y a bien un ramollissement de l'estomac qui est l'effet d'une véritable *gastrite*, comme il y a un ramollissement de l'encéphale qui est l'effet d'une encéphalite, etc. Mais il y a d'autres ramollissements de l'estomac, de l'encéphale, etc., qui ne sont pas les effets d'une gastrite, d'une encéphalite, etc., et, comme je l'ai déjà dit, ces ramollissements ont été étudiés, en leur lieu, dans la *Nosographie médicale*.

Au reste, pour prouver que je ne combats point la doctrine des *états pathologiques et de la nomenclature*, je n'ai besoin que d'en appeler à l'aveu de M. Piorry lui-même : « Il est très vrai, dit-il, qu'en lisant la *Nosographie médicale* de M. Bouillaud, on y retrouve la plupart des états anatomiques que j'ai décrits (1), avec les mêmes caractères et souvent les mêmes noms (2) ; seulement, il veut que des états fort simples, le plus souvent symptomatiques, *soient des maladies proprement dites* (3). Or, un très grand inconvénient attaché à cette dernière façon de considérer les faits, c'est d'admettre que presque jamais un homme n'a une seule affection, mais qu'il est à la fois atteint d'un très grand nombre de mala-

(1) Ce n'est pas la *plupart*, c'est le nombre tout entier qu'il aurait fallu dire. Mais ce n'est pas seulement les états *anatomiques*, c'est aussi les états *physiologiques* vitaux ou *dynamiques* qui sont étudiés dans la *Nosographie médicale*.

(2) Toutes mes dénominations sont fondées sur les lésions des organes ou de l'organisme, mais ne sont pas dérivées du grec, comme l'*exige* M. Piorry, ce qui, d'ailleurs, n'aurait rencontré de ma part aucune opposition si tous les noms *de maladies* proposés par M. Piorry eussent été euphoniques, et d'une dimension moins démesurée.

(3) Pourquoi des états fort simples ne seraient-ils pas des maladies proprement dites, ou des états *organopathiques?* C'est de ces états simples ou élémentaires que se composent les maladies ou les états les plus compliqués. et c'est bien à tort que M. Piorry prétend que ces états, tels que je les ai admis, sont le plus souvent *symptomatiques*.

dies (1). Exemple, tel individu frappé d'une affection pulmonaire aiguë pourra, d'après M. Bouillaud, être attaquée par les maladies suivantes : *fièvre inflammatoire* (2), pneumonie, bronchite, *asphyxie* (3), *diarrhée* (4) encéphaltite, dermopathies, varices (5), etc. Pour moi, ces circonstances d'organisation seront de simples états pathologiques qui, par leur réunion, leur succession, leur considération (*sic*), constitueraient la maladie de cet homme, maladie qui se rencontrerait rarement avec les mêmes caractères

(1) C'est, en effet, ce que je montre tous les matins, au lit des malades, depuis bientôt un quart de siècle. Rien n'est plus rare qu'un homme couché dans une salle d'hôpital, chez qui on n'ait rencontré qu'*une seule maladie*, qu'*une seule affection*, qu'*un seul état organopathique*.

(2) M. Piorry sait bien que j'ai rattaché la fièvre inflammatoire des anciens auteurs aux états *organopathiques* de l'appareil sanguin et du sang lui-même, et que j'ai fait l'*anatomie pathologique* de cette affection *générale*, de cet état organopathique *général*.

(3) Ce mot, pris dans son acception étymologique, ne signifie pas une maladie, mais un symptôme de maladie.

(4) Le mot *diarrhée* signifie aussi un symptôme. M. Piorry ne peut ignorer que je n'ai nulle part décrit la diarrhée comme constituant par elle-même une maladie, et que les maladies, dans la *Nosographie médicale*, sont les divers *états anormaux des organes et de l'organisme*.

(5) Les mots *dermopathies* et *varices* se trouvent ici assez mal à propos. Il y a d'ailleurs des dermopathies de vingt espèces différentes, et le rapprochement des varices avec une encéphalite, une fièvre inflammatoire, une pneumonie, une bronchite, etc., n'est pas des plus ingénieux.

et la même complication chez d'autres individus(1). »

« Ne croyez pas encore, ajoute M. Piorry, que les maladies telles que les admet M. Bouillaud soient toujours semblables à celles que reconnaissent les autres médecins ; ne pensez pas qu'il leur conserve les noms généralement reçus ; ne supposez pas que ce praticien habile ne décompose pas aussi les affections que d'autres reconnaissent comme maladies *unitaires*. En vérité, si la *Nosographie médicale* n'avait pas paru six ans après mon premier volume et cinq ans après mon second ; si j'avais lu alors cette *Nosographie*, j'aurais cru y avoir puisé un grand nombre de mes idées et avoir substitué en effet, purement et simplement, dans mon *Traité de médecine pratique*, le nom d'états pathologiques à celui de maladies, pris dans le sens que l'a fait M. Bouillaud. »

Voilà qui est assez clair. M. Piorry avoue enfin que ma *Nosographie médicale* ne donne le nom de maladies qu'à des états *pathologiques*, ou mieux à des lésions des organes ou de l'organisme, et que la classification de cet ouvrage n'est autre chose qu'une classification de ces diverses lésions ou états organopathiques. D'où viennent donc ses attaques contre cette

(1) Qui ne voit que M. Piorry, toujours dupe des mots, s'imagine procéder autrement que moi et tous les autres organiciens vrais, tandis qu'il ne fait que nous imiter et pour ainsi dire nous *copier*? Remplacez encore ici le mot *maladies* par celui d'*états pathologiques*, qui signifie exactement la même chose, et l'objection de M. Piorry tombe d'elle-même.

nosographie et la *classification* à laquelle elle a soumis les maladies considérées comme des états organopathiques? En faisant remarquer que la *Nosographie médicale* n'a paru qu'après les deux premiers volumes du *Traité de médecine pratique* ou de *pathologie iatrique*, M. Piorry n'a-t-il voulu que sauvegarder un droit de priorité? A-t-il voulu faire entendre que l'auteur de la *Nosographie médicale* pourrait bien avoir puisé dans la *Pathologie iatrique* un grand nombre de ses idées? A cette dernière hypothèse, je répondrai que la *Nosographie médicale* se compose de cinq gros volumes publiés tous à la fois, ce qui doit faire comprendre qu'un temps assez long s'est écoulé entre l'époque où l'ouvrage a été commencé et celle où il a été publié, et que la première de ces époques pourrait bien être antérieure à celle de la publication des deux premiers volumes du *Traité de médecine pratique* ou de *pathologie iatrique*. D'ailleurs, les travaux nécessaires pour la composition des cinq volumes de la *Nosographie médicale*, ajoutés aux autres occupations de l'auteur, ne lui laissaient guère le loisir de lire les deux volumes de M. Piorry, volumes qu'il n'avait point lus, en effet, alors, et qu'il n'a pas encore lus en entier même aujourd'hui; cela soit dit sans offenser M. Piorry, qui, je le sais, compte assez de lecteurs pour pouvoir se passer de moi.

Je répondrai, en second lieu, que les doctrines et la nomenclature de la *Nosographie médicale* ne sont autres que celles adoptées dans de précédents ouvrages de son auteur, tous plus ou moins antérieurs à celui de M. Piorry : tels sont l'*Essai sur la philosophie médicale*, le *Traité clinique des maladies du cœur*, la *Clinique médicale de l'hôpital de la Charité*, etc.

Il est bien évident pour quiconque a lu ces derniers ouvrages, qu'avant la publication de la *Médecine pratique* ou de la *Pathologie iatrique* de M. Piorry, j'avais, en suivant les traces des Morgagni, des Bichat, des Corvisart, des Broussais, des Laënnec, etc., pris pour fondements de mes recherches l'anatomie et la physiologie, comme je l'ai fait dans la *Nosographie médicale*, résumé et complément de tous ces travaux. J'avais donné à cette nosographie le titre d'*exacte* pour bien indiquer l'*esprit* ou la *philosophie* qui a présidé à sa composition; mais il ne me fut pas possible d'obtenir de mon éditeur que l'ouvrage portât ce titre qui lui semblait devoir nuire à son succès (1).

Quoi qu'il en soit, ce n'est pas seulement sous le point de vue des doctrines *organiques* qui en ont inspiré la rédaction tout entière, c'est encore sous le rapport de la classification que M. Piorry, cet ennemi des classifications des maladies, se constitue,

(1) Malgré la suppression de ce titre, la *Nosographie*, je dois l'avouer, n'a pas eu le moindre succès, si par succès d'un ouvrage on doit entendre, ce qui semble assez naturel, des éditions qui se succèdent à des intervalles assez rapprochés.

par une contradiction nouvelle, le partisan de la *Nosographie médicale.* « Mon tableau de nomenclature, c'est M. Piorry qui parle, est, à vrai dire, une classification dont le mécanisme et l'ordre sont on ne peut plus simples. Je commence dans ce cadre l'exposition des divers phénomènes morbides, par celle des faits physiques et matériels les plus simples et en quelque sorte mécaniques (les altérations de siége, de volume, etc.); puis je parle des congestions, des hémorrhagies, des phlegmasies, des productions de pus, des écoulements variés, des productions animales, et je traite enfin des troubles dans l'action nerveuse, dans la vitalité. » On le voit, M. Piorry ne fait que nommer ici des maladies ou des états morbides qui rentrent tous, sans exception, dans les douze *classes* de maladies de ma *Nosographie médicale*; et cependant M. Piorry crie contre les classifications des maladies et contre cette dernière en particulier! Ne faut-il pas que son aveuglement ou sa modestie soient portés au-delà de tout ce qu'on pourrait imaginer pour que cet auteur ait pu attaquer la classification de la *Nosographie médicale*, qui lui paraît *moins rationnelle que d'autres tentatives analogues*, puisque c'est renverser sa propre classification que d'en renverser une autre à laquelle elle semble, sous plusieurs rapports, avoir été empruntée (1)?

(1) M. Piorry, ayant combattu toutes les classifications nosologiques, est assez mal venu, il faut l'avouer, à nous en offrir

Cette classification, en quelque sorte *organique*, dans laquelle les inflammations ne figurent que pour un douzième, puisqu'elle se compose de douze classes et qu'elles n'y forment qu'une seule classe; où l'on trouve les affections consistant en un *défaut d'excitation vitale*, *les ataxies*, les maladies *miasmatiques et virulentes*, *les hétérotrophies*, *les hétérocrinies et hétérogénies* D'ORIGINE NON INFLAMMATOIRE, *les épanchements en général et ceux de sang en particulier, ou les hémorrhagies*, *les solutions de continuité et les communications anormales*, *les changements de position et de direction*, *les adhésions*, *les connexions et les insertions anormales*, *les changements d'étendue*, *de volume et de capacité*, *les corps étrangers*, *les changements relatifs à la configuration*, *au nombre et à l'existence même des organes et de leurs parties constituantes*, une telle classification, dis-je, n'est, *en très grande partie*, *fondée*, selon M. Piorry, *que sur les hypothèses irritation et inflammation!* Ainsi, une solution de continuité ou de contiguité, une hémorrhagie, une affection virulente ou miasmatique, un corps étranger, une adhésion anormale, etc, etc., ce sont là des hypothèses d'*irritation et* d'*inflammation!* et une classification où les éléments non-inflammatoires sont à

une de sa façon. Bien qu'au fond cette classification ressemble à la mienne, je prie le lecteur de ne pas les confondre entièrement l'une avec l'autre.

l'élément inflammatoire comme onze est à un, est une classification *en très grande partie* fondée sur les hypothèses *inflammation et irritation!* Et l'*inflammation* et l'*irritation* elles-mêmes,, telles que nous les avons étudiées dans une des classes de la *Nosographie médicale*, ne sont que des hypothèses!!!

Au sujet de cette classification, si injustement attaquée par M. Piorry, notre savant collègue revient encore sur la question de la nomenclature. « Dans le tome cinquième de la *Nosographie médicale*, qui a paru *le dernier* (1), se retrouvent, dit M. Piorry, les mots hétérotrophie, hétérocrinie (2), hétérogénie, anesthésie, encéphalopathie, mots plus

(1) Les cinq volumes de cette nosographie ont paru en même temps, ce que M. Piorry aurait pu ne pas ignorer.

(2) M. Piorry, après avoir affirmé, en pleine Académie, malgré ma réclamation, que j'étais coupable du mot barbare d'*hétérotocrinie*, reconnaît enfin dans son discours publié que ce mot n'existe pas dans le texte de ma *Nosographie*, où on lit *hétérocrinie*, mais seulement à la table des matières. Ainsi, M. Piorry, qui n'avait encore lu que la table des matières du tome V de ma *Nosographie*, où, par une erreur de compositeur, se trouve le mot absurde et barbare d'hétérotocrinie, ne craint pas de me l'attribuer, en dépit de ma dénégation la plus formelle. Ce n'est que plus tard qu'il se donne la peine de lire le texte même, et qu'il avoue enfin son tort. Mais si M. Piorry avait lu le tableau de ma classification, en tête du premier volume, il y aurait aussi trouvé le mot *hétérocrinie* et non celui d'*hétérotocrinie*. J'ai honte de relever de si petites choses, mais c'est la faute de M. Piorry.

ou moins empruntés à la nomenclature et dont la consonnance n'a pas blessé cette fois les oreilles délicates et sensibles de notre collègue, pas plus que ceux de *pneumatoses*, d'*hydro-pneumatose*, d'*ataxie*, de *cacochimie*, qui certes ne sont pas beaucoup plus harmonieux. »

Je suis encore obligé de répéter à M. Piorry que ces mots sont conformes à mes principes de nomenclature des maladies, qu'ils appartiennent depuis longtemps à la science, et que s'ils étaient tous de mon fait, comme ceux d'*hydrémie* (1), de *dexiocardie*, d'*endocardite*, et bien d'autres encore, je n'en tirerais assurément aucune vanité (2).

(1) M. Piorry ignore sans doute que ce mot, qu'il n'a adopté qu'après les mots *hydrohémie*, *hydroémie*, a été proposé par moi dans la première édition du *Traité clinique des maladies du cœur* (1835).

(2) Dans l'article que nous venons d'examiner, M. Piorry s'amuse à me placer parmi ceux *qui conservent encore dans l'inflammation cette foi robuste que Broussais avait*, dit-il, *inculquée dans l'esprit des médecins de son temps*. En ce qui me concerne, la *foi robuste* dont veut parler M. Piorry, est encore un pur effet de son imagination. Mais si nous en croyons le passage suivant de la pathologie IATRIQUE, M. Piorry mériterait bien, peut-être, de figurer parmi ceux dans l'esprit desquels Broussais avait inculqué *cette foi robuste dans l'inflammation*. « En 1816, dit M. Piorry, Broussais commençait à briller : *je le suivis*..... Disciple de Pinel, prévenu d'abord en faveur de sa médication tonique par les doctrines de Brown, alors généralement répandues, j'admirais Bichat, *et Broussais*, *qui*

III. *Nosographie médicale comparée à l'organopathisme.* Sous ce titre assez singulier, M. Piorry, toujours fidèle à son esprit de confusion, a rapproché les choses les plus disparates, et, comme à son ordinaire,

ne paraissait en être le continuateur, avait singulièrement modifié mes opinions médicales (op. cit., tom. 1er, p. 15-16).

D'abord disciple de Pinel et de Brown, M. Piorry, on le voit, devient élève de Broussais, et plus tard il sacrifie à M. Delaroque, dont il adopte la médication émétique et purgative, qu'*il avait d'abord redoutée, longtemps entraîné par les doctrines de Broussais.* Et c'est M. Piorry qui me place, sans aucune espèce de raison ou même de prétexe, parmi ceux qui *conservent encore dans l'inflammation cette foi robuste*, etc. ! et c'est M. Piorry qui m'accuse de *logomachie inflammatoire*, de *phlegmasi-manie* ! N'est-ce pas, il faut en convenir, une plaisanterie bien digne de son auteur ?

Autrefois, comme aujourd'hui, sans être, à proprement parler, élève de Broussais, titre que je ne répudierais pas, d'ailleurs, je lui ai toujours payé le juste tribut d'admiration qui lui était dû, mais sans jamais oublier de signaler ce qu'il y avait d'exagéré dans son système. Voici, par exemple, comment je m'exprimais, à ce sujet, en rendant compte d'un ouvrage de cet illustre réformateur, publié en 1828 : « D'abord, il est aussi clair que le jour que, considéré comme système général de pathologie, le système de l'irritation ne pourrait soutenir le moindre examen. Certes, M. Broussais n'a jamais pu penser que toutes les maladies se rangeaient dans la classe des irritations : presque toutes les maladies dites chirurgicales, toutes les lésions purement mécaniques, les simples altérations de forme, etc., n'ont aucune affinité avec les affections connues sous le nom d'*irritations.* Mais ces dernières maladies exceptées, toutes les autres appartiennent-elles, comme le prétend M. Broussais, à une seule et même catégorie, celle de l'*irritation?* Quoi ! les altérations diest tombé dans les contradictions les plus flagrantes. Il ne veut pas, on le sait, de *classification des maladies*, c'est-à-dire, dans son langage *erroné* ici comme en tant d'autres occasions, de *nosographie*. Eh bien,

verses dont le sang et les autres liquides sont susceptibles, telles qu'une trop grande fluidité ou bien un état contraire, les concrétions que l'on y rencontre, les variations dans les proportions des divers éléments qui composent ces liquides, etc., ces altérations, dis-je, seraient considérées comme de pures irritations? Quoi! une pleurésie et une pneumonie bien franches seraient placées à côté d'une *diathèse scrofuleuse* ou d'une affection scorbutique! Sans doute, c'est une grande amélioration nosologique que d'avoir rallié à la classe des phlegmasies plusieurs maladies qui jusque-là en avaient été faussement séparées; mais il ne fallait pas réduire toute la médecine à cette classe de lésions.

« M. Broussais n'a pu se dérober à l'influence qu'exerce sur les meilleurs esprits la méditation trop prolongée et trop exclusive d'une heureuse et féconde idée. Comme l'œil, trop longtemps fixé sur une couleur, voit dans tous les objets cette couleur qu'il y transporte pour ainsi dire avec lui, de même l'esprit, longuement et profondément occupé d'une idée, finit par ne voir plus qu'elle; et l'interposant entre lui et les faits qu'il veut observer, quelque différents que soient ceux-ci, ils lui apparaissent tous sous la même espèce et en quelque sorte sous la même couleur. C'est ainsi que M. Broussais, absorbé presque tout entier dans l'idée de l'irritation, et comme en extase devant cette brillante conception, *ne voit dans toutes les formes morbides que sa forme favorite. Aussi, au lieu d'un système complet, M. Broussais n'a-t-il produit qu'un système exclusif* (*Journal hebdomadaire de méd. et de chir.*, 1828). » En présence de ce passage, que j'ai écrit bien jeune encore comme médecin, et lorsque Broussais était encore dans tout l'éclat de sa redans cet article, il commence par déclarer que la *plupart des mots de la nomenclature établissent la nature de l'état organopathique qu'ils sont destinés à exprimer.* Pourquoi donc, il me force à le lui répéter, attaque-t-il la classification de ma *Nosographie médicale*, laquelle classification roule précisément sur les états organopathiques, soit physiques, soit mécaniques, soit *numériques*, soit dynamiques ou vitaux, états *organopathiques* qui constituent encore une fois les maladies telles qu'elles sont définies et étudiées dans la *nosographie indiquée?* Une telle contradiction serait inconcevable de la part de tout autre que M. Piorry.

Ce dont M. Piorry seul était encore capable, c'est qu'après avoir eu sous les yeux ma classification, qui se compose de douze classes de maladies, ou d'*états organopathiques* essentiellement distincts, rigoureusement déterminés, définis et dénommés, il ait écrit le passage suivant :

« Ne voyez-vous pas, messieurs, que cette classification, que son auteur dit être fondée sur la nature de la maladie, ne l'est en très grande partie que sur les hypothèses *irritation* et *inflammation*, et qu'elle a le plus souvent pour point de départ le *dichotomisme* de Thémison, revu par Brown, réédité et corrigé par

nommée, que penser de ce reproche de *phlegmasi-manie*, qui m'est adressé par M. Piorry, cet élève inconstant d'un grand maître?

Broussais, puis illustré par les phrases sonores et harmonieuses de notre collègue et ami? »

Quoi! je ne saurais trop le redire à M. Piorry, une classification qui se compose de douze classes de maladies, essentiellement distinctes les unes des autres, maladies où se trouvent compris tous les états organopathiques de M. Piorry, *a le plus souvent pour point de départ le dichotomisme de Thémison, revu par Brown, réédité et corrigé par Broussais!* Quoi! une classification où se trouvent onze états *organopathiques*, autres que l'inflammation qui en constitue le douzième, est *en très grande partie fondée sur les hypothèses irritation et inflammation*, et a pour base *les manières diverses de considérer l'irritation et l'inflammation en général!* Quoi! l'*irritation* et l'*inflammation* sont des HYPOTHÈSES! La pneumonite, la pleurite, l'endocardite, l'arthrite, etc. etc., sont des hypothèses! La névralgie sciatique, la névralgie du nerf trifacial, etc. etc., sont des hypothèses!

Les théories de ces maladies ou états organopathiques, théories que j'abandonne volontiers à M. Piorry, peuvent être plus ou moins *hypothétiques*, mais ces maladies ou ces états organopathiques eux-mêmes ne sont assurément rien moins que des hypothèses, et M. Piorry lui-même les admet comme moi, comme tous les pathologistes.

Il est vrai que M. Piorry conçoit à sa façon les

maladies désignées sous les noms de *fièvres et de phlegmasies*, et qu'il a grand soin de n'exposer que d'une manière inexacte et incomplète ma propre doctrine sur cet important sujet. Ainsi, par exemple, il affirme que je ne vois dans la fièvre inflammatoire des auteurs *que l'inflammation de l'appareil sanguin en général*, et oppose à cette doctrine les *travaux de MM. Andral et Gavarret, d'après lesquels cette maladie ne paraît être autre chose que l'augmentation de la fibrine dans le sang, et qui semble pour lui être évidemment liée à un défaut de dissolution de cette fibrine dans le sérum.*

Qui ne croirait, d'après cela, qu'en rattachant à une phlegmasie du système sanguin l'*ensemble des symptômes* auquel les auteurs avaient donné le nom de *fièvre inflammatoire*, je n'ai pas tenu compte de l'état du sang, état sur lequel les travaux de MM. Andral et Gavarret nous ont fourni de nouvelles et précieuses données, dont je n'ai pas négligé de parler avec éloges? Mais il est curieux de voir M. Piorry citer ces belles recherches et les siennes que je parais, dit-il, ignorer, sans ajouter du moins que les altérations du sang, son état couenneux en particulier, dans la maladie dite fièvre inflammatoire, ont été, de ma part, depuis vingt-cinq ans passés, l'objet d'études cliniques journalières, et ont été décrites dans presque tous mes ouvrages, et dans la *Nosographie médicale* en particulier, avec des détails et une précision qu'on chercherait vainement ailleurs. Lorsque, en 1826, dans le *Traité clinique et expérimental des fièvres dites essentielles*, j'ai pour la première fois localisé dans le système sanguin l'*entité symptomatique* connue sous le nom de fièvre inflammatoire, j'ai décrit, avec un soin égal, et les altérations du système vasculaire et les altérations du sang que l'on rencontre dans cette affection *aiguë générale*, altérations que j'ai considérées, il est vrai, et que je considère encore comme des caractères d'un état inflammatoire.

Depuis vingt-quatre ans que je suis chargé d'un enseignement clinique, il ne s'est écoulé presque aucune journée sans qu'au lit des malades et à l'amphithéâtre je n'aie montré et décrit le sang que l'on avait retiré chez les sujets atteints d'une fièvre inflammatoire, soit *primitive* ou *idiopathique*, soit *secondaire* ou *sympathique, symptomatique*, et constamment j'ai fait voir que les caractères de ce sang étaient tellement *pathognomoniques*, qu'étant donnés ces caractères, on pouvait, comme nous l'avons fait des milliers de fois, affirmer l'existence de cet état morbide général connu sous le nom de *fièvre inflammatoire*. J'ai considéré cette fièvre comme une *affection inflammatoire*, de degré variable, du système sanguin, doctrine que M. Piorry peut combattre tant qu'il lui plaira, et remplacer par les siennes. Je porte seulement à ce critique le défi de décrire exactement et complétement l'état inflammatoire du système vasculaire, sans que l'*entité* symptomatique dite fièvre inflammatoire (*fièvre angioténique* de Pinel) se trouve comprise dans cette description.

Admirez encore la logique de M. Piorry qui, pour me réfuter d'avoir placé dans la classe des phlegmasies la fièvre inflammatoire des auteurs, m'oppose l'augmentation de la fibrine dans le sang constatée par MM. Andral et Gavarret, lesquels enseignent formellement que cette augmentation de fibrine est précisément le caractère pathognomonique des phlegmasies ! N'est-il pas bien spirituel de la part de M. Piorry de me combattre par l'argument qui dépose le plus victorieusement en faveur de ma doctrine (1) ? Ajoutez que

(1) La logique de M. Piorry est encore la même dans l'endroit de son discours où il critique mes dénominations de *ganglionite*, de *lymphangite pulmonaire* et d'entéro-mésentérite, en exprimant la crainte qu'on ne les préfère à ses dénominations de *pneumo phymie* et d'*iléo-spilosie*.

Il ne réfléchit pas que mes dénominations s'appliquent à des phlegmasies dont personne ne conteste l'existence et non pas à une *gangrène des plaques de Peyer*, ou à des tubercules pulmonaires, *gangrène* et tubercules qui, dans ma *Nosographie*, se trouvent décrits chacun dans la classe de maladies à laquelle ils appartiennent. Il est vrai que les phlegmasies des ganglions et des vaisseaux lymphatiques donnant lieu, comme toutes les autres, à certains produits anormaux, j'ai examiné si les produits des phlegmasies chroniques de ces ganglions et de ces vaisseaux n'étaient pas analogues ou semblables à ceux qui ont été décrits sous le nom de tubercules. Est-ce donc là une hérésie si condamnable !

M. Piorry désigne sous le nom d'*hémite*, c'est-à-dire *inflammation du sang*, l'état *couenneux* de ce liquide, lequel état correspond à l'augmentation du chiffre de la fibrine et constitue d'ailleurs, je le répète, un des éléments de la phlegmasie *générale* que j'ai décrite sous le nom d'*angio-cardite*. Mais, tandis que rien n'est plus réel que cette angio-cardite, l'*hémite*, l'*inflammation du sang*, est au contraire une pure hypothèse, et M. Piorry, qui jusqu'ici est le seul qui l'admette, devrait bien s'appliquer ce passage de son discours : « Il est temps de sortir enfin de cette logomachie inflammatoire, de cette *phlegmasie-manie*. » Quoi! répondra-t-il peut-être, n'avez-vous pas décrit vous-même, en traitant de l'inflammation en général et de chaque inflammation des divers organes ou appareils organiques, le *sang inflammatoire?* Oui, sans doute, mais par sang inflammatoire, M. Piorry sait ou devrait savoir que j'entends les différents changements que le sang subit sous l'influence des diverses phlegmasies, et notamment la présence de cette couenne du sang que je considère comme une véritable *fausse-membrane*, analogue à celle qui se produit dans les phlegmasies des membranes séreuses. Or, de cette doctrine à celle de M. Piorry, il y a toute la distance qui sépare un fait démontré d'une *hypothèse* purement gratuite. Car qu'est-ce qu'une inflammation primitive et en quelque sorte idiopathique du sang? Quel est celui des éléments si divers du sang qui est enflammé, si tant est qu'il existe, en effet, une inflammation de ce liquide, indépendamment de toute phlegmasie de l'appareil dans lequel il circule, ce qui, jusqu'à plus ample informé, n'est, je le répète, rien moins que démontré, et, je puis ajouter, n'est guère conforme à toutes les doctrines jusqu'ici proposées sur cet état morbide ou organopathique auquel on est convenu de donner le nom d'*inflammation* ou de *phlegmasie* (1)?

Je ne comprends pas trop pourquoi c'est à propos de l'*unité de la maladie*, que M. Piorry s'est plu, d'une part, à contester les résultats que j'ai obtenus contre les phlegmasies de la formule des saignées coup sur coup, *pratiquées dans une juste mesure et à temps*, et, d'autre part, à s'approprier, jusqu'à un certain point, l'*invention* de cette formule. Il était, en effet, plus naturel de s'occuper de cet objet dans l'article que M. Piorry a intitulé : *Nosographie médicale*

(1) Cette expression métaphorique, c'est-à-dire, fondée sur la ressemblance qu'on a trouvée entre les phénomènes de l'état morbide qu'elle désigne et ceux qui se produisent dans l'acte physico-chimique qui porte le nom de *combustion* ou d'*inflammation*, ne présente aucun inconvénient, pourvu qu'on s'entende bien sur les phénomènes divers qui distinguent l'affection pathologique qu'elle représente de tout autre affection pathologique. Quant aux *explications phlegmasiques qui me plaisent si fort*, au dire de M. Piorry, je les trouve, au contraire, très peu satisfaisantes, et ce qui ne me satisfait pas ne *me plaît pas très fort*.

comparée à l'organopathisme, et c'est pour cela que j'ai attendu jusqu'à ce moment avant de lui répondre, m'étant contenté de lui dire qu'il s'abusait étrangement en s'imaginant que *j'avais proposé ma formule des saignées coup sur coup, parce que les explications phlegmasiques me plaisent si fort.*

En 1826, M. Piorry, dit-il, *avait sacrifié un grand nombre d'animaux, sur lesquels il avait tiré du sang sans les faire périr jusqu'à la vingt-quatrième partie du poids total du corps. Ces mêmes animaux pouvaient même perdre en un mois une proportion de sang équivalente au poids total du corps, et cela sans qu'ils en fussent très incommodés. Seulement, pour qu'il en résultât peu d'inconvénients actuels, il fallait n'évacuer à chaque fois que des quantités modérées de ce liquide.* (M. Piorry a bien soin de ne pas indiquer ces quantités, toujours pour plus de précision et d'exactitude, et selon sa manière de formuler.)

M. Piorry *conseilla dès lors, dans la curation des phlegmasies aiguës, les saignées abondantes et réitérées qu'il proposa de continuer tant que la lésion contre laquelle elles devaient être employées persistait à un degré dangereux, curable et* VRAIMENT INFLAMMATOIRE. M. Piorry n'indique ni la *dose*, ni le *nombre* de ces saignées, encore pour plus d'*exactitude* et de *précision*, car il ne manque pas d'ajouter : « C'était, *avec plus de précision*, suivre, pour les cas aigus, la pratique de Sarcône, de Bosquillon et de Sydenham lui-même, » ce qui, certes, ne ferait pas honneur à l'esprit de précision de ces praticiens célèbres.

Dans les hôpitaux, comme dans sa pratique, M. Piorry a agi de cette façon et a donné aux élèves des conseils en rapport avec cette pratique. (Une pratique où il n'est question ni de la dose, ni du nombre, ni de l'espèce des saignées, lesquelles doivent être continuées tant que la lésion persistait à un degré dangereux, curable et *vraiment inflammatoire!*)

« Mais, poursuit M. Piorry, ma formule à moi a été celle-ci : consulter avant tout l'état organique général et local (il appelle ce *lieu commun* de toute pratique une *formule*; il a bien raison de l'appeler *sa formule à lui!*). *Ma médecine exacte* a été de mesurer l'évacuation sanguine à obtenir sur les proportions et les qualités du sang des malades, et de ne saigner que dans les cas où ces proportions, appréciées par le degré de congestions sanguines des organes, me permettaient de le faire (en cela M. Piorry fait comme tout le monde, et sa *médecine exacte* est bien banale).

« M Bouillaud indique, comme mesure approximative, la perte de quatre livres à quatre livres et demie de sang tirées dans les premiers jours. J'avoue que je ne me déciderais à pratiquer une telle évacuation de *liquides* (*sic*) que chez des gens sur lesquels j'aurais reconnu, par tous les moyens de *diagnose* moderne et positive, que l'appareil circulatoire serait gorgé de sang. »

Je ferai d'abord remarquer que M. Piorry n'a trouvé *textuellement*, dans aucun endroit de ma *Nosographie* ou de mes autres ouvrages, que *j'indique comme mesure approximative : la perte de quatre livres à quatre livres et demie de sang tirées dans les premiers jours.* Quand il s'agit, en effet, d'*exactitude*, de *formule*, on ne dit pas les premiers jours, on précise le nombre des jours, et c'est là ce que j'ai fait ; on précise les maladies, leurs degrés, leurs complications, etc., et c'est là ce que j'ai fait aussi.

Il est vrai, cependant, mais d'une manière très générale, que pour guérir une phlegmasie aiguë, d'une moyenne intensité, chez un jeune homme ou un adulte, de force et de taille moyennes, il faut enlever dans les deux à trois premiers jours, de quatre livres à quatre livres et demie de sang, tant par les saignées générales que par les saignées locales, de trois palettes et demie à quatre palettes, et que, toutes choses d'ailleurs égales, la guérison sera d'autant plus prompte que les saignées auront été pratiquées à une époque plus rapprochée du début de la phlegmasie.

M. Piorry avoue qu'il ne se déciderait à pratiquer une telle évacuation de *liquides* que chez des gens sur lesquels il aurait reconnu, par tous les moyens de diagnose moderne et positive, *que l'appareil circulatoire serait gorgé de sang.* Il aurait dû commencer par nous dire ce qu'il entend *par appareil circulatoire gorgé de sang*, et ensuite quelle est *sa pratique* ou *sa façon* (je me sers de ses expressions), dans les cas de phlegmasie chez des gens dont l'appareil circulatoire n'est pas gorgé de sang.

M. Piorry n'ignore pas que j'ai eu soin de proportionner les saignées à la circonstance qu'il indique ici, et à bien d'autres. Il ne l'ignore pas, dis-je, puisqu'on lit dans son discours ce qui suit : « M. Bouillaud l'a dit lui-même en ces termes : il faut varier, particulariser, individualiser la formule des saignées coup sur coup : pour l'adapter, l'accommoder, l'ajuster en quelque sorte aux divers cas, ce n'est pas trop que d'invoquer à son aide les lumières *d'une longue et infatigable expérience* (1). » Ce que

(1) M. Piorry, qui, en rien, ne peut s'habituer à l'exactitude et à la rigoureuse vérité, n'a pas rapporté textuellement le passage de la *Nosographie* auquel il renvoie (tome 1er, p. 35). Le voici : « Les formules générales de la thérapeutique doivent être convenablement modifiées, *variées*, selon une foule de circonstances, telles que l'intensité, le degré, l'étendue, le siége, les complications de la maladie, l'âge, la force, le tempérament, la constitution physique et morale, le sexe, etc., des malades.

« Sous ce rapport, nous le proclamons ici hautement, la nouvelle formule des saignées est un de ces moyens héroïques qu'il n'appartient pas à l'ignorance et à la légèreté de mettre en

j

je disais alors, je le redis bien hautement encore au jourd'hui que plusieurs années d'expérience nouvell m'ont appris chaque jour davantage qu'un exceller praticien est une des choses du monde les plus rares

M. Piorry, comme il l'avoue lui-même, a suiv une pratique différente de la mienne, sous le poin de vue qui nous occupe. On ne doit donc pas s'étonne qu'il n'ait pas obtenu des résultats semblables au miens, tels qu'il les rapporte, non sans quelque malice

usage, une de ces armes puissantes dont le maniement ne do pas être confié à des mains inhabiles et téméraires. Malheur au imprudents qui, séduits par l'apparente simplicité de notre fo mule, iraient s'imaginer qu'il n'est rien de plus facile que d l'appliquer! Ce serait tomber dans une erreur des plus gros sières, et qui pourrait avoir les conséquences les plus grave Que de conditions, *que de connaissances précises en diagnosti* que de temps et de soins n'exige-t-elle pas de la part du m decin! *pour adapter, accommoder, ajuster en quelque sorte l formule générale à chaque espèce de phlegmasie, à chacune de catégories que comprend une espèce donnée, à chacun des ca particuliers dont se compose chaque catégorie;* pour VARIER *en un mot, la formule, la* PARTICULARISER, *l'*INDIVIDUALISE *selon tous les accidents, toutes les circonstances contingent qui se rencontrent dans la pratique, certes ce n'est pas tro que d'invoquer à son aide les lumières d'une longue et infa tigable expérience exacte.*

« On trouvera dans ma *Clinique médicale*, dans mon *Trai clinique des maladies du cœur*, et dans mon *Traité du rhum tisme articulaire*, de nombreux exemples de toutes les *va riantes* de la nouvelle formule des émissions sanguines, va riantes en rapport avec les divers degrés d'intensité des phleg masies, la force, l'âge des malades, etc., etc. »

dans cet endroit de son discours : « Je ne pourrais pas dire, je l'avoue, que mes succès aient été à la hauteur de ceux dont parle M. Bouillaud ; car j'aurais malheureusement à citer un assez grand nombre de revers ; tandis que notre savant collègue a écrit : que depuis douze ans passés, sur 2,000 malades atteints de phlegmasies aiguës des divers organes, traités par sa nouvelle formule des émissions sanguines appliquée à temps, à peine en pourrait-il citer quelques-uns chez lesquels la terminaison ait été fatale. »

Il y a ici entre M. Piorry et moi cette différence : c'est qu'il paraît singulièrement étonné de mes succès, tandis que je ne le suis nullement de cet *assez grand nombre de revers qu'il aurait malheureusement à citer dans sa pratique*. Mais l'étonnement de M. Piorry est un sentiment tout naturel, et nous avons pris soin nous-même de le justifier en quelque sorte, lorsque, dans notre article *Traitement de l'inflammation* (*Nosogr. méd.*, pag. 131), nous avons écrit : « Procédant avec toute la prudence et la circonspection convenables, j'augmentai le nombre des saignées, et je laissai un intervalle moins long entre chacune d'elles, d'où le nom de *formule des saignées coup sur coup*. Or, à la faveur de cette nouvelle formule, nous obtînmes des succès si ÉTONNANTS, j'ai presque dit si merveilleux, qu'on ne peut réellement y ajouter une foi pleine et entière qu'après en avoir été assez longtemps témoin..... Sous l'influence de cette formule, les guérisons s'obtiennent avec une telle constance, que les personnes qui suivent habituellement notre clinique considèrent comme un événement presque impossible la mort d'un individu, d'une force et d'une constitution ordinaires, entré dans nos salles pour y être traité d'une phlegmasie autre que celles des centres nerveux portée à un haut degré d'intensité. »

L'étonnement de M. Piorry n'empêche pas que les succès rapportés plus haut ne soient de la plus exacte vérité. Neuf années nouvelles de clinique se sont écoulées depuis la publication de ces résultats des douze années antérieures, et des succès tout-à-fait semblables ont été obtenus. Chaque jour, on peut en constater de nouveaux dans nos salles ; et nous ne craignons pas d'affirmer encore une fois, la main sur la conscience, que, grâce à la nouvelle formule des émissions sanguines, déjà mise en pratique depuis près de vingt-cinq ans, dans un service clinique ouvert à la publicité la plus complète, pour les phlegmasies aiguës en général (fièvres continues comprises), *la guérison est devenue la règle et la mort l'exception très rare.* Que si, attaquée de tant de côtés par le mensonge et la calomnie, ces éternelles armes des mauvaises passions, la nouvelle formule des émissions sanguines n'est encore employée que par moi et quelques-uns de mes élèves, je plains ceux qui s'en applaudissent, car, chaque année, je ne sais combien de milliers d'hommes paient de leur vie le déplorable triomphe de nos adversaires, lesquels en sont trop souvent eux-mêmes les victimes, soit dans leur propre personne, soit dans celle de leurs parents et de leurs amis. Sans doute, une résistance aussi obstinée, même de la part de ceux qui se prétendent mes *amis*, est dans l'ordre de la nature humaine ; mais elle est telle, qu'en vérité, j'ai quelque peine à comprendre comment j'ai pu, en dépit d'elle, poursuivre une œuvre commencée depuis bientôt un quart de siècle. Quel pouvoir a soutenu ma profonde faiblesse ?.... Je laisse à d'autres le soin de la réponse.

IV. *Abstractions.* Examinons seulement la partie de cet article qui paraît s'adresser à moi : « L'unité morbide n'est pas comme une assemblée, comme une nation, un assemblage de gens » (quel bizarre rapprochement !) ; « c'est une collection de symptômes variables, collection si peu déterminée que depuis Cœlius jusqu'à M. Bouillaud, on trouve que, dans les *Nosographies*, la plupart des unités morbides ne sont pas les mêmes. »

Où donc M. Piorry a-t-il lu, depuis plus d'un demi-siècle que l'anatomie et la physiologie sont les fondements de la pathologie, où a-t-il lu que l'*unité morbide est une collection de symptômes variables?* Faut-il lui crier perpétuellement aux oreilles que Broussais et d'autres ont fait justice de cette espèce d'ontologie en ralliant les *entités*, *les unités morbides* aux organes, c'est-à-dire en faisant précisément ce que M. Piorry s'imagine lui appartenir, savoir des états *organopathiques* (le mot organopathique seul appartient à M. Piorry, et il n'est pas du nombre de ceux que j'ai cru devoir blâmer). Quant à ce qui me concerne en particulier, il faudrait réellement que M. Piorry rêvât tout éveillé, pour me placer parmi ceux qui ont pris *des collections de symptômes variables* pour leurs unités morbides, et pour base de leur classification. Mes douze classes d'unités morbides ne sont, en effet, M. Piorry me force à le lui répéter encore, que des états organopathiques divers, et parfaitement déterminés, et cette classification, comme on l'a vu, répond victorieusement aux attaques de M. Piorry contre les unités morbides et les classifications pathologiques.

Le passage suivant montrera trop clairement que M. Piorry ne se fait guère une juste idée de ce qu'on doit entendre par le mot abstractions, et qu'il se plaît toujours à combattre de vieilles idées depuis longtemp sensevelies dans le cercueil du passé. « Lorsqu'en médecine on *individualise abstractivement*, comme on le fait pour la *fièvre*, le *rhumatisme*, les *scrofules*, le *vice dartreux*, le *génie hémorrhoïdal*, etc., etc., bientôt on cherche à combattre l'*être imaginaire* que l'on a créé; on devient semblable au héros de Cervantes, on se bat en champclos avec des formes fantastiques, et l'on finit par faire de la thérapeutique dans le pays des chimères. »

On n'*individualise* point *abstractivement*, en se servant des mots ci-dessus indiqués, mais on se sert de mots à sens mal déterminé, antérieurs à l'époque où les diverses maladies ont pu être rattachées aux organes, et où leurs dénominations ont pu être ralliées à celles de ces mêmes organes, dont elles ne sont que des modifications, soit matérielles ou anatomiques, soit physiologiques ou vitales, soit à la fois matérielles et vitales. Que M. Piorry se persuade donc bien, nous ne saurions trop le lui redire, que ce n'est pas pour avoir, avec tant de ses devanciers et de ses contemporains, fait de l'organicisme rationnel ou de l'organopathisme, qu'il trouve des adversaires, mais uniquement parce qu'il a sur les unités morbides et sur les classifications des idées erronées, et qu'en matière de nomenclature médicale, il est tombé dans des abus, des exagérations et des cacophonies que lui seul ignore.

Cela nous conduit naturellement à l'article *Nomenclature ;* mais, avant d'y passer, signalons encore une nouvelle contradiction de M. Piorry. On a vu plus haut qu'il me reprochait d'attaquer l'*organopathisme* avec énergie, etc. Hé bien, à son article *Abstractions*, il écrit ce qui suit (ce n'était guère le lieu) :

« La forme du discours de M. Bouillaud était amère et piquante, le fond était doux comme le miel le plus pur.

« Je me suis rappelé alors que M. Bouillaud exprime souvent ses idées et les choses avec l'énergie de l'hyperbole, et il est bon d'en être prévenu (1). Pour lui, Desgenettes était le *Thucydide de la peste de Jaffa* (2) ; il voyait en Dupuytren l'*aigle de la chirurgie moderne*, et Broussais, dans ses phrases poétiques, était le *Messie médical moderne* (3). Dans son discours académique, M. Bouillaud est encore tombé dans une autre hyperbole, qui, prise à la lettre, me couvrirait d'un vernis ridicule de la plus sotte vanité, et, certes, ce n'est pas ce qu'il a voulu faire. Je lui aurais proposé, a-t-il dit, *de partager le sceptre de la médecine ;* mais jamais je ne lui ai parlé de chose pareille. Si la médecine avait un sceptre, M. Bouillaud serait digne de le porter (4) ; mais un

(1) Ainsi, M. Piorry trouve que le fond de mon discours était doux comme le miel le plus pur, et, au lieu de me rendre la pareille, il me riposte par un discours dont *le fond est aussi amer que l'absynthe la plus pure !* ce n'est pas là une confraternité évangélique. Comme il était bien *prévenu* que l'*énergie de l'hyperbole* est la seule arme de combat qui soit à mon pouvoir, qu'avait-il besoin de me répondre avec tant d'amertume ? car que peut l'hyperbole, fût-elle maniée par un autre *Juvénal*, contre la vérité ?

(2) Quelle hyperbole, en effet ! Eh bien ! je ne me repens nullement d'avoir ainsi parlé de Desgenettes.

(3) Je ne me repens point davantage de ces *phrases poétiques*, que M. Piorry, cependant, aurait pu rapporter avec plus de fidélité.

(4) Si M. Piorry n'aime pas l'hyperbole, on voit qu'il n'en est

sceptre ne se partage point, et l'empire romain, la vieille France se sont mal trouvés de la division du pouvoir suprême (1). La science n'est pas un royaume, mais une république qui ne supporterait même pas les faisceaux de deux consuls (2). Les vrais savants, les inventeurs *lucides* (3), les observateurs intelligents, les praticiens instruits, constituent son illustre aéropage, dont le président de chaque jour est celui qui ce jour-là a le mieux mérité (4). Je n'ai fait et je

pas de même de l'ironie; mais quelque fine, quelque acérée que soit celle de M. Piorry, je ne m'en fâcherai point : *je ne me sens pas blessé.*

(1) Ceci rentre dans la haute politique et dans la haute histoire. Si cela venait de moi et non de M. Piorry, ce serait la *haute école* de l'hyperbole.

(2) Cela tomberait encore dans l'hyperbole, et peut être dans quelque chose de pire, si j'en étais l'auteur; mais l'auteur est M. Piorry, *et tout ce qu'il a touché se convertit en or.*

(3) Les inventeurs *lucides !* cet adjectif me plaît.

(4) A Fontanes, qui, dans un de ses discours, avait parlé de l'*empire* des lettres, Napoléon, à ce qu'on rapporte, répondit : « Ah ! monsieur le comte, laissez-nous du moins la *république* des lettres. » M. Piorry imite Napoléon, et il le complète en quelque sorte, en créant à la république des sciences un aréopage composé d'inventeurs *lucides*, etc., dont chacun préside à son tour, *le jour où il a le mieux mérité.* Si M. Piorry peut fonder une république scientifique, et spécialement une république médicale, où l'on décidera chaque jour *paisiblement* et *équitablement* quel est le membre de l'aréopage *qui a le mieux mérité* et doit en conséquence être *président*, certes, il aura résolu un problème presque aussi difficile que celui de la quadrature du cercle ou du mouvement perpétuel Mais je crains

le déclare encore une fois, soit en public, soit en particulier, aucune proposition de partage impérial ou royal à notre collègue (1); je lui ai dit, comme il m'est arrivé, en parlant à MM. Rayer, Cruveilhier, Rostan et Andral, de leur exprimer cette pensée qu'il serait à désirer que nous soutinssions en commun la médecine rationnelle et organique; que l'on devrait se pardonner certaines dissidences scientifiques pour mieux faire prévaloir les saines doctrines (2); j'ai ajouté même que c'était un grand tort que de rester à l'état de faibles individualités, quand il serait possible de former, par une réunion bienveillante, ce solide faisceau que le bon vieillard de la fable recommandait à ses fils de former. »

M. Piorry abonde ici dans mon sens, en ce qui concerne la nomenclature médicale, et il n'a, sans doute, pas oublié qu'en proposant, bien longtemps avant lui, une révision de cette nomenclature dans l'esprit de cette grande révolution qui consiste à rallier les maladies aux organes, à les considérer comme

bien que la république de M. Piorry n'ait le sort de celle de Platon.

(1) Je reconnais de bonne grâce que M. Piorry ne m'a fait aucune proposition de *partage impérial ou royal*, et que, même jusqu'ici, il ne m'avait parlé ni de présidence, ni d'aréopage, etc.

(2) Les saines doctrines n'ont pas besoin pour prévaloir qu'on se pardonne certaines dissidences scientifiques. La vraie science n'admet pas les dissidences : elle est *une* ou *n'est pas*.

des modifications diverses de ces organes vivants ou de l'organisme tout entier, j'avais émis le vœu que cette importante mission fût confiée à une réunion de médecins dignes, sous tous les rapports, de coopérer à ce *grand œuvre.* Malheureusement, M. Piorry, *usurpateur* d'un nouveau genre, s'en est chargé seul, et tout le monde n'a pas été disposé en faveur de ce qui lui est *personnel*, je ne dis pas dans les *principes*, tels que je les avais posés moi-même, lesquels n'ont point été sérieusement contestés, mais dans la forme et l'application. Est-ce ma faute? Les objections que j'ai présentées à M. Piorry ne portent que sur ce dernier point : elles ne pouvaient atteindre les principes, puisque, encore une fois, en les attaquant, je me serais attaqué moi-même.

V. *Nomenclature.* — M. Piorry commence par avouer qu'en 1825, 1830 et 1831, *j'ai judicieusement dit qu'une nomenclature médicale devait être faite*, d'après laquelle les dénominations des maladies indiqueraient le siége et la nature de ces maladies. C'est là ce que j'ai dû rappeler dans mon premier discours, avant de signaler ce qui me paraissait vicieux dans l'*onomopathologisme* de M. Piorry, et il est bien singulier qu'en entendant ce discours il ait cru que, considéré dans ses principes, le nouveau système de nomenclature dont, selon lui, je revendiquais la priorité, *n'avait pas de plus impitoyable adversaire que moi.* C'est que M. Piorry ne voit presque jamais les choses telles qu'elles sont réellement, mais telles qu'elles sont après avoir traversé le *prisme* de son imagination. La double objection que j'ai faite est que, d'une part, M. Piorry avait créé, sans nécessité, des mots nouveaux, dérivés du grec, et que, parmi ces mots, il s'en trouvait malheureusement un trop grand nombre d'une longueur démesurée, cacophoniques, et dont la prononciation était d'une difficulté telle, qu'ils ne pouvaient être prononcés sans exciter quelques rires.

M. Piorry sait, en effet, que lus aussi bien que possible devant l'Académie, quelques-uns des mots dont il s'agit furent accueillis par un rire presque général. Il ne fait que me rendre une stricte justice, en disant *qu'il* aime à croire que je n'ai pas eu la mauvaise intention de *provoquer le sourire en les prononçant.* Si donc, le sourire a été provoqué, c'est la faute des mots et non la mienne ; et M. Piorry aurait agi très sagement en mettant à profit cet argument comique (1). S'il était vrai, comme il le déclare, *que la seule chose à laquelle il tient et qu'il*

(1) Pour justifier les mots auxquels on a si justement reproché d'être construits en dépit des principes les plus évidents d'une saine nomenclature, M. Piorry nous apprend que ces mots sont bien vus à Athènes, et qu'une médaille d'or et un prix de 1,200 francs ont couronné leur auteur. Que ces mots soient couronnés avec leur auteur dans la moderne Athènes, je le veux bien ; mais avant de les adopter, j'attendrai qu'ils aient été couronnés à Paris, ou... dans l'antique Athènes.

défendra à outrance, *ce sont les principes de la nomenclature*, il aurait mille fois raison quand il ajoute : « Or, ces principes sont revendiqués comme priorité par mon honorable collègue ; son opposition serait donc hors de saison, et, au point de vue de la nomenclature, je cherche, sans la trouver, une dissidence entre M. Bouillaud et moi. » Si M. Piorry ne trouve pas cette dissidence, c'est qu'il la cherche où elle n'est pas, c'est-à-dire dans les *principes* et dans le *fond*, au lieu de la chercher dans l'*application* et dans la *forme*.

Je n'irai pas bien loin pour trouver dans le discours de M. Piorry une nouvelle preuve de ce que j'avance. En effet, nous lisons ce qui suit, à quelques lignes plus loin que celle où il est question des mots attaqués par moi : « Vous m'avez accusé d'avoir généralisé la nomenclature ; mais cette généralisation est un des plus grands avantages qu'elle peut offrir : on ne cesse, dans des phrases banales, de parler de vues générales ; ici on peut, sans crainte, systématiser en grand, d'*une manière non dangereuse, mais utile*, et l'on s'élève contre cette large manière d'harmoniser le langage avec les nombreux faits de la science. »

Précédemment, M. Piorry avait dit : « Vous voulez faire des mots français ; mais, jusqu'à présent, la science a employé les racines grecques, et vos expressions françaises ne seraient pas comprises aussi bien que les termes *helléniques* par les autres peuples; il faut, autant que possible, *généraliser* la langue médicale, et, de plus, il est impossible de construire avec du français ou du latin des mots composés convenables. Faites donc quelques essais de ce genre, et vous verrez ces termes étranges que vous formerez! »

Ces passages, mieux que tout ce que nous pourrions dire, montrent à nu en quelque sorte l'*excès*, l'*exagération*, l'*abus*, la *licence* que nous avons reprochés à M. Piorry dans l'application des principes, d'ailleurs incontestables, que nous avons posés plus haut. Quoi! de ce qu'il est conforme à la saine philosophie de donner aux maladies des mots en quelque sorte *organiques* (1), et de faire servir, dans une juste mesure, la langue grecque à la construction de ces mots, on irait, avec M. Piorry, révolutionner la langue médicale tout entière, transformer le français en grec, et fabriquer de ces mots composés dont le seul mérite serait d'exciter la risée des académies! Pour nous faire *digérer* des mots composés aussi *indigestes*, M. Piorry n'a trouvé d'autre méthode que de nous citer des mots analogues, les uns pris dans Molière, les autres dans une récente édition du *Dictionnaire de médecine et de chirurgie*, par Nys-

(1) Je me sers de cette expression *abréviative* pour indiquer des mots destinés à rappeler le nom des *organes* dans lesquels les maladies ont leur siége.

ten, refondue par MM. Robin et Littré. Assurément, si quelques-uns des mots cités à cette occasion par M. Piorry avaient cours dans la nomenclature généralement adoptée, il y aurait une injustice réelle à ne pas donner aussi un libre cours, et en quelque sorte droit de bourgeoisie, à ceux de notre collègue que nous avons critiqués. En effet, ces derniers ne sont guère ni plus cacophoniques ni plus longs que quelques-uns des premiers, tels que *paramenispermine*, *palladethyolodyamme*, *parakakodyle*, *pancratemphraxies*, etc. Mais je prie M. Piorry de croire que ces mots-là ne sonnent pas agréablement à une oreille bien faite, qu'ils l'écorchent en quelque sorte, et qu'avant de les adopter, il faudrait qu'il fût mathématiquement démontré qu'il est absolument impossible de s'en passer et de les remplacer par d'autres. Que prouve donc l'argument de M. Piorry? Que notre collègue n'est pas le seul qui ait imaginé de vicieuses dénominations, ce qui n'était ignoré de personne.

M. Piorry termine sa réplique en réfutant, selon sa coutume, une objection que je ne lui ai pas faite, et en oubliant de répondre à la véritable objection dont il s'agissait. « Vous me reprochez, dit-il, d'avoir été infidèle à mes principes et d'avoir désigné l'intelgence par *psyché* et son exercice par *psychisme.* »

Nulle part, dans mon discours, je n'ai adressé à M. Piorry le reproche *spécial* qu'il articule ici. Les mots *psyché* et *psychisme* n'ont rien, le premier surtout, de *désobligeant* pour l'oreille. Mais il n'en est pas ainsi des mots que j'ai *censurés* et que voici : *dispschismie*, *apschismie*, *hypopschismie*, *anomopschismie*. Ceux-là, bien que moins offensants pour l'oreille que plusieurs autres de la création de M. Piorry, ne sont pas néanmoins très euphoniques (j'en demande bien pardon aux modernes Athéniens qui ont couronné M. Piorry pour ses créations de mots *iatriques*).

Il est vrai qu'après avoir cité les mots indiqués tout à l'heure, et d'autres, comme sentant plus ou moins la *barbarie*, bien que dérivés du *grec*, je remarquais, en passant, que les premiers n'exprimaient pas des *états organopathiques*, mais bien des lésions fonctionnelles, et que, par conséquent, M. Piorry violait le premier principe d'une saine nomenclature *organique*. Or, quelle est la réponse de M. Piorry à cette objection si naturelle? « Vous auriez donc voulu, dit-il, que dans mes doctrines je *matérialisasse* la pensée ? » En conscience, M. Piorry conviendra que la conséquence qu'il tire de l'objection est plus que *forcée*. Je ne veux qu'une chose, c'est que M. Piorry reconnaisse qu'il se sert quelquefois de mots qui ne représentent pas des états *organopathiques*, et qu'alors il est infidèle au principe que j'ai rappelé tout à l'heure. Cela valait mieux que de manquer à la vérité, à la bonne foi et à l'*amitié*, au point de faire croire au lecteur que moi, *essentiellement spiritualiste* en psychologie, j'aie jamais eu l'idée absurde d'*assigner un organe à la pensée*, tout en professant que le cerveau est un instrument sans lequel la pensée ne saurait s'exercer ou du moins se manifester. C'était bien la peine, d'ailleurs, d'articuler une telle insinuation, puisque, quelques lignes plus bas, M. Piorry ajoute : « Évidemment ce n'est pas là ce que vous avez voulu dire. » Non-seulement ce n'est pas ce que j'ai voulu dire, mais il n'y a rien, absolument rien, dans ce que j'ai dit, d'où tout autre que M. Piorry eût pu tirer la conséquence indiquée plus haut.

Il paraît que M. Piorry n'a pas été satisfait de la prééminence que j'ai reconnue à l'homme sur tous les autres animaux, ou du moins de la formule dont je me suis servi pour exprimer ma pensée. En effet, voici ce qu'il en dit : « Vous qui voyez les animaux si inférieurs à l'homme, distinguez donc l'homme physique, que vous êtes surtout appelé à soulager, de l'homme moral, dont vous êtes rarement le médecin. *Or, cet homme physique ne diffère presque pas de l'animal, et votre indignation, illustrée par de belles phrases, n'a pas de fondement.* »

Je n'avais pas, ce me semble, besoin de la leçon de M. Piorry *pour distinguer l'homme physique de l'homme moral.* Mais, j'ai regret de le dire, peut-être M. Piorry ferait-il sagement d'étudier de nouveau l'anatomie et la physiologie qu'il enseignait autrefois. Il y apprendrait que, non-seulement sous rapport moral ou psychologique, mais aussi sous rapport physique ou anatomique et physiologique, n'est pas permis de dire que *l'homme ne diffère pre que pas de l'animal.* Hé quoi ! M. Piorry n'a doi jamais comparé seulement la face, la tête de l'homn à celle des autres animaux ? A défaut des anatomist et des physiologistes, les poètes, Ovide en particulie l'instruiront de ce point d'anatomie et de physiolog comparée :

Os homini sublime dedit (Deus), cœlumque tueri
Jussit et erectos tollere ad sidera vultus.

M. Piorry objectera-t-il aussi à Ovide que son *ind gnation, illustrée par de belles phrases,* n'a pas c fondement? Ce serait bien le cas, surtout pou M. Piorry, qui se connaît mieux que personne e beaux vers, puisque, comme un autre Apollon, il e à la fois médecin et poëte. (Je ne dirai pas le dieu d la médecine et de la poésie, même en parlant d'A pollon, car M. Piorry m'a trop vivement reproch mon style figuré.)

VI. *Vitalisme.* Cet article n'est pas très clair e par conséquent pas facile à comprendre. Ce que l'o peut en conclure, c'est que M. Piorry ne veut ni d *propriétés vitales,* ni de *forces vitales,* ni de *prin cipe vital,* attendu que *remonter jusqu'à l'admissio de facultés, d'aptitudes primitives, telles que l contractilité, la motilité, la sensibilité, c'est s'é lever à des abstractions poétiques, qui ont été fort longtemps du goût de M. Piorry.*

Selon lui, « la sensibilité et la contractilité ne sont pas les caractères de la vie, les véritables propriétés vitales, et celles-ci doivent être infiniment plus générales. » Dans les animaux supérieurs, il y a des sensations dont les nerfs sont chargés, des contractions dont les muscles sont le siége ; en un mot, il se trouve chez eux une action nerveuse (*névrisme*) ou musculaire (*myosisme*) que, malheureusement, trop de gens ont confondue avec les propriétés vitales.

« Ce qui caractérise toute vie, c'est une activité propre et spontanée, une activité première, initiale, et j'admets, avec Stahl, que la source primitive de cette activité vitale est un principe qui anime chaque être organisé et qui, à l'état rudimentaire dans les derniers des êtres, s'élève, en se compliquant de plus en plus, au sentiment dans les animaux et à la conscience responsable chez l'homme : dès lors la vie devient inséparable de ce principe, auquel vous donnerez le nom que vous voudrez et qui, pour moi, n'est autre que l'âme elle-même (1). »

Voilà comment M. Piorry *est on ne peut plus*

(1) Après avoir proposé le mot *animité* pour désigner l'*activité spontanée qui est le caractère de la vie*, M. Piorry ajoute qu'*il n'y a pas de sensibilité, de contractilité, de propriété, de force, que l'on puisse et que l'on doive individualiser* : ce qui, bien compris, ne sera certainement contesté par personne.

vitaliste. La vie étant pour lui une unité, il ne veut pas qu'on la divise arbitrairement et inutilement en forces, en propriétés qui, par les malheureuses dispositions de l'esprit humain dont il a parlé, sont bientôt tellement personnifiées, individualisées, que des hommes d'un grand mérite et d'un grand talent professent publiquement que c'est sur ces forces et ces propriétés que la médecine doit agir, tandis qu'il lui est impossible de modifier la vie, résultat de l'influence de l'âme sur l'organisation, autrement que par la médiation des organes.

Telle est l'*église vitaliste* à laquelle appartient M. Piorry. Il est *monothélite*, pour parler le langage du vénérable doyen du vitalisme actuel de la *moderne Cos*, lequel se trouve ainsi, jusqu'à un certain point, justifié d'avoir donné ce titre à l'école de Paris, ou, si l'on veut, à l'école organicienne.

On sait quelle est ma tolérance, je ne dis pas mon (*indifférence*), en matière de *religion* ou de *foi vitaliste*. J'aime assez tout ce qui est *simple*, mais j'aime plus encore ce qui est *exact*, même dans la matière qui nous occupe, et jusqu'à plus ample éclaircissement, je n'ai pas de raison suffisante pour sacrifier ma *profession de foi vitaliste* à celle de M. Piorry. Aussitôt que M. Piorry se sera donné la peine de nous *démontrer* que l'*âme*, toujours *psychologiquement parlant*, préside aux phénomèmes de la vie dite *végétative* (commune aux végétaux et aux animaux), à l'imbibition, à l'absorption, à la calorification, etc. (1), alors je deviendrai *monothélite* comme lui, et je lui ferai gloire de ma conversion.

Arrivons enfin à la *conclusion* de M. Piorry et à la nôtre en réponse.

Au sens de M. Piorry, la doctrine de la décomposition des *maladies en états pathologiques* et *la nomenclature* (2) n'ont pas été ébranlées par les très faibles arguments qui leur ont été opposés.

M. Piorry se trompe ici s'il croit que des arguments, même *très faibles*, ont été opposés à la décomposition des maladies en états pathologiques, c'est-à-dire, dans un langage plus clair, à la doctrine qui consiste à rallier, à rattacher aux organes, ou, en d'autres termes, à *incarner* les maladies, doctrine dont les Morgagni, les Bichat, les Broussais, les Laënnec, etc., etc., sont les véritables représentants, et que je me suis fait gloire de défendre dans mon discours au sujet de la *discussion du cancer*. M. Piorry

(1) Dans une partie de l'article *conclusion*, M. Piorry dit : « Les mots *vie*, *vitalité*, *forces*, *propriétés vitales*, *principe vital*, *nature*, etc., se rapportent aux phénomènes merveilleux de nutrition, de conservation des organes, et à ce mécanisme divin dont le *principe qui nous anime* est le ressort et le moteur, et il ne faut pas les individualiser comme des êtres que le médecin pourrait modifier à sa volonté. »

(2) Nous constatons avec plaisir que dans sa conclusion, M. Piorry se sert ici des mots usités dans notre langue médicale *vulgaire*.

se trompe encore s'il croit que des arguments, même *très faibles*, ont été opposés à une nomenclature fondée sur cette doctrine. Son erreur est d'autant plus singulière, en ce qui me concerne, qu'il reconnaît que, bien longtemps avant lui, j'ai proposé ce système de nomenclature, et que j'en ai fait une application dans tout le cours de ma *Nosographie médicale* et ailleurs.

M. Piorry s'est donc créé ici des adversaires purement imaginaires. Il n'a réellement trouvé des adversaires que dans l'application *malheureuse* qu'il a faite, en beaucoup d'occasions, d'une doctrine généralement adoptée aujourd'hui. Et puisque cette doctrine est généralement acceptée, assurément, M. Piorry aurait pu se dispenser de *proclamer*, après les Bichat et les Broussais, *que ce sont enfin les organes malades et non pas des individualités morbides plus ou moins abstraites qu'il faut étudier.* A l'époque où nous vivons, ce n'est là qu'une de ces banalités qui ne peuvent donner lieu à aucune discussion contradictoire.

2° Au sens de M. Piorry, « *l'admission d'unités morbides* contre chacune desquelles on pourrait opposer un traitement ou un remède spécial, a, comme étiologie, symptomatologie, pathologie, pathogénie, et surtout au point de vue thérapeutique, les plus grands inconvénients. »

M. Piorry, poursuivant toujours des ennemis chimériques, croit que les *unités morbides*, dans la doctrine généralement adoptée aujourd'hui, constituent encore des *entités* séparées des organes; mais une telle *ontologie* n'est plus de ce monde. Les *unités*, les *entités* morbides, dans cette doctrine, ne sont autre chose que les lésions des organes, les états *organopathiques*, et comme ces états morbides des organes sont de plusieurs espèces essentiellement différentes, ils *peuvent*, ils *doivent* être classés d'après leur nature, et il faut opposer à chacun d'eux un traitement spécial, en rapport avec sa nature. Si l'on agissait autrement, c'est alors que surgiraient ces *grands inconvénients* dont parle M. Piorry.

« 3° L'organopathologisme, l'emploi pour l'exprimer de mots à racines grecques et significatives, sont, dit M. Piorry, les œuvres des médecins instruits de tous les temps, de tous les pays, et ils ne m'appartiennent pas en propre; je revendique seulement la systématisation générale des faits et des idées qui s'y rapportent. »

Nous convenons, avec M. Piorry, qu'il n'est l'inventeur ni de l'organopathologisme, ni de l'emploi pour l'exprimer de mots à racines grecques. Quant aux faits et aux idées qui s'y rapportent, en en revendiquant la systématisation générale, M. Piorry ne fait, sans doute, qu'exercer un droit légitime; mais il ne saurait ignorer qu'il n'est pas le seul qui ait le droit d'une telle revendication, et que la question est de savoir si la systématisation qui lui est propre l'emporte ou non sur celle des autres (1).

4° Selon M. Piorry, « les mots dont il se sert ne sont pas plus dissonants qu'un grand nombre de ceux qui sont usités dans le langage médical ou scientifique, ou même dans le langage vulgaire, et fussent-ils désagréables à prononcer et à entendre, ce serait là un bien faible inconvénient, et il faudrait les admettre s'ils étaient utiles. »

Des mots de dix syllabes et même plus, surtout si les syllabes sont assemblées d'une manière cacophonique, ne sont jamais utiles, et rien au monde n'est plus facile que d'éviter, sans aucun préjudice, un langage scientifique *barbare*.

5° M. Piorry ajoute : « Qu'il n'y a aucun besoin d'invoquer Périclès pour sauvegarder l'honneur de la divine langue d'Homère, quand cette langue divine, comme l'appelle poétiquement notre collègue, est considérée par moi comme le seul langage qui soit

(1) La seule *systématisation* dont personne ne peut contester la priorité à M. Piorry, c'est celle des dénominations *grécisées*, appliquées à toutes les parties de la médecine. Il faut bien se garder de confondre les choses avec les noms, les doctrines avec les mots. Rien n'est plus facile que d'*inventer* de nouveaux mots, qu'ils soient tirés du grec ou de toute autre langue. Mais rien n'est plus difficile, au contraire, M. Piorry le sait bien, que de découvrir des *choses* nouvelles, et la véritable gloire ne se trouve que dans les découvertes de ce dernier genre, lesquelles, par conséquent, devraient beaucoup plus que les autres tenter un homme tel que M. Piorry.

apte à donner des éléments de mots qui permettent à tous les peuples de se comprendre scientifiquement, et de progresser ainsi vers cette réunion des hommes en un faisceau commun que l'avenir fait entrevoir. »

Sans doute, en signalant la *longueur démesurée* et la *plaisante cacophonie* d'un certain nombre des mots grécisés, enfantés et préconisés par M. Piorry, j'étais loin de m'attendre que je ne m'exposais à rien moins qu'à un délit *anti-humanitaire*, puisque, si nous en croyons M. Piorry, le grec, même quand on s'en sert à la façon de notre collègue, « est le seul langage qui soit apte à donner des éléments de mots qui permettent à tous les peuples de se comprendre scientifiquement, et de *progresser ainsi vers cette réunion des hommes en un faisceau commun que l'avenir fait entrevoir.* » Jusqu'ici, je l'avoue, je n'avais pas pensé que, *hors du grec à outrance*, il n'y avait pas de salut. Mais s'il en est bien réellement ainsi, je me rends, et vive l'*onomorganopathisme grécisé* quand même! M. Piorry est-il content?

Finissons là, car tout doit avoir un terme, même dans cette sorte de *Thébaïde* médicale, presque aussi comique heureusement, sous certains rapports, que la vraie Thébaïde fut, au contraire, tragique.

Le genre d'attaques dont j'ai été l'objet de la part de M. Piorry m'avait un peu mis de mauvaise humeur, comme on a pu s'en apercevoir, peut-être, dans le cours de cette trop longue réplique. Mais enfin, le lecteur peut voir que cette mauvaise humeur a fait place à la bonne. Comme l'Académie, j'ai ri, et me voilà désarmé. Que désormais M. Piorry, pour lequel, en dépit de ses torts et de ses erreurs, je me sens toujours une secrète sympathie, soit donc bien convaincu que désormais, après nos explications académiques, je ne le troublerai plus ni dans son infatigable ardeur à créer et à émettre des mots nouveaux tirés du grec, ni dans sa lutte contre les *unités ou individualités morbides* et les classifications des maladies, ni même dans sa *charge à fond* contre cette malheureuse *Nosographie médicale* où les *maladies* ne sont cependant classées qu'à titre d'états anormaux de l'organisme et des organes ; et qui, hélas ! pour mordre la poussière, n'avait pas besoin que M. Piorry vînt lui porter un coup de sa massue d'hercule. Ma sympathie pour certaines personnes n'est pas, d'ailleurs, une simple abstraction, comme l'amitié de M. Piorry (1).

(1) A l'article *Abstractions* du discours de M. Piorry, on lit : « L'amitié est une autre abstraction à laquelle je suis tout-à-fait fidèle, qui ne doit jamais être perfide, et qui, malgré ce débat tout scientifique, sera, je l'espère, conservée entre M. Bouillaud et moi. »

M. Piorry peut voir par ce qui précède que je ne suis pas disposé à tromper son espérance; mais il y a si près de l'abstraction à la fiction, qu'il devrait bien me promettre, en fait d'amitié du moins, une réalité plutôt qu'une abstraction. De plus, si dorénavant M. Piorry voulait faire à mes ouvrages l'honneur de les critiquer, il conviendrait qu'il les lût autrement qu'il ne paraît l'avoir fait jusqu'ici. En effet, à en juger d'après ce que nous avons montré précédemment, M. Piorry aurait lu ces ouvrages comme *Septicianus* avait lu ceux de *Martial*, ce qui valut à notre Septicianus l'épigramme suivante :

Explicitum nobis usque ad sua cornua librum,
Et quasi perlectum, Septiciane, refers.
Omnia legisti : credo, scio, gaudeo, verum est.
Perlegi libros sic ego quinque tuos.

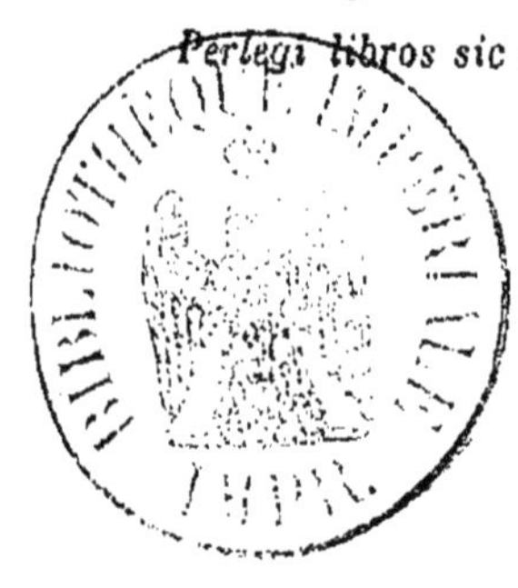

RECHERCHES CLINIQUES

SUR LES

MALADIES DU CŒUR.

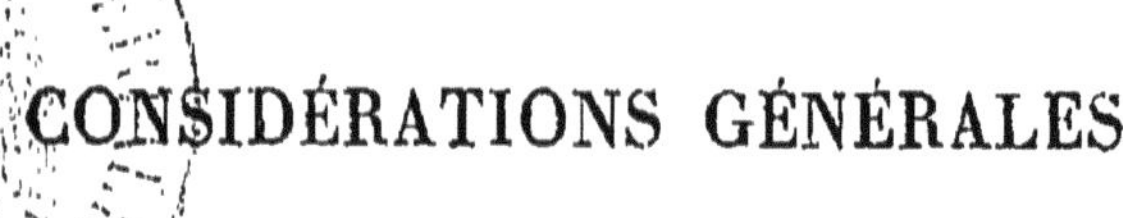

CONSIDÉRATIONS GÉNÉRALES

SUR L'ANATOMIE DU COEUR.

Avant de commencer l'étude des maladies du cœur, il est indispensable d'avoir une idée générale de cet organe, sur la position et la structure duquel on n'est pas d'accord. Il est placé dans la cavité gauche de la poitrine ; sa base est en haut et à droite, sa pointe est tournée en bas et à gauche, elle bat dans le cinquième espace intercostal en dedans du mamelon. Ici les différents auteurs ne s'entendent pas. Un physiologiste fait battre la pointe dans le sixième espace intercostal, et un anatomiste moderne dans le quatrième. Des observations directes et répétées un grand nombre de fois nous permettent d'assurer que le lieu que nous venons de lui assigner est bien le véritable.

On comprend combien il importe d'être bien fixé sur cette question, car étant donné, par exemple, un malade dont la pointe du cœur bat dans le sixième espace intercostal en dehors du mamelon, on peut affirmer qu'il y a une augmentation du volume de cet organe.

Depuis quelque temps nous avons examiné avec un soin tout particulier les malades qui sont entrés dans notre service, et chez trois seulement nous avons senti la pointe du cœur en bas du quatrième espace intercostal. Sur le cadavre nous avons souvent plongé un scalpel dans le cinquième espace intercostal, puis enlevant la paroi antérieure de la poitrine, nous avons vu que l'instrument correspondait à la pointe du cœur. Cette expérience répétée seize ou dix-huit fois, nous avons rencontré deux fois seulement la pointe dans le quatrième. L'endroit de la poitrine auquel elle correspond est donc assez constant, et je ne comprends pas ce qui a pu faire dire à M. Piorry « que la position du cœur variant dans la poitrine, sans que pour cela il y ait maladie, il en résulte qu'on ne peut pas dire quels sont les points des parois pectorales auxquels doit correspondre la limitation du cœur dans l'état de santé (1). »

(1) Piorry, *Traité de médecine pratique*, tom. II, page 90.

Il est composé de deux parties bien distinctes, de deux cœurs pour ainsi dire, adossés l'un à l'autre, l'un droit, l'autre gauche; ce dernier l'emporte de beaucoup sur le premier; il forme à lui seul près des deux tiers du volume total de l'organe. Chaque moitié est composée de deux parties, un ventricule, véritable corps de pompe, une oreillette qui sert de réservoir. Les deux ventricules offrent quelques différences qu'il faut connaître. La cavité du ventricule droit est ovoïde, plus large que celle du gauche; elle descend moins bas, ce qui fait que la pointe du cœur appartient presque tout entière à ce dernier. Enfin, la direction des deux ventricules n'est pas parallèle.

Si maintenant nous examinons l'intérieur, nous trouvons des différences aussi marquées. Chaque cavité ventriculaire offre deux parties bien distinctes. L'une s'embouche avec l'orifice auriculo-ventriculaire, l'autre avec l'artère placée à sa base; mais à droite et à gauche les choses ne se comportent pas exactement de la même manière. Dans le ventricule droit, la portion qui correspond à l'artère pulmonaire forme avec celle de l'orifice auriculo-ventriculaire un angle dont le sinus regarde en haut. Pour en finir avec le cœur droit, nous dirons que l'oreillette de ce côté est plus grande que l'autre, que ses colonnes charnues sont plus prononcées.

A gauche le ventricule couvre complétement l'oreillette placée derrière lui ; nous avons déjà dit qu'il représente à lui seul les deux tiers de l'organe et que la pointe lui appartient en entier. Si nous examinons l'intérieur, nous voyons que la partie qui correspond à l'aorte est presque parallèle à celle qui correspond à l'orifice auriculo-ventriculaire, qu'elles sont séparées l'une de l'autre par la lame droite de la valvule mitrale et par une portion des deux colonnes charnues qui s'insèrent à elles par de nombreux tendons.

Les valvules de l'aorte sont plus robustes que celles de l'artère pulmonaire, et la fréquence de leur maladie est dans le rapport de 1 à 1,000. Derrière elles on voit l'origine des vaisseaux destinés à la nutrition du cœur, ce sont les artères coronaires. Ici, comme à droite, on trouve de nombreuses colonnes charnues dont la direction est à peu près aussi constante que le nombre. Deux d'entre elles se distinguent par leur volume considérable, elles envoient de nombreux tendons à la valvule bicuspide, ce qui les fait considérer par M. Bouillaud comme les muscles de cette valvule qu'ils redressent par leur contraction. En effet, la contraction de ces deux faisceaux charnus est isochrone avec la systole ventriculaire, puisque les fibres se confondent avec les parois du cœur ; au moment où elle s'opère, les valvules auriculo-ventriculaires sont dans un état d'abaissement nécessaire pour laisser passer le sang de l'oreillette dans le ventricule ; il est donc évident que la contraction des colonnes charnues qui s'insèrent aux valvules a pour effet leur redressement.

Les oreillettes reçoivent l'insertion de plusieurs veines ; la droite, les deux veines caves ; la gauche, les veines pulmonaires. Elles sont dépourvues de valvules à l'exception de la veine cave inférieure, et encore l'orifice de celle-ci n'est-il qu'incomplétement fermé par la valvule d'Eustache. Ce manque de soupape laisse déjà pressentir l'usage des oreillettes auxquelles on a voulu faire jouer un rôle actif bien en désaccord avec les conditions anatomiques, et que nous aurons à examiner en parlant des mouvements du cœur. Quand on enlève la paroi antérieure de la poitrine, on ne voit qu'une partie de la face antérieure du cœur. Le bord interne du poumon droit s'avance un peu sur la portion droite du péricarde, et le bord antérieur du poumon gauche recouvre presque complétement cette cavité. Il résulte de cette disposition que c'est le ventricule droit presque exclusivement qui n'est pas recouvert par le poumon ; l'espace ainsi découvert a une forme losangique de deux pouces environ. Nous ne voudrions pas être placé par l'inventeur de la plessimétrie médiate dans la catégorie « de ceux qui aiment mieux douter ou nier que d'apprendre, et auxquels l'entêtement fait écouter de mauvaises pensées ; » et cependant nous sommes obligé de déclarer que l'application exacte, par la plessimétrie, des points qui correspondent aux diverses cavités cardiaques et notamment à l'oreillette droite, aux ventricules et à la cloison interventriculaire ; la détermination des espaces qui correspondent au cœur droit et au cœur gauche est anatomiquement, cliniquement impossible. Jamais, même avec les soins les plus minutieux, nous n'avons pu constater « de matité *sans résistance* au doigt, obtenue par une percussion profonde en rapport avec l'oreillette et le ventricule droit, par rapport à une matité *avec résistance manifeste* au doigt pour le cœur gauche. »

L'action du cœur est celle d'une pompe foulante et aspirante dont les valvules constituent les soupapes. Celles placées à l'orifice des artères aorte et pulmonaire sont disposées pour s'abaisser sous l'influence de la contraction des ventricules et les valvules auriculo-ventriculaires pour se relever au même moment. Pendant la diastole ventriculaire, le vide ne pouvant pas plus se faire ici qu'ailleurs, le sang se trouve aspiré des oreillettes, les valvules auriculo-ventriculaires s'abaissent pendant que les soupapes artérielles se redressent. Ce qui se passe à gauche se passe simultanément à droite. Tel est, rapidement esquissé, le jeu du cœur qui sous l'influence de la vie opère les merveilleux mouvements que nous aurons bientôt à analyser.

La face interne du cœur est tapissée par une membrane à laquelle M. Bouillaud a donné le nom d'endocarde par opposition à celui de péricarde. Cette membrane est plus mince dans le ventricule droit que dans le gauche, mais c'est surtout dans les oreillettes qu'elle est apparente. Etudions-la dans les cavités gauches et prenons-la, par exemple, à l'origine de l'aorte avec la membrane interne de laquelle elle se continue, ainsi qu'avec celle des artères coronaires. Partie de ce point, cette membrane se déploie sur les valvules sygmoïdes, puis pénètre dans le ventricule qu'elle tapisse ainsi que les colonnes charnues, elle enveloppe les tendons qui vont s'insérer à la valvule auriculo-ventriculaire ; là, elle se dédouble pour se réfléchir sur ses deux faces, puis elle revêt l'intérieur de l'oreillette pour se continuer ensuite avec la membrane interne des artères pulmonaires. La base des valvules est entourée d'un cercle fibreux résistant, ne se prêtant à aucune distension, et sur lequel s'étale l'endocarde. Ce tissu fibreux est souvent transformé en tissu cartilagineux, osseux.

Il reste maintenant à parler de la détermination du poids et du volume du cœur.

La première difficulté qui se présentait à M. Bouillaud lorsqu'il entreprit des recherches relatives au poids et au volume de cet organe, c'est l'aveu de tous les auteurs sur l'impossibilité d'arriver à une détermination exacte. Corvisart signale l'avantage qu'il y aurait à posséder des données exactes sur ce sujet, mais voici comment il s'exprime : « Nous savons bien que son volume (du cœur) varie suivant l'âge, le sexe, le tempérament, le genre de vie ; mais nous manquons et nous manquerons toujours d'un étalon exact auquel nous puissions rapporter le poids, le volume d'un cœur dilaté, épaissi dans ses parois ; c'est donc une locution qui ne sera jamais rigoureuse ; il n'est pas de médecin qui, en l'adoptant, ne soit pénétré de son *inexactitude* (1). » Chez cet auteur on ne trouve rien sur l'atrophie de cet organe.

Laënnec s'exprime à peu près dans les mêmes termes : « Il serait impossible, dit-il, d'indiquer *géométriquement* les proportions du cœur chez un homme sain. Le poids de cet organe et l'épaisseur de ses parois considérés d'une manière absolue sont des données *infidèles* (2). »

Enfin, M. le professeur Cruveilhier est aussi explicite dans l'article Hypertrophie du *Dictionnaire de médecine et de chirurgie pratique* : « La détermination précise de la limite qui sépare l'état normal de l'état hypertrophique du cœur me paraît *impossible à résoudre* d'une manière rigoureuse. Le volume, le poids du cœur, l'épaisseur de ses parois, échappent à toute appréciation (3). » Ce professeur a cependant donné comme moyenne 6 ou 7 onces (187 à 218 gr.),

(1) Corvisart, *Essai sur les maladies du cœur*, page 65.

(2) Laënnec, *Traité d'aus.*, tome III, 4e édit.

(3) Cruveilhier, art. Hyp., *Dict. médic. et chir. pratique*, tome X, page 223.

et Lobstein, dans son *Traité d'anatomie pathologique*, 9 à 10 onces (281 à 312 gr.). Entre ces deux auteurs la différence est donc de 3 onces; c'est, comme on le voit, un chiffre assez élevé. Le professeur de Strasbourg, pas plus que celui de Paris, n'indique la constitution et l'âge des sujets, aussi M. Bouillaud est-il porté à croire que le modèle de Lobstein n'était pas dans des proportions normales.

Voici les résultats auxquels est arrivé ce professeur; les recherches que nous allons indiquer portent sur trente-deux cas divisés en trois séries.

La première comprend les observations relatives à des individus dont le cœur n'est ni dilaté, ni hypertrophié; la seconde, à des sujets atteints d'atrophie du cœur; enfin la troisième, ceux relatifs à des cœurs hypertrophiés avec ou sans dilatation des cavités.

La première série porte sur quatorze observations; le cœur a été pesé, et la moyenne des poids est le suivant :

Moyenne, 8 onces 3 gros (262 gr.).
Maximum, 11 onces (350 gr.).

Ce cœur appartenait à un sujet d'une taille colossale, et chez lui cet organe était en rapport avec tous les autres. Enfin le minimum est de 6 onces 2 gros (200 gr.); c'était le cœur d'un jeune homme de seize ans.

La deuxième série comprend sept sujets. Voici les résultats :

Moyenne.	175 gr.;	différence avec la 1re série		87 gr.
Maximum	200 gr.;	—	—	150 gr.
Minimum	135 gr.;	—	—	65 gr.

La troisième série comprend onze sujets chez lesquels le cœur a été mesuré, et voici les chiffres :

Moyenne. . .	475 gr.;	différence :	1re série	211 gr.,	2e série	298 gr.
Maximum . .	688 gr.;	—	—	338 gr.,	—	388 gr.
Minimum . .	338 gr.;	—	—	138 gr.,	—	203 gr.

Passons maintenant à l'examen relatif au volume et aux dimensions du cœur, à la capacité de ses cavités, à l'étendue de ses orifices.

Pour avoir le volume du cœur, M. Darcet fils a eu l'ingénieuse idée de le mesurer au moyen d'un vase gradué et rempli d'eau, et dans lequel il plonge le cœur dont le volume est représenté par la quantité d'eau déplacée.

La circonférence est mesurée à la base, et pour la première série nous avons les chiffres suivants :

PREMIÈRE SÉRIE.

Moyenne	8 pouces 9 lignes (238 millimètres).
Maximum	10 pouces 6 lignes (284 millimètres).
Minimum	8 pouces (217 millimètres).

DEUXIÈME SÉRIE.

Moyenne. . . .	6 pouces 91 lignes (184 millimètres).
Maximum . . .	8 pouces (217 millimètres).
Minimum. . . .	6 pouces 2 lignes (167 millimètres).

Là le maximum est juste le chiffre minimum de la première série :

TROISIÈME SÉRIE.

Moyenne. . . .	10 pouces (270 millimètres).
Maximum . . .	12 pouces (338 millimètres).
Minimum . . .	8 pouces 10 lignes (239 millimètres).

Le minimum de cette série est la moyenne de la première série.

La longueur du cœur est représentée par une ligne menée de la base du ventricule gauche à la pointe du cœur.

PREMIÈRE SÉRIE.

Moyenne. . . .	3 pouces 7 lignes (98 millimètres).
Maximum . . .	4 pouces (108 millimètres).
Minimum . . .	3 pouces 2 lignes 1/2 (87 millim.).

DEUXIÈME SÉRIE.

Moyenne. . . .	2 pouces	10 lignes	(77 millimètres).
Maximum . . .	3 pouces	4 lignes	(90 millimètres).
Minimum . . .	1 pouce	9 lignes	(48 millimètres).

TROISIÈME SÉRIE.

Moyenne. . . .	4 pouces	7 lignes	(124 millimètres).
Maximum . . .	5 pouces	3 lignes	(142 millimètres).
Minimum . . .	3 pouces	6 lignes	(97 millimètres).

La largeur est représentée par une ligne menée de l'un des bords à l'autre à la base des ventricules.

PREMIÈRE SÉRIE.

Moyenne. . . .	3 pouces 7 lignes 1/2 (90 millimètres).
Maximum . . .	4 pouces 6 lignes (132 millimètres).
Minimum . . .	3 pouces 5 lignes (98 millimètres).

On voit qu'ici la largeur l'emporte un peu sur la hauteur.

DEUXIÈME SÉRIE.

Moyenne. . . .	2 pouces 7 lignes (72 millimètres).
Maximum . . .	3 pouces 1 ligne (83 millimètres).
Minimum . . .	1 pouce 5 lignes (38 millimètres).

TROISIÈME SÉRIE.

Moyenne. . . .	5 pouces 5 lignes (146 millimètres).
Maximum . . .	8 pouces 6 lignes (230 millimètres).
Minimum . . .	3 pouces 10 lignes (104 millimètres).

L'épaisseur du cœur est mesurée par une ligne qui va de la face antérieure à la face postérieure prise à la base dans le sillon qui sépare les deux ventricules.

Voici les moyennes dans les trois séries :

PREMIÈRE SÉRIE.

Première série. . .	1 pouce 11 lignes 1/6 (52 millimètres).
Ventricule gauche .	6 lignes 1/2 à 7 lignes (15 à 16 millim.).
Ventricule droit . .	2 lignes 1/2 (6 millimètres).

On voit que chez l'adulte l'épaisseur du ventricule gauche l'emporte de deux fois sur celui du ventricule droit, tandis que chez le fœtus l'épaisseur des parois ventriculaires est la même pour les deux ventricules.

DEUXIÈME SÉRIE.

Épaisseur du cœur.	1 pouce 6 lignes 1/2 (42 mill.).
Ventricule gauche.	6 lignes 1/6 (14 mill.).
Ventricule droit. .	2 lignes 3/5 (6 mill.).

TROISIÈME SÉRIE.

Épaisseur du cœur.	2 pouces 5 lignes 1/2 (67 mill.).
Ventricule gauche.	10 lignes 1/2 (24 mill.).
Ventricule droit. .	3 lignes 7/8 (9 mill.).

Passons maintenant à l'examen de la circonférence des orifices du cœur dans nos trois séries.

PREMÈRE SÉRIE. — *Moyenne.*

Orifice ventriculo-arctique. . . .	2 pouces 5 lignes 1/2 (67 mill.).
Orifice auriculo-ventr. gauche. .	3 pouces 4 lignes 1/2 (83 mill.).

Cœur droit.

Orifice ventriculo-pulmonaire.. .	2 pouces 7 lignes (72 mill.).

L'orifice auriculo-ventriculaire droit est plus large que celui de gauche ; il est, par rapport à lui, comme 3 pouces 10 lignes (104 millimètres) est à 2 pouces 7 lignes 3/4 (72 millimètres). Il y a donc en plus, pour l'orifice auriculo-ventriculaire droit, une différence de 33 millimètres.

DEUXIÈME SÉRIE. — *Moyenne.*

Orifice ventriculo-arctique . . .	2 pouces 4 lignes 1/2	(64 mill.).
Orifice auriculo-ventr. gauche. .	3 pouces 4 lignes	(90 mill.).

Cœur droit.

Orifice ventriculo-pulmonaire . .	2 pouces 4 lignes	(70 mill.).

L'orifice auriculo-ventriculaire l'emporte aussi sur le même orifice gauche.

TROISIÈME SÉRIE. — *Moyenne.*

Orifice ventriculo-arctique. . .	3 pouces 5 lignes	(92 mill.).
Orifice auriculo-ventr. gauche. .	4 pouces 1 ligne 3/4	(111 mill.).

Cœur droit.

Orifice ventriculo-pulmonaire.. .	3 pouces 5 lignes	(92 mill.).
Orifice auriculo-ventr. droit. . .	5 pouces 2 lignes	(140 mill.).

— Avant de passer à l'examen des capacités des cavités du cœur, nous dirons que, pour nous, les mesures que nous allons donner n'ont pas toute l'exactitude des cas précédents; il y aurait besoin de nouvelles recherches.

La moyenne de la capacité du ventricule droit l'emporte sur celle du ventricule gauche, mais cette différence est réellement assez faible. En général aussi la capacité de l'oreillette droite est supérieure à celle de l'oreillette gauche.

La description du cœur que nous venons de donner n'est pas complète, sans doute ; mais elle suffit pour faire comprendre ce que nous aurons à dire de ses maladies.

PHYSIOLOGIE DU CŒUR.

ANALYSE DE SES MOUVEMENTS.

L'étude de l'anatomie du cœur serait incomplète, si elle n'était suivie de connaissances physiologiques sur lesquelles il importe d'être bien fixé ; c'est ici surtout que nous allons voir la divergence des idées pour l'explication de tel ou tel phénomène. Après avoir étudié la structure de l'organe, son cadavre, étudions avec soin le jeu de l'instrument à l'état de vie.

On a généralement confondu tous les mouvements du cœur, quoiqu'ils soient de deux ordres et bien distincts. Les uns extérieurs, visibles ; les autres intérieurs et cachés (mouvements valvulaires) ; ce sont ces derniers surtout qui ont été mal appréciés par les physiologistes. Pour mettre quelque clarté dans notre sujet, nous les étudierons successivement en commençant par les premiers.

En parlant de l'anatomie, nous avons déjà vu que le cœur est un organe double composé de deux cœurs; en décrivant les mouvements de l'un, nous décrirons ceux de l'autre, puisqu'ils fonctionnent simultanément malgré l'opinion d'un physiologiste qui s'est plu à imaginer l'hypothèse de mouvements successifs du cœur droit et du cœur gauche.

Chez certains sujets maigres, et notamment chez ceux atteints d'hypertrophie du cœur, on observe un premier mouvement qui frappe les yeux, qui fixe l'attention, c'est le choc de la pointe de cet organe venant frapper la poitrine. Nous avons eu pendant longtemps, dans la salle des hommes, deux malades couchés, l'un au n° 11, l'autre au n° 23, et chez lesquels M. Bouillaud a souvent appelé l'attention des élèves pendant sa clinique. Il nous est arrivé bien fréquemment, chez eux, de faire prendre le pouls carotidien par une personne pendant que je plaçais la main sur le cœur, puis comptant ensemble, nous répétions en même temps *un*, *deux*, etc. Il est donc facile d'avoir la preuve évidente de l'isochronisme du choc de la pointe du cœur avec le pouls; voilà un premier fait acquis à la science.

S'il était vrai, comme on l'a prétendu, que le choc de la pointe fût isochrone à la systole de l'oreillette, il faudrait admettre que la systole ventriculaire a lieu en même temps; or, comment comprendre que deux mouvements opposés, *contraction* et *dilatation*, aient lieu simultanément ? L'expérience que nous venons de rapporter, nous l'avons souvent répétée chez des sujets dont le pouls battait quarante fois par minute seulement : toujours le résultat fut le même ; dans ce cas, on ne peut donc invoquer la rapidité des mouvements du cœur.

Examinons les raisons de ceux qui, laissant de côté cette expérience clinique, soutiennent que le choc de la pointe du cœur a lieu pendant la diastole ventriculaire. Nous ne chercherons pas à réfuter M. Pigeaux qui est revenu de son ancienne opinion, occupons-nous de celui qui défend aujourd'hui cette théorie, et pesons bien les raisons sur lesquelles il s'appuie.

Et tout d'abord, n'est-il pas étrange que, pour arriver à une connaissance exacte sur les mouvements et les bruits du cœur chez l'homme, il ait fait les principales expériences sur des animaux à cœur simple ? Les résultats obtenus, en les supposant exacts, permettraient-ils de tirer une induction rigoureuse par rapport aux mouvements du cœur chez l'homme ? Il faut se rappeler que le cœur de la grenouille n'a que deux cavités dépourvues de valvule auriculo-ventriculaire. Déjà Harvey et Haller avaient signalé les différences qui existent entre les mouvements du cœur simple chez les animaux à sang froid, et ceux du cœur double chez les animaux à sang chaud. C'est cependant d'après ces expériences que l'on nie formellement la projection de la pointe du cœur pendant la systole ventriculaire. Laissons parler le partisan de cette théorie :

« Le seul mouvement de projection de la pointe en avant que l'on observe a lieu immédiatement avant la systole, dans la diastole par conséquent, et consiste en un véritable allongement des fibres ventriculaires, qui se fait non-seulement en avant, mais encore en bas et sur les côtés. Quant à la cause de ce mouvement de projection, ou mieux de turgescence, nous avons établi qu'il était l'effet de l'*impulsion communiquée par l'oreillette contractée à l'ondée sanguine qui pénètre dans le ventricule.* Ainsi il est démontré que : 1° dans la systole il y a rétrécissement du ventricule sans projection en avant de sa pointe ; 2° que, dans la diastole, il y a ampliation générale du ventricule, apparente surtout à la pointe qui se porte en bas et en avant. Or, nous voilà en contradiction avec l'opinion généralement adoptée. » Voici comment s'exprime le même auteur en parlant de ses expériences sur des animaux à cœur double : « *Supposons* l'oreillette contractée. La tête de la colonne veineuse, soumise à une impulsion continue, se trouve arrêtée aux embouchures des veines, qui sont resserrées par la contraction de l'oreillette ; elle fait effort de toutes parts et se précipite dans la cavité aussitôt que le resserrement contractile en est terminé. Le sang va choquer violemment la paroi antérieure de l'oreillette et lui fait exécuter un mouvement antérieur énergique. Il continue ainsi de couler dans sa cavité, jusqu'à ce que la réplétion soit complète ; alors l'oreillette opère sa contraction, qui commence par le resserrement des embouchures veineuses. Cette contraction fait cesser à l'instant la communication qui existait entre le sang arrivé dans l'oreillette et le reste de la colonne, et forme de cette manière l'ondée sanguine. Celle-ci, chassée avec force de haut en bas, d'arrière en avant, soulève les valvules auriculo-ventriculaires, débouche en masse par l'ouverture ventriculaire dans le ventricule qu'elle distend, *et dont le sommet éprouve alors un mouvement en bas et en avant.* Elle n'est pas plus tôt dans le ventricule que celui-ci se contracte ; sa pointe, qui était portée en avant, revient à son état normal et se rétrécit dans tous les sens ; les valvules auriculo-ventriculaires s'appliquent contre leur orifice, et l'ondée sanguine, violemment refoulée, relève les trois valvules semi-lunaires et pénètre dans l'artère, qui subit alors ce mouvement bref de dilatation que l'on nomme pouls. Ces différents mouvements, par lesquels l'ondée sanguine passe de l'oreillette dans l'artère, se succèdent *fort rapidement*, *comme convulsivement*, de telle sorte que leur *ensemble paraît former un mouvement unique*, et que *la contraction de l'oreillette, qui est le principal de tous, est presque isochrone avec le pouls artériel, qui en est le dernier*. . . . .

On doit, pour avoir une juste idée de la série des mouvements qui constituent un battement du cœur, *ne considérer que la contraction et la dilatation de l'oreillette*. . . . .

On peut dès lors considérer l'oreillette comme l'*organe central de la circulation*, le cœur proprement dit. »

Il est facile de voir que l'auteur, comme il l'avoue d'ailleurs, est en contradiction avec l'opinion généralement reçue ; il pourrait cependant avoir raison contre elle, s'il était au moins d'accord avec les faits. Les expériences des physiologistes sont-elles conformes à celles que nous venons de rapporter ? Harvey, qui a fait un si grand nombre de vivisections pour l'étude des mouvements du cœur, s'exprime ainsi : « Quand on examine sur un animal le cœur mis à nu, au moment où il se meut, il se relève en pointe et imprime à la poitrine un choc sensible à l'extérieur... C'est donc simultanément et au même instant que se fait la contraction du cœur, *le redressement de sa pointe, le choc contre la paroi de la poitrine.* »

Haller conclut, de ses expériences répétées un grand nombre de fois, « que les ventricules et les oreillettes sont le siége de contractions et de dilatations *alternatives*. Les oreillettes se contractent simultanément pendant que les ventricules sont en repos. Peu après elles se relâchent, et c'est alors que les ventricules se contractent à leur tour d'une manière simultanée comme les oreillettes... Lorsque le cœur est mis en mouvement et que les ventricules se contractent, leur sommet se rapproche de la base et se recourbe en avant, de sorte que le cœur repousse le doigt qui le touche. » Non-seulement l'illustre physiologiste a constaté ces résultats dans ses vivisections, mais il a vu, chez un enfant dont le cœur était à nu, le redressement de la pointe du cœur pendant la systole ventriculaire ; il dit positivement « qu'à la fin de son mouvement, la pointe du cœur frappe la poitrine par un choc désigné sous le nom de pouls du cœur, lequel est isochrone avec le pouls de l'aorte. *C'est donc au moment de la systole que le cœur frappe le thorax.* »

Senac a étudié avec beaucoup de soin les mouvements que nous analysons; dans maint endroit de son livre, il se récrie contre ceux qui laissent de côté l'expérience et la raison pour n'écouter que leur imagination. Il a aussi constaté de la manière la plus évidente le redressement de la pointe du cœur pendant la systole ventriculaire. « Il faut pourtant avouer, dit-il, que dans les chiens vivants j'ai observé que la pointe du cœur se relève (pendant la contraction), le ventricule gauche se redresse. »

Si maintenant nous consultons les expériences des physiologistes modernes, nous verrons qu'elles sont confirmatives de celles de Harvey, Haller, Senac. M. Magendie, le chef de la physiologie expérimentale, s'exprime ainsi : « Si le cœur d'un animal est mis à découvert, on reconnaît aisément que les oreillettes et les ventricules se resserrent et se dilatent *alternativement*. Ces mouvements sont tellement combinés, que le resserrement des oreillettes arrive *concurremment* avec la dilatation des ventricules, *et vice versa*, que la contraction des ventricules coïncide avec la dilatation des oreillettes. » Pour M. Magendie, le choc de la pointe du cœur a lieu pendant la systole ventriculaire, puisqu'il explique le premier bruit par le « choc de la pointe de cet organe contre la poitrine au moment de la contraction ventriculaire. »

M. Marc d'Épine, de Genève, dit n'avoir jamais pu observer dans les oreillettes d'autres contractions qu'une sorte de mouvement vermiculaire *tout-à-fait incapable de déterminer la dilatation des ventricules ; leur appendice seul lui a paru se contracter*. Il a vu distinctement le choc de la pointe *coïncider avec la systole ventriculaire.*

Voici les expériences de Hope, en Angleterre, entreprises sur de gros animaux, tels que des chiens et des ânes. « Le premier mouvement du cœur, dit-il, qui interrompt l'intervalle du repos, c'est la systole de l'oreillette. Cette systole consiste en un mouvement de contraction *très léger* et bref, plus considérable dans l'*appendice qu'ailleurs*..... La systole ventriculaire commence subitement et est suivie de la diastole. On reconnaît à la vue et au toucher que chaque contraction du ventricule constitue une secousse énergique et soudaine accompagnée de la dépression du centre au corps du ventricule. Le choc de la pointe du cœur et le pouls des artères les plus voisines du cœur sont *isochrones à la systole ventriculaire.* » MM. Barth et Roger, dans leurs expériences, ont constaté les mêmes résultats que les auteurs que nous venons de citer.

M. Bouillaud, qui s'est occupé avec tant de soin de la physiologie et de la pathologie du cœur, a constaté chez les animaux des mouvements très peu marqués dans les oreillettes, et d'autre part la coïncidence du choc de la pointe avec la systole ventriculaire. Voici ce qu'il dit : « Le 23 février 1834, j'ai mis à découvert le cœur d'un jeune coq vigoureux... pendant le cours de l'expérience, j'ai vu le cœur glisser doucement dans le péricarde et imiter par les contractions et les dilatations *alternatives* le jeu d'une pompe aspirante et foulante ayant pour réservoir les oreillettes. *Il me sembla* que le cœur s'allongeait en se contractant et que chaque contraction était accompagnée *du redressement en avant de la pointe de cet organe ;* redressement qui donnait au doigt la sensation d'une assez forte impulsion. Ce que je dis ici ne s'applique, du reste, qu'aux ventricules, car je ne *vis* ni ne *sentis* bien distinctement aucune contraction des oreillettes. J'enlevai le cœur après avoir coupé les vaisseaux, auxquels il est comme suspendu, et il continua de battre pendant quelques instants..... En frappant les ventricules, j'excitai pendant deux ou trois minutes des contractions très distinctes, avec allongement du cœur, en même temps que rétrécissement dans le sens transversal, *et sorte de soulèvement en avant*. . . . .

« Tandis que, chez le coq, je n'avais pas vu, du moins d'une façon distincte, les contractions des oreillettes, je les observai, faibles à la vérité, chez deux lapins; elles étaient beaucoup plus marquées dans les appendices auriculaires qu'ailleurs. En se contractant les oreillettes ne se *durcissaient* pas comme les ventricules. La pointe du cœur se *redressait fortement pendant la contraction de ceux-ci.* Lorsque l'on stimulait en quelque sorte cette contraction en frappant le cœur avec la pointe d'un instrument, il se redressait avec une sorte de bond et repoussait le doigt qui l'explorait (1). »

Voilà des expériences où les résultats sont bien opposés à ceux de l'auteur dont nous discutons les doctrines; et ici l'induction tirée de l'observation directe des mouvements du cœur vivant est légitime, puisque pour cet organe nous sommes dans la limite des rapports similaires de structure. Mais la démonstration sera plus évidente encore si des animaux

(1) Bouillaud, *Traité des maladies du cœur*, tome I, p. 143.

nous passons à l'homme, chez lequel la nature fait quelquefois tous les frais de l'expérience.

Haller a vu les mouvements du cœur chez un enfant atteint d'ectopie, et ce n'est pas le seul cas qui existe dans la science ; MM. Cruveilhier et Fauvel ont rapporté chacun une observation semblable à celle du grand physiologiste. Voici ce que le premier a noté sur les mouvements du cœur : « Le cœur de l'enfant, qui était pleine de vie et fortement constituée, est placé hors de la poitrine, dont il s'est échappé en entier à travers une perforation circulaire qui occupe la face supérieure du sternum. Il est nu *sans péricarde..... Les oreillettes sont très peu développées relativement au reste de l'organe.* Les deux ventricules se contractent simultanément, il en est de même des deux oreillettes. Pendant leur systole, les ventricules pâlissent, leur surface devient rugueuse ; leurs parois se resserrent dans tous les diamètres, et le sommet du cœur décrit un mouvement de spirale de droite à gauche et d'arrière en avant. C'est à *cette contraction en spirale qu'est due la percussion contre les parois du thorax.* »

M. Fauvel rend compte de la manière suivante de ce qu'il a vu : « Le cœur examiné à découvert, en présence de plusieurs personnes, était agité de mouvements réguliers de contraction et de dilatation séparés par un intervalle de repos. Ces mouvements étaient synchrones dans les deux moitiés du viscère.

Du côté gauche qui était le plus visible, la contraction se manifestait d'abord dans les appendices auriculaires. Elle était brusque, rapide et se propageait au reste de l'oreillette. *Dans ce moment le ventricule ne présentait aucun mouvement appréciable de dilatation ou de soulèvement ;* puis, sans interruption, le mouvement de contraction se transmettait au ventricule de la base à la pointe ; celui-ci se rétrécissait comme s'il eût été comprimé circulairement, *et sa pointe se redressait.* En cet instant, le ventricule était dur au toucher, et l'on voyait les grosses artères se gonfler, tandis que l'oreillette, déjà pleine avant la fin de la contraction ventriculaire, demeurait immobile. Après un instant très court pendant lequel le ventricule restait contracté, celui-ci devenait tout-à-coup plus gros, plus mou, et *sa pointe loin d'être soulevée s'affaissait.* »

Que l'on ajoute aux faits que nous venons de mentionner l'expérience clinique que nous avons si souvent répétée, notamment sur les deux malades de notre service, pour constater l'isochronisme du choc de la pointe du cœur avec le pouls, par conséquent avec la systole ventriculaire, et l'on aura des preuves formidables contre la théorie du choc de la pointe pendant la diastole ventriculaire.

En parlant de ses expériences sur les animaux à cœur double, on a remarqué sans doute que l'auteur dont nous combattons les doctrines *suppose les choses* au lieu de les *décrire ;* c'est l'expression dont il se sert : « Supposons, » dit-il ; puis de là une longue théorie sur la marche d'une colonne de sang que suit son imagination, mais que ses yeux, certainement, n'ont jamais vue.

Les trois mouvements qui font passer le sang de l'oreillette dans le ventricule se *succèdent convulsivement*, dites-vous, et n'en *forment qu'un unique?* Que *vous supposiez* ainsi la chose chez un malade dont le pouls serait très accéléré, passe ; mais chez un individu qui aurait seulement quarante ou quarante-deux pulsations par minute, la rapidité des mouvements n'est pas telle chez lui que tous soient confondus en un seul ; dans ce dernier cas, nous avons vu et bien vu, constaté et fait constater souvent l'isochronisme *parfait* du choc de la pointe du cœur avec le pouls des artères les plus voisines, telles que la carotide et la sous-clavière. Ceci est donc bien contraire à cette contraction de l'oreillette *presque isochrone*, suivant vous, au pouls. Encore une fois nous l'avons toujours vu *parfaitement* isochrone, et non *à peu près* (1). Ce fait constaté, restait à l'expliquer par la contraction de l'oreillette ; c'est

(1) Si l'on prend le pouls de l'artère pédieuse en même temps que la main est appliquée sur le cœur, il existe en effet un léger intervalle entre le choc de la pointe et la dilatation artérielle, puisque l'impulsion communiquée à la colonne de sang contenue dans l'artère par la contraction ventriculaire est d'autant

cette explication que nous avons vainement cherchée sans pouvoir la trouver, et nous n'hésitons pas à dire qu'une semblable théorie est un contre-sens physiologique, pour parler le langage de Bichat.

Pour avoir, suivant vous, une juste idée d'une révolution du cœur, il faudrait ne considérer que *la contraction et la dilatation des oreillettes?* Mais, s'il en était ainsi, la physiologie et l'anatomie, qui se prêtent un si puissant appui pour les autres organes, se donneraient ici un démenti singulier. MM. Marc d'Épine, Hope, Magendie, Bouillaud, etc., n'ont pu voir dans les oreillettes qu'une très légère contraction plus marquée dans les appendices qu'ailleurs et incapable de déterminer la dilatation des ventricules. Dans l'observation de M. Cruveilhier, il est noté que les oreillettes sont très peu développées par rapport au reste de l'organe; et dans celle de M. Fauvel que, pendant la légère contraction de l'oreillette, *le ventricule ne présentait aucun mouvement appréciable de dilatation ou de soulèvement.* Voilà donc autant de preuves qui démontrent avec la dernière évidence que le rôle que vous assignez aux oreillettes est purement imaginaire. S'il était bien celui que vous *supposez*, la force de l'o-

plus en retard que celle-ci est plus éloignée de la force motrice. Mais l'*isochronisme est parfait* entre le choc de la pointe du cœur et le pouls des artères les plus voisines, comme la carotide, la sous-clavière.

reillette devrait être en rapport avec la contraction nécessaire pour surmonter la résistance, et nous devrions trouver dans l'oreillette gauche plus de fibres musculaires que dans la droite, puisque la première, dans votre théorie, devrait surmonter un obstacle double de celui de la seconde, obstacle qui devient quelquefois considérable dans les cas d'hypertrophies du ventricule gauche bien plus fréquentes que celles du droit. Or, c'est tout le contraire qui existe. En parlant de l'anatomie, nous avons fait remarquer que l'oreillette droite est plus grosse que la gauche, et que ses fibres charnues sont plus prononcées. Cette disposition anatomique a d'ailleurs sa raison d'être.

Vous voulez prêter à un réservoir presque complétement dépourvu de fibres musculaires *une force de contraction* considérable, et vous refusez à la portion du cœur essentiellement musculaire la part principale dans le mécanisme de la circulation? Puis enfin l'explication que vous nous donnez pour empêcher le sang de refluer par les embouchures des veines *dépourvues de soupapes* est bien peu satisfaisante; vous *supposez* toujours ce qui est à *démontrer* : une grande force de contraction. Celle-ci même existerait-elle, que, le sang faisant effort de toutes parts, tendrait autant à s'échapper par les embouchures des veines qu'à être chassé dans le ventricule où il est véritablement aspiré. Je connais votre explication :

vous *supposez* que « la colonne veineuse, soumise à une impulsion continue, se trouve arrêtée aux embouchures des veines, resserrées par la contraction de l'oreillette ; » mais c'est là une hypothèse créée pour le besoin de la cause. Qui donc a jamais constaté *ce resserrement ?* Nous avons vu au contraire que tous les physiologistes n'ont remarqué qu'un léger mouvement vermiculaire dans l'oreillette.

Plus loin, le même auteur ajoute : « Que si le choc de la pointe du cœur est l'effet de la contraction des oreillettes, l'intensité du choc doit toujours prouver l'intensité de la contraction auriculaire ; et toutes les fois que, dans une affection organique du cœur, on voit la cage thoracique violemment ébranlée par le choc de la pointe, on doit conclure qu'il y a contraction violente des oreillettes dépendant de l'hypertrophie de leurs parois. »

Les faits que l'on donne à l'appui de cette manière de voir sont justement empruntés au *Traité des maladies du cœur ;* ils sont au nombre de seize , et relatifs à des hypertrophies *des oreillettes* unies à *celle des ventricules.* Les conclusions tirées du principe que vous posez sont légitimes , mais fausses comme le principe d'où elles émanent et dont il faudrait démontrer toute l'exactitude. Or, les observations que vous invoquez en faveur de votre opinion sont loin de lui être favorables ; elles la combattent, au contraire, puisque de toute évidence le choc de la pointe du cœur n'est pas *isochrone* à la systole *auriculaire*, mais bien à la systole *ventriculaire*. Sans doute, pour produire un choc violent, « il faut un corps choquant, volumineux, et une force énergique qui le mette en mouvement. » Mais cette force, au point de vue même de votre théorie, ne peut pas résider exclusivement dans la contraction de l'oreillette, puisque, suivant vous, c'est la colonne du sang qui « distend le ventricule en débouchant en masse par l'ouverture auriculo-ventriculaire. » Il importe donc que cette colonne de sang soit suffisante pour produire l'effet que vous supposez. Eh bien, parmi les observations que vous citez, il en est plusieurs dans lesquelles un rétrécissement auriculo-ventriculaire considérable ne donnait passage qu'à un *filet de sang*; ce sont principalement les observations 21, 23, 33, dans lesquelles il est noté : « L'orifice auriculo-ventriculaire gauche est considérablement rétréci. » Or, toutes les captieuses arguties ne feront jamais comprendre comment un filet de sang auquel donne lieu l'espèce de fente qui tient lieu d'orifice, et à peine suffisante, suivant Corvisart, « pour fournir à une circulation capable d'entretenir une vie, même languissante, » pourrait soulever des parois ventriculaires ayant une épaisseur double de l'état normal. Puis enfin, dans les grandes hypertrophies générales, tous les tissus sont envahis, mais la lésion porte principalement sur les ventricules, et quand les oreillettes sont épaissies, ce n'est jamais dans la proportion de ceux-ci. Dans l'état pathologique, la disproportion entre l'énergie des oreillettes, puissance motrice, suivant votre théorie, et les ventricules qui leur opposent une résistance en raison de leur épaisseur, est plus grande encore qu'à l'état physiologique.

Mais voyons quelques cas de rétrécissements extrêmes de l'orifice auriculo-ventriculaire avec hypertrophie des ventricules, sans épaississement des oreillettes. Dans l'observation 29 de l'ouvrage de Corvisart, on trouve noté : « Qu'en portant la main sur la région du cœur on sentait des palpitations vives, très accélérées et fort irrégulières, et parmi les lésions trouvées sur le cadavre, les oreillettes dilatées, mais non hypertrophiées, *l'orifice auriculo-ventriculaire extraordinairement rétréci, et formant une espèce de fente osseuse à travers laquelle une pièce mince de monnaie aurait à peine pu passer.* » L'observation 113 de l'ouvrage de M. Bouillaud est un exemple remarquable de rétrécissement extrême de l'orifice auriculo-ventriculaire avec hypertrophie considérable des ventricules, du gauche en particulier, sans épaississement des oreillettes ; il est cependant noté que dans la région du cœur la main sentait une forte impulsion.

J'ai deux pièces d'anatomie pathologique que je conserve dans l'alcool, et relatives à la question qui nous occupe : les oreillettes sont dilatées, mais non hypertrophiées, le ventricule gauche est double de l'état normal, et pendant le séjour des malades dans nos salles, nous avons constaté une très forte impulsion dans la région précordiale. Nous verrons dans un autre chapitre de cet ouvrage qu'avec l'hypertrophie des ventricules peut co-exister une lésion qui rende les battements du cœur assez obscurs.

Voici enfin une dernière preuve à l'appui du redressement de la pointe du cœur pendant la systole ventriculaire ; ajoutée à celles que nous venons de donner, elle fera voir, je l'espère, combien la doctrine que nous combattons a été élaborée à l'ombre du cabinet, laissant à l'écart l'observation directe, juge suprême en pareille matière. L'auteur admet que la cause de la projection du cœur en avant, « *c'est l'impulsion communiquée par l'oreillette contractée à l'ondée sanguine qui pénètre dans le ventricule.* » Or, si l'oreillette cessait de communiquer cette impulsion à l'ondée sanguine, ou plutôt si celle-ci n'existait plus, pour que la théorie fût vraie, il ne devrait plus y avoir redressement de la pointe du cœur.

L'expérience suivante a été souvent répétée par M. Bouillaud : on peut la tenir pour exacte. Si, chez un animal, on enlève immédiatement le cœur et qu'il soit placé sur une table, le *mouvement de soulèvement de la pointe du cœur persiste encore quelque temps.* Les oreillettes, ne recevant plus de sang, ne peuvent donc communiquer à celui-ci la force d'impulsion que l'on invoque pour soulever le ventricule. Faut-il ajouter que la direction des fibres contournées du cœur, si bien décrites par M. le docteur Filhos, ne permet à la pointe de se redresser que pendant la contraction ventriculaire?

Les preuves que nous venons de présenter ne sont pas les seules sérieuses que l'on puisse opposer contre la théorie qui attribue à la diastole le choc de la pointe du cœur contre la poitrine ; j'ai dû me contenter des principales, pensant qu'elles suffiraient pour démontrer son inanité. Ces preuves sont puisées à une triple source : 1° l'observation directe qui fait constater l'isochronisme parfait du choc de la pointe du cœur avec le pouls des artères les plus voisines; 2° les expériences sur les animaux ; 3° la physiologie pathologique dans laquelle on doit faire rentrer les cas d'ectopies de Haller, MM. Cruveilhier, Fauvel, et dont on a cherché à diminuer la valeur en vue d'idées spéculatives. Mais toutes les subtilités du raisonnement ne pourront renverser des faits aussi bien établis et confirmés d'ailleurs par l'expérimentation des physiologistes. Quels paradoxes prévaudraient contre cette vérité prouvée par une sévère démonstration, savoir : que deux angles droits sont égaux entre eux, que les trois angles d'un triangle sont équivalents à deux droits?

Pour nous résumer, nous dirons : Le choc de la pointe du cœur est isochrone avec le pouls ; nous l'avons constaté et fait constater chez nos malades ; les physiologistes dont nous avons rapporté les expériences l'ont observé pendant la systole ventriculaire. Il est impossible d'assigner aux oreillettes le rôle principal dans le jeu de l'organe central de la circulation. Dépourvue de fibres musculaires suffisantes pour des contractions énergiques, MM. Magendie, Hope, Marc d'Épine, Bouillaud, Fauvel, n'ont jamais observé que des mouvements vermiculaires plus prononcés vers les appendices, et ici la physiologie est d'accord avec les données anatomiques ; c'est justement cette portion de l'oreillette qui contient le plus de fibres musculaires. Enfin, les oreillettes ne peuvent être considérées que comme des réservoirs ; les embouchures veineuses étant dépourvues de soupapes, le sang refluerait de ce côté s'il n'était aspiré par les ventricules au moment où se fait le vide pendant la diastole ventriculaire (1).

(1) On a publié dans *l'Union médicale*, numéro du 29 mars 1855, une note sur une fissure congéniale du sternum qui permet de constater certains mouvements du cœur, mais non d'étudier presque à nu ses battements, comme le dit l'auteur de cette note. S'il en était ainsi, la dissidence des opinions ne serait pas si grande, et l'on ne serait pas à se demander avec un observateur si la tumeur pulsatile que l'on voit est l'oreillette droite, avec un autre si c'est l'aorte, avec un troisième enfin si ce ne serait pas le ventricule droit.

J'ai vu plusieurs fois, avec M. Bouillaud, le jeune homme porteur de ce vice de conformation et dont voici les particularités principales. Le sternum est divisé à sa partie moyenne, les bords

Quelle est la cause du choc de la pointe du cœur? Senac en admet trois pour l'explication de ce phé-

laissent entre eux un intervalle comblé par les téguments sous lesquels on voit battre une double tumeur pulsatile se dilatant et s'affaissant alternativement, et qui semble, à première vue, n'en former qu'une. Le cœur a son volume normal, il bat soixante à soixante-quatre fois par minute, ses fonctions ne sont nullement perverties; les bruits sont bien frappés; le second, au niveau de la tumeur inférieure, est plus fort et plus éclatant que le premier.

L'auteur de la note insérée dans *l'Union médicale* a cru voir dans ce fait la confirmation d'une théorie que nous venons de combattre longuement; « ainsi, dit-il, l'impulsion du cœur coïncide exactement avec le commencement de l'affaissement de la tumeur sous-cutanée; on trouve un intervalle appréciable entre l'affaissement de la tumeur et la dilatation artérielle, autrement dit, il n'y a pas d'isochronisme entre l'affaissement de la tumeur et la dilatation artérielle. » Un peu plus loin l'auteur se demande quelle est la nature de cette tumeur pulsatile ? Il n'admet pas que cela puisse être l'aorte, à cause de son siége, de la direction suivant laquelle se fait son affaissement, de sa contraction; il pense qu'elle est formée par l'oreillette droite. Une fois cette détermination établie, il en tire immédiatement une conclusion touchant la cause de l'impulsion du cœur due à la pénétration du sang de l'oreillette dans le ventricule, question que nous venons d'analyser avec soin.

On n'a examiné, dans cette observation, que les points qui pouvaient, au premier abord, prêter quelque appui à la théorie du choc du cœur par la diastole ventriculaire, et laissé de côté ceux qui se dressaient sérieusement contre elle. Il faut prendre garde cependant de se laisser aveugler par une idée fixe que l'on aime, que l'on caresse à l'exclusion de toute autre, et au nom de laquelle on nie ou on récuse tous les faits qui lui sont contraires. Il y a dans les sciences deux méthodes d'investigation, l'une

nomène : 1° la dilatation des oreillettes qui se fait pendant la contraction des ventricules ; 2° la dilata-

a priori, l'autre *a posteriori*. La première consiste à se créer de toute pièce une théorie à laquelle on adapte les faits en leur donnant la forme nécessaire. C'est un véritable lit de Procuste sur lequel tout doit se mesurer. La seconde, au contraire, étudie les faits, les analyse, les rapproche ; la théorie est faite par eux et pour eux.

Voici donc ce que M. Bouillaud et moi nous avons constaté chez ce jeune homme, en présence d'une vingtaine d'élèves à l'hôpital et à trois reprises différentes : dans la position verticale ou horizontale, les phénomèmes sont les mêmes.

En appliquant une main sur la région précordiale pendant que de l'autre on prend le pouls de la carotide ou de la sous-clavière, on constate, comme chez les autres sujets, un *isochronisme parfait* entre l'impulsion du cœur et la dilatation artérielle ; si la main qui explorait l'artère est placée sur l'extrémité inférieure de la tumeur pulsatile, un peu à gauche, on sent une pulsation très énergique *parfaitement isochrone* avec le choc de la pointe du cœur. L'un de nous plaçait son oreille sur la région précordiale pendant que l'autre prenait le pouls ; le premier comptait *un* à chaque premier bruit du cœur, l'autre à chaque pulsation, et nous avons constaté un isochronisme mathématique entre le premier bruit et le pouls, et par conséquent avec la systole ventriculaire. Alors comment donc comprendre que le premier bruit soit produit par la pénétration du sang de l'oreillette dans le ventricule ? Je sais bien que l'auteur de cette théorie se tire de difficulté en plaçant au premier temps : 1° la contraction des oreillettes ; 2° la dilatation des ventricules ; 3° leur choc ; 4° leurs contractions ; 5° l'impulsion du sang entre les vaisseaux. C'est ici la méthode *a priori* dont nous avons parlé plus haut. Procéder ainsi, il faut en convenir, est une manière commode d'adapter à sa théorie tous les faits de physiologie et de pathologie cardiaque. Nous nous sommes suffisamment expliqué sur cette

tion de l'aorte et de l'artère pulmonaire par suite de l'introduction du sang que les ventricules y ont poussé:

monstruosité physiologique, pour nous dispenser d'y revenir ici.

Arrivons maintenant à l'examen de la tumeur.

Nous avons déjà dit qu'elle ne paraissait en former qu'une, mais qu'après une observation attentive on demeurait convaincu qu'elle était double, c'est-à-dire formée par deux parties différentes. En effet, on voit vers l'extrémité supérieure du sternum une tumeur dont l'affaissement coïncide avec la dilatation artérielle, et dans laquelle on constate des mouvements vermiculaires; la moindre pression des doigts suspend ses battements, et c'est alors que l'on observe plus bas une autre tumeur indépendante de la première, qui continue à battre; mais la dilatation de celle-ci est *parfaitement isochrone* avec le pouls et avec le choc de la pointe du cœur; de plus, la main appliquée sur elle ne l'affaisse pas comme la première et reçoit une très forte impulsion: elle ne peut être formée que par l'aorte, car quel autre vaisseau que celui-là donnerait en ce point une semblable pulsation? Tout est donc conforme à ce que nous avons déjà dit relativement aux mouvements du cœur, puisque la dilatation de cette tumeur est isochrone avec le choc de la pointe, c'est-à-dire avec la systole ventriculaire qui distend l'aorte par l'ondée sanguine qu'elle y fait pénétrer.

Une autre question se présente maintenant. Quelle est la nature de la tumeur située vers l'extrémité supérieure du sternum, de celle enfin dont l'affaissement correspond au pouls? Je pense, avec l'auteur de la note insérée dans *l'Union médicale*, qu'elle est probablement formée par l'oreillette droite, mais je suis bien loin d'accepter les conclusions qu'il tire. En effet, pour que ce fait soit favorable à la théorie du choc de la pointe par la diastole ventriculaire, il faudrait d'abord démontrer « que les différents mouvements par lesquels l'ondée sanguine passe de l'oreillette dans l'artère se succèdent fort rapidement, comme convulsivement, de telle sorte que leur

3° enfin, le redressement de la crosse de l'aorte par suite de la contraction du ventricule gauche. Toutes ces raisons sont plus spécieuses que solides, et, pour

ensemble paraît former un mouvement unique. » Mais nous avons suffisamment démontré, en analysant les mouvements du cœur, que cette théorie est purement imaginaire et ne repose ni sur l'observation des faits de physiologie pathologique, ni sur les expériences entreprises sur les animaux. En effet, Harvey, Haller, Hope, MM. Magendie, Bouillaud, Fauvel, ont remarqué des contractions et des dilatations alternatives, et dans les oreillettes un simple mouvement vermiculaire commençant par les appendices et se continuant à l'autre portion de ces réservoirs membraneux ; M Fauvel a noté que les ventricules ne se dilataient pas encore quand l'affaissement commence vers les appendices auriculaires, il y a donc un léger intervalle entre ces deux mouvements, systole de l'oreillette, diastole du ventricule. C'est ce que l'on observe chez le jeune homme dont nous parlons. Chez lui, le pouls coïncide avec l'affaissement de l'extrémité supérieure de la tumeur, c'est-à-dire que la contraction de l'appendice se fait à la fin de la systole ventriculaire au moment où l'on sent le pouls. En quoi donc ce fait est-il si favorable à la théorie que nous combattons ? Il faudrait pour cela faire de lui ce que l'on a fait de tous les autres, le plier, le façonner à sa fantaisie et pour le besoin de sa cause.

Ce que je tenais surtout à établir, c'est que les phénomènes constatés ici sont loin d'être favorables à la théorie du choc de la pointe pendant la diastole ventriculaire, puisque nous avons vu l'*isochronisme parfait* du choc du cœur avec le pouls, et notamment avec celui de l'aorte, qui ne peut se produire que par le fait de la systole ventriculaire ; enfin, l'isochronisme entre le pouls et le premier bruit, lequel correspond donc à la systole ventriculaire.

les réduire à néant, il me suffira de citer l'expérience que j'ai rapportée plus haut et qui consiste à enlever le cœur d'un animal, puis à le placer sur une table pour voir pendant quelques instants encore le redressement de la pointe à chaque systole ventriculaire. Or, les oreillettes ne peuvent plus se dilater en recevant du sang, et l'action de l'aorte et de l'artère pulmonaire ne peut être invoquée, puisque ces vaisseaux sont coupés.

Pour nous, le mouvement de redressement de la pointe du cœur reconnaît comme cause principale la contraction même du ventricule, son inspection attentive le démontre. Les données anatomiques nous aident bien dans l'explication de ce phénomène. M. Filhos a indiqué avec soin la disposition des fibres contournées du cœur qui, prenant leur point fixe aux zônes tendineuses de la base de cet organe, impriment, en se raccourcissant, un mouvement de soulèvement à la pointe. Cet auteur soutient peut-être avec raison que le ventricule gauche opère seul ce phénomène.

Enfin, dans ces derniers temps, un jeune physiologiste, M. Hiffelsheim, a imaginé un appareil assez ingénieux au moyen duquel il a cherché à démontrer que le recul est la cause des battements du cœur. Il a donné la formule suivante : le cœur bat parce qu'il recule ; cette formule n'a peut-être pas toute la rigueur que semble lui attacher son auteur, car elle eût été aussi vraie en la renversant et en disant : le cœur recule parce qu'il bat. Quoi qu'il en soit, c'est une cause qui peut s'ajouter aux autres pour l'explication du choc de la pointe du cœur.

Un journal de médecine a rendu compte, il y a peu de jours, d'expériences qui démontreraient que c'est pendant la diastole ventriculaire que le cœur est projeté en avant. Mais quels sont les faits sur lesquels se fonde l'auteur de ces expériences? Elles n'ont plus porté sur des animaux de la troisième classe des vertèbres, mais bien sur *des poissons qui viennent d'éclore, et chez lesquels l'œil peut suivre avec facilité la série des mouvements du cœur ;* on voit alors que cet organe est projeté en avant au moment de la diastole ventriculaire. Il faut convenir que cet expérimentateur a une habileté rare, puisque, chez un poisson *qui vient d'éclore*, il distingue avec une *grande facilité* les différentes parties du cœur et leurs mouvements! On nous permettra de citer simplement ces faits sans même les combattre.

Voilà les mouvements extérieurs que je viens de décrire, il me reste à parler de ceux du second ordre ou intérieurs. Ces derniers ne sont pas visibles comme les précédents, mais leur existence n'est pas moins certaine. Les mouvements intérieurs consistent dans l'abaissement et le redressement des soupapes qui se trouvent à chacun des orifices et que l'on sent avec la main. Celle-ci, appliquée sur la région du cœur, distingue, outre le mouvement extérieur de l'organe, un double mouvement intérieur qui cesse dès que les valvules sont détruites; mais la puissance qui les met en jeu n'est pas la même pour celles placées à l'origine des artères et à l'embouchure des ventricules avec les oreillettes. Pour les valvules semi-lunaires de l'aorte et de l'artère pulmonaire, les mouvements sont purement mécaniques, physiques, il n'intervient aucune force musculaire, et en effet on ne rencontre pas de muscle. Nous verrons, au contraire, que les valvules auriculo-ventriculaires reçoivent leurs tendons des grosses colonnes charnues qui sont pour elles de véritables muscles.

Il importe de bien s'entendre sur les mots : *abaissement*, *redressement*. Nous disons, nous, que les valvules sont abaissées quand elles sont parallèles à l'axe du vaisseau, appliquées contre ses parois; redressées au contraire quand elles sont relevées pour clore l'orifice et empêcher le passage du sang. Le premier mouvement a lieu quand les ventricules lancent la colonne sanguine à travers les orifices aortique et pulmonaire, et le second quand la diastole ventriculaire succède à la systole; la dilatation du ventricule attire du côté du cœur les valvules abaissées en même temps que la réaction des artères aorte et pulmonaire, pressant de toutes parts le sang qu'elles contiennent, tend à le faire reculer du côté du cœur; c'est cet effort même qui a pour résultat de soulever les valvules. Ce qui prouve bien que c'est une force purement physique qui met ces soupapes en jeu, c'est qu'elles remplissent encore leurs fonctions après la mort ; si, en effet, on introduit de l'eau par l'aorte, celle-ci ne pénètre pas dans le ventricule, retenue qu'elle est par les valvules semi-lunaires. C'est une expérience que nous avons répétée un grand nombre de fois.

Le mécanisme des valvules auriculo-ventriculaires n'est pas le même, elles sont disposées bien différemment ; ce ne sont plus de simples goussets comme les précédentes, mais de véritables lames auxquelles de nombreux tendons viennent s'insérer et qui partent eux-mêmes des colonnes musculaires dont nous avons indiqué les fonctions en parlant de l'anatomie du cœur. Nous avons vu qu'il y a trois colonnes à droite, une pour chaque lame de la valvule ; deux à gauche, celle-ci, comme l'indique son nom, bicuspide, n'en possédant que deux. — Au moment où s'opère la systole ventriculaire, les valvules auriculo-ventriculaires sont dans un état d'abaissement qu'avait exigé le passage du sang dans les ventricules ; donc la contraction des colonnes charnues qui s'insèrent aux valvules a pour résultat leur redressement. Pendant la systole ventriculaire, lorsque la colonne de sang est chassée dans les artères aorte et pulmonaire et que leurs valvules s'abaissent pour lui livrer passage, les soupapes auriculo-ventriculaires ferment l'écluse afin d'empêcher le sang de refluer vers les oreillettes.

Maintenant que nous avons une idée exacte des deux mouvements du cœur, il importe d'étudier l'ordre dans lequel ils s'exécutent ; c'est ce qui constitue le rhythme de cet organe.

Pour cette étude, on ne peut prendre indifférement le point de départ où l'on veut ; nous avons quelquefois cherché en vain à commencer par la systole de l'oreillette, mais tout est confusion ; il faut, pour comprendre quelque chose à la révolution du cœur, commencer son étude au moment de la systole ventriculaire. L'ordre suivant lequel s'exécutent les mouvements a été bien décrit par Haller et M. Magendie. Lorsque la contraction ventriculaire a lieu, les valvules auriculo-ventriculaires ferment l'écluse par le mécanisme sur lequel nous avons insisté déjà, et alors les valvules sygmoïdes s'abaissent, c'est-à-dire viennent se placer parallèlement à l'axe du vaisseau pour laisser passer la colonne de sang lancée par la systole ventriculaire ; c'est là ce qui constitue le premier temps composé de plusieurs mouvements. Après la systole des ventricules, il y a un repos (petit repos) ; puis la diastole pendant laquelle les valvules auriculo-ventriculaires s'abaissent pour laisser libre le passage du sang aspiré des oreillettes dans les ventricules ; au même moment, les valvules semi-lunaires sont relevées par la double cause que nous avons indiquée en parlant de ces soupapes; ces différents mouvements forment le second temps, auquel succède le grand repos du cœur. L'ensemble de ces mouvements et le repos qui les suit constituent un battement complet.

Il serait précieux d'avoir un instrument qui mesurât la force des battements du cœur; le sphygmomètre de M. Herisson, modifié, pourrait remplir ce but que nous pouvons cependant atteindre en partie au moyen de la vue, de l'inspection et surtout de la main appliquée sur la région du cœur; c'est un instrument que la nature nous a donné à tous et susceptible d'une grande précision quand il est exercé.

Pour en finir avec la physiologie du cœur dont les fonctions mécaniques ne l'empêchent pas d'être un organe vivant, il nous reste à parler de la théorie de ses bruits.

ÉTUDE DES BRUITS DU CŒUR.

Après avoir parlé des mouvements du cœur, il nous reste à étudier un autre côté de la physiologie, véritable conquête de la science moderne, savoir : les bruits de cet organe. Harvey, dont le nom se rattache à toutes les questions qui ont rapport à la circulation, avait bien entendu quelque chose dans la région du cœur, mais de si mal défini que cette découverte fut comme non avenue. C'est véritablement à Laënnec qu'en revient la gloire; sans l'auscultation, sens nouveau dont il a doté la médecine, on ne pouvait rien connaître de précis sur les bruits du cœur.

La meilleure description que l'on en puisse donner, c'est de les écouter; ils échappent véritablement à toutes comparaisons tant ils ne ressemblent qu'à eux-mêmes. Pour les étudier il est bon de choisir un sujet un peu maigre; alors, en plaçant l'oreille sur la région précordiale, on distingue un double bruit imitant assez bien le tic-tac d'une montre. Le mot *bruit* dont on s'est servi pour désigner ce tic-tac est vague, il pourrait s'entendre de bien des phénomènes divers; aussi, pour éviter toute équivoque, M. Bouillaud se sert-il depuis longtemps de celui de *claquement valvulaire*, que nous emploierons dès à présent, sauf à justifier plus tard cette dénomination.

Il y a dans l'économie des conditions favorables de transmission des sons qui permettent d'entendre les claquements dans une certaine étendue; le sternum, les côtes, les cartilages sont des corps bons conducteurs. Dans l'état normal, le maximum d'intensité des claquements se fait entendre dans la région précordiale, ils vont en s'affaiblissant à mesure qu'on s'en éloigne, et ils ont moins d'étendue chez les sujets doués d'un grand embonpoint que chez les sujets maigres. Nous verrons que certains états morbides du cœur peuvent augmenter ou diminuer ses bruits, ainsi que l'étendue dans laquelle ils se font entendre.

Il existe d'autres états morbides que ceux de cet organe, qui produisent le même résultat et sur lesquels Laënnec avait insisté. Que quelques modifications surviennent dans les propriétés conductrices du poumon, par exemple, et l'on constate des modifications dans l'étendue, dans l'intensité des claquements valvulaires. Ils se transmettent avec plus de force à travers un poumon hépatisé, tuberculisé, un épanchement pleurétique qu'à travers un poumon sain. Dans l'état normal on les entend mieux au sommet du poumon gauche qu'au sommet du poumon droit; mais s'il y a dans ce dernier une excavation tuberculeuse, ils s'entendent mieux sous la clavicule droite que sous la gauche, et quelquefois même qu'à la région précordiale.

Peut-on entendre les bruits du cœur à une certaine distance de la poitrine du malade que l'on explore? Nous pouvons affirmer que dans des cas de palpitations passagères ou réellement morbides, nous les avons entendus à quelques pouces de la poitrine. Laënnec semble ajouter foi au récit d'un de ses malades, lui assurant que l'on entendait les *battements de son cœur dans la chambre voisine de celle où il couchait.* On peut, je pense, sans crainte, taxer ce récit d'exagération.

Les deux tic-tac du cœur ne sont pas tout-à-fait semblables, et il ne faut pas une grande habitude de l'auscultation pour saisir les différences qu'ils présentent. Le premier bruit est un peu plus sourd et plus prolongé que le second, il est isochrone au choc de la pointe du cœur contre la poitrine, au pouls, et, par conséquent, à la systole ventriculaire. Pour nous assurer de cet isochronisme, nous avons répété un grand nombre de fois une expérience semblable à celle que nous avons faite chez le jeune homme atteint d'un vice de conformation du sternum et qui consiste à placer son oreille sur la région du cœur puis à compter *un*, *deux* à chaque premier bruit en même temps qu'une autre personne prend le pouls et compte aussi ; les deux expérimentateurs répètent en même temps *un*, *deux*. Ce fait établi, il est difficile de comprendre comment certains auteurs ont pu soutenir que le premier bruit est isochrone à la diastole ventriculaire. L'un des partisans de cette théorie, M. Pigeaux, lui a donné le nom de *bruit inférieur*. Il a son maximum d'intensité au niveau de l'orifice auriculo-ventriculaire gauche.

Le second claquement est plus court, plus clair, plus éclatant que le premier; c'est celui-là que Laënnec a comparé au lappement d'un chien et que M. Pigeaux désigne sous le nom de *bruit supérieur;* il soutenait qu'il est isochrone au pouls. En parlant des mouvements du cœur, nous avons déjà dit que cet auteur avait renoncé à cette théorie.

Le tic-tac que nous venons de décrire est suivi d'un silence dont l'intervalle est d'autant plus long que les mouvements du cœur sont plus lents. A l'occasion du rhythme de cet organe, nous avons signalé un *repos;* maintenant en décrivant les bruits, je me sers du mot *silence;* le repos est donc aux mouvements ce que le silence est aux bruits.

Après avoir étudié les caractères de ces bruits, l'ordre dans lequel ils se succèdent, il nous reste à rechercher la cause de leur production. Avant d'arriver à la solution de ce problème, nous aurons à traverser la longue série des idées les plus contradictoires. Il faudrait un volume pour examiner toutes les théories qui ont été émises sur la cause des bruits du cœur; nous indiquerons donc les principales seulement.

Dans la dernière partie de son immortel ouvrage sur l'auscultation médiate, Laënnec s'est occupé des maladies du cœur; mais on l'avoue à regret, il n'a pas fait jaillir sur elles les flots de lumière qu'il a répandus sur les maladies des poumons; aussi plusieurs questions sont-elles à l'état de vestige. Relativement à la cause des bruits du cœur, on ne trouve pas, chez cet auteur, une explication formelle, mais seulement une tentative d'explication. Il se contente de dire que les bruits du cœu sont le résultat des contractions alternatives de oreillettes et des ventricules; nulle part, dans so ouvrage, il ne cherche à s'expliquer *comment* le bruits sont produits sous l'influence de ces mouvements. Il a bien constaté que le premier bru (*bruit sourd*) est isochrone au pouls, c'est-à-dire la systole ventriculaire; que le second (*bruit clair* est isochrone à la diastole ventriculaire et à la systol auriculaire; il indique, dans plusieurs passages d son ouvrage, les modifications apportées dans l timbre de l'un ou de l'autre de ces claquements, mai en attribuant toujours la cause à des modifications survenues dans les parois ventriculaires ou auriculaires Pour que la théorie de Laënnec fût vraie, on devrait en effet, trouver dans le tic-tac du cœur des modifications en rapport avec celles observées dans le parois de l'organe. Or, c'est ici qu'elle est en désaccord avec les faits. Quel que soit le degré d'*épaississement* ou d'*amincissement* des parois du ventricule ou de l'oreillette, on ne trouve *aucune modification sensible dans les bruits du cœur tant que les valvules restent intactes*. Au contraire, ces bruits sont profondément modifiés quel que soit l'état du ventricule ou de l'oreillette, *si les valvules sont altérées*. Ces faits ont été cent et cent fois constatés, et peuvent l'être chaque jour au lit du malade. Nous avons donc raison de dire que l'explication de Laënnec n'est pas conforme à l'observation clinique.

La théorie de M. Marc d'Épine (de Genève) se rapproche beaucoup de celle de Laënnec : comme ce dernier, il attribue le premier bruit (*bruit sourd*) à la contraction du ventricule, mais il refuse à l'oreillette de déterminer le second, se fondant sur ce fait d'observation que nous vous avons déjà indiqué, à savoir, que l'on n'a jamais constaté dans les oreillettes qu'une sorte de mouvement vermiculaire incapable de déterminer le bruit qui coïncide avec la dilatation du ventricule, mouvement que ce médecin considère comme tout aussi actif que la systole, et qu'il regarde comme *cause* du second bruit (bruit clair). Pour M. Marc d'Épine, le tic-tac du cœur est donc produit par le double mouvement de contraction et de dilatation du ventricule. Les arguments que nous avons opposés à la théorie de Laënnec retombent sur celle du médecin de Genève, et nous ajouterons qu'il n'y a aucune ressemblance entre le bruit rotatoire des contractions musculaires, décrit par Wollaston et Erman, et le tic-tac du cœur.

M. Pigeaux s'est efforcé, dans plusieurs mémoires, de démontrer que la cause du double bruit du cœur était le *frottement de la colonne sanguine* sur les surfaces des cavités cardiaques et des gros vaisseaux. Dans un premier travail, cet auteur regardait le premier bruit (bruit sourd) comme isochrone à la diastole ventriculaire; et le second (bruit clair) comme isochrone à la systole. Il a abandonné cette opinion, et, comme Laënnec et M. Marc d'Épine, pour lui le premier claquement est isochrone à la systole ventriculaire. Pour M. Pigeaux, le premier bruit est le résultat du frottement du sang contre *les parois des ventricules*, *les orifices et les parois des gros vaisseaux;* le deuxième bruit est produit par *le frottement du sang contre les parois des oreillettes*, *les orifices auriculo-ventriculaires et la cavité des ventricules.*

A l'appui de sa théorie, l'auteur invoque des arguments plus spécieux que solides. « La moindre aspérité, dit-il, le plus faible rétrécissement fait naître un bruit sensible, pourvu que le liquide soit animé d'une certaine force de projection... Quand en comprimant l'artère crurale sur l'arcade des pubis, on peut faire naître un bruit semblable à ceux du cœur... quand on avoue que les bruits anormaux du cœur sont le résultat du frottement du sang contre les valvules, comment peut-on dire sans aveuglement que l'analogie et l'expérience fournissent des preuves contraires à notre théorie? » Un peu plus loin il ajoute : « Les liquides mis en mouvement dans notre économie, soit dans les voies respiratoires, soit dans le canal digestif, soit enfin dans les voies circulatoires, ont jusqu'ici jouit du privilége de produire les bruits pathologiques que l'on connaît ; partout où il y a frottement des liquides, il y a production de bruits... »

N'avions-nous pas raison de dire un peu plus haut que le mot *bruit* pour désigner le tic-tac du cœur est une expression vague, pouvant désigner des phénomènes divers? Ici l'auteur confond sous cette dénomination le souffle produit par la pression exercée sur l'artère crurale et le tic-tac du cœur; de plus, il trouve entre eux une ressemblance alors que rien ne peut les rapprocher. Il suffit, en effet, d'avoir entendu quelquefois le claquement valvulaire et le souffle en question pour comprendre qu'une cause différente détermine ces deux phénomènes. Sans doute la moindre aspérité, le plus léger rétrécissement, fait naître des bruits sensibles; mais sont-ils semblables à ce *claquement* si net, si bien frappé, que l'on observe dans l'état normal; quelques ressemblances grossières suffisent-elles pour établir une identité parfaite?

Si l'on ausculte un malade ayant au cœur un souffle organique, à la base, par exemple, et chez lequel on retrouve à la pointe le double tic-tac, il est facile de constater, entre ces *bruits*, l'un pathologique, l'autre normal, une différence très manifeste : le premier ressemble à ce que l'on entend en comprimant l'artère crurale, mais le second est un claquement net, bien frappé, qui le distingue du souffle.

Que l'on place l'oreille sur le ventre d'une femme grosse de sept à huit mois, il sera facile d'entendre deux bruits bien distincts et qui ne peuvent être confondus, l'un appartenant au fœtus, c'est le tic-tac du cœur; l'autre à la mère, c'est le souffle dit *placentaire*, et que nous considérons, nous, comme évidemment occasionné par la compression des grosses artères du bassin par le produit de la conception. Ce dernier est identique à celui que l'on produit à volonté en comprimant une grosse artère, la crurale, par exemple, et le mécanisme est le même dans les deux cas; mais c'est un souffle que l'on entend et bien différent du tic-tac du cœur.

Oui, les bruits anormaux de cet organe sont *souvent*, et *non toujours*, le résultat du frottement du sang contre les valvules; mais quelle ressemblance peut-on trouver entre ces derniers et le tic-tac du cœur? Que les plus graves lésions de l'aorte existent, si les valvules restent libres, on constatera des *bruits nouveaux* ajoutés, mais le *claquement persistera*, et dans ce cas on saisira facilement les différences qui existent entre eux. L'auteur n'a apporté à l'appui de sa théorie aucune expérience, aucun fait de physiologie pathologique. Nous ne nions donc pas que le passage du sang à travers les cavités et les orifices du cœur puisse produire des *bruits particuliers*; nous montrerons, au contraire, qu'il en produit de très prononcés dans certains cas pathologiques, mais bien différents de ce claquement de soupape qui accompagne les mouvements du cœur.

La théorie de Hope diffère peu de celle de M. Pigeaux ; pour lui, le premier bruit est produit par l'impulsion du sang sur les parois des cavités ventriculaires, par les diverses vibrations qui se produisent lorsque le sang passe des ventricules à travers les orifices de l'aorte et de l'artère pulmonaire ; le second bruit est occasionné par la réaction des parois des ventricules sur la masse du sang qui y pénètre brusquement pendant leur diastole, ainsi que la collision de ce liquide. Les objections que j'ai faites à la théorie précédente s'appliquent à celle-ci ; je n'ai donc rien à ajouter.

Nous ne nous arrêterons pas bien longtemps à examiner la théorie d'un auteur que nous avons longuement réfuté à l'occasion des mouvements du cœur ; il y a entre eux et ces bruits un tel enchaînement que, parti d'un principe faux pour les premiers, il a nécessairement abouti à la même erreur pour les derniers. Ainsi nous avons vu qu'il considère le choc de la pointe du cœur comme isochrone à la diastole ventriculaire, et pour les bruits il conclut que celui qu'il appelle inférieur (*bruit sourd*) est l'effet de la dilatation ventriculaire, et le bruit supérieur (*bruit clair*), celui de la dilatation auriculaire.

Si le premier était véritablement produit par la cause que l'on indique, savoir, l'irruption de la colonne de sang lancée par la contraction auriculaire dans le ventricule, il faudrait que les ventricules fussent complétement vides de sang avant la systole auriculaire. Or, en est-il ainsi? L'auteur de la théorie que nous examinons dans ce moment se fonde, pour répondre oui, sur une expérience qui lui est propre. Il a coupé la pointe du cœur afin d'ouvrir la portion inférieure des deux ventricules; alors « on voit, dit-il, que le sang ne sort de ces cavités qu'immédiatement après la contraction auriculaire, sous forme de jets brefs et rapides, tandis qu'on n'en voit pas jaillir la moindre quantité dans l'état de repos ou de pause. » Ici comme pour les mouvements du cœur, nous trouvons l'auteur en désaccord avec les physiologistes, et, ce qui est plus grave encore, avec les expériences. Harvey a aussi fait une incision dans la cavité ventriculaire chez plusieurs animaux, et il dit positivement que le sang jaillit avec force en dehors à chaque mouvement du cœur, *secundum ventriculos coarcti, et contentum sanguinem protrudere*. MM. Barth et Roger font remarquer avec raison que lorsque Harvey observa la sortie du sang pendant la contraction auriculaire seulement, c'était au moment où les ventricules, n'exécutant plus aucun mouvement, l'oreillette seule se contractait.

M. Surmay a publié, dans la *Gazette médicale* de 1852, un travail sur les bruits et les mouvements du cœur. Il a répété aussi l'expérience de la résection de la pointe de cet organe, et il a constaté que le jet de sang qui s'échappe est continu et présente une impulsion qui paraît coïncider avec la contraction des ventricules. MM. Barth et Roger, Fauvel, ont observé le même fait : les premiers sur des grenouilles, le second sur un fœtus qui avait une plaie au ventricule gauche. Il est donc démontré qu'avant la systole auriculaire, les ventricules contiennent déjà une certaine quantité de sang. Nous avons vu que la contraction des oreillettes consistait dans un simple mouvement vermiculaire, ne ressemblant en rien à l'énergie de la systole ventriculaire ; or, comment comprendre que la colonne de sang soit lancée dans le ventricule avec assez de force pour produire un choc ? Nous avons démontré aussi que le premier bruit est *parfaitement isochrone* avec le pouls des artères les plus voisines du cœur, et tous les auteurs, Laënnec, Hope, MM. Pigeaux, Marc d'Epine, Cruveilhier, Bouillaud, etc., etc., sont d'accord sur ce point ; il correspond donc à la systole ventriculaire.

L'explication proposée pour le second bruit n'est pas plus admissible que celle du premier. En effet, les oreillettes sont de simples réservoirs dans lesquels le sang arrive d'une manière continue ; puis en parlant de la jeune fille atteinte d'ectopie et observée par M. Cruveilhier, nous avons vu que ce professeur avait noté que le second bruit coïncidait avec la diastole ventriculaire. Enfin, dans toutes les expériences du comité de Dublin, quand on détruisait les valvules sygmoïdes, le second bruit disparaissait ; on peut observer la même chose toutes les fois que ces soupapes sont annihilées par la maladie ; or, dans ce cas les oreillettes ne se contractant pas moins, le second bruit devrait donc persister si la théorie était exacte.

Cet auteur dit bien à quel temps correspondent les bruits dans sa théorie, mais nulle part il n'en donne l'explication ; car avancer que le *bruit inférieur* est l'effet de la dilatation ventriculaire, et *le supérieur* le résultat de la dilatation auriculaire, ce n'est pas dire comment ils se produisent. Pour lui le premier temps, on se le rappelle, est composé d'une série *de mouvements convulsifs*, contraction de l'oreillette, passage du sang de celle-ci dans le ventricule, contraction du ventricule, puis enfin passage du sang de ce dernier dans l'artère ; tout cela produirait un claquement net, bien détaché comme celui que l'on entend. En vérité, on a peine à comprendre comment un observateur peut se contenter de pareilles raisons. La même objection se présente pour le bruit qu'il appelle supérieur et qui est l'effet d'une série de mouvements. Puis enfin l'argument présenté aux théories précédentes, à savoir, que les bruits ne sont altérés que lorsqu'il y a *lésion des valvules* et qu'ils demeurent *intacts* quelles que soient les lésions du cœur tant que celles-ci sont libres ; cet argument, dis-je, s'élève ici avec toute sa puissance.

Et l'auteur auquel nous faisons allusion n'a pas plus que M. Pigeaux apporté des faits de physiologie pathologique ou des expériences à l'appui de son opinion ; or, c'est une base sans laquelle une théorie meurt ; elle ne peut prendre droit de domicile dans la science qu'à la condition d'être appuyée sur des faits bien observés, bien interprétés.

Nous voici arrivé à l'examen d'une autre théorie longtemps en vogue et patronnée par le chef de l'école physiologique expérimentale. M. Magendie, peu satisfait des explications données sur les bruits du cœur, pense en avoir trouvé la véritable cause dans un double choc de cet organe contre les parois de la poitrine.

Pour lui, le premier bruit dépend *du choc de la pointe du cœur sur l'endroit de la poitrine auquel il correspond ;* et le second bruit est produit *par le choc du ventricule droit sur le sternum pendant la diastole ventriculaire.* M. Magendie a tenu compte de la différence qui existe entre les deux claquements, il a bien reconnu que le second est plus clair, et voici l'explication qu'il en donne : « Le second bruit est plus clair, dit-il, et cela tient sans doute à ce que la masse du corps choquant est peu considérable, et que le corps choqué est le sternum qui est beaucoup plus solide que la paroi latérale du thorax en grande partie musculaire. » Si la cause du tic-tac du cœur est bien celle indiquée par le célèbre professeur, il est clair qu'une fois la partie antérieure du thorax enlevée et le cœur mis à nu, nous ne devrons plus entendre ce double claquement; or, voyons ce que vont nous apprendre les expériences entreprises à cet effet.

Ayant mis à *découvert* le cœur d'un coq vigoureux chez lequel on avait, avant l'opération, bien entendu le double bruit, M. Bouillaud ausculta avec le plus grand soin : 1° pendant qu'il était encore contenu dans le péricarde; 2° une fois enlevé de son enveloppe; hé bien! il affirme *avoir distinctement* entendu le double tic-tac, et il n'existait entre le cœur et les parois thoraciques aucune espèce de contact. Ayant rempli d'eau le péricarde, il a continué à entendre les bruits. Le bruit occasionné par le cœur contre le bout du stéthoscope était bien différent du tic-tac; c'était un *frottement* que l'on ne pouvait confondre avec lui.

Hope, dans les expériences qu'il a entreprises sur des ânes, a obtenu les mêmes résultats. Le cœur fut mis à nu et au moyen du stéthoscope appliqué sur cet organe, il reconnut que le premier bruit était isochrone à la contraction des ventricules et que le second coïncidait avec la dilatation. L'expérience, répétée sur quatre ânes, fournit les mêmes résultats; on appliqua le stéthoscope sur le ventricule et *les deux bruits furent clairement et indubitablement entendus.* Le même fait a pu se vérifier chez la jeune malade de M. Cruveilhier; il a très distinctement entendu le double tic-tac du cœur; or, puisque le double claquement s'entend quand cet organe n'est plus en contact avec les parois thoraciques, on ne peut attribuer au choc exercé par lui la cause de leur existence.

Nous voici, à travers de nombreux systèmes, arrivés enfin à la théorie de M. Rouannet; c'est elle que nous adoptons avec quelques modifications que nous ferons bientôt connaître. Dans une excellente thèse soutenue à la faculté de Paris, M. Rouannet explique, par le jeu des valvules, le tic-tac du cœur. Suivant lui, le premier bruit dépend *du rapprochement des valvules auriculo-ventriculaires pendant la systole des ventricules*, et le second bruit est produit par *le choc en retour du sang contre les valvules sygmoïdes, pendant la réaction de l'aorte et de l'artère pulmonaire sur la colonne sanguine qui la distend;* mais l'auteur pense que le choc, dans le sens qu'on l'entend, n'est pas la seule cause du bruit des valvules. Des expériences nombreuses lui ont appris que toute membrane passant d'un état de flaccidité à une distension subite rend toujours un son qui varie suivant les circonstances. Sa force est en raison de celles qui distendent la membrane; son éclat augmente avec la finesse et l'inextensibilité du tissu qui la compose. Sous le double rapport de leur texture et de leur jeu, les valvules se trouvent dans les conditions les plus favorables pour produire des bruits.

La théorie de M. Bouillaud diffère un peu de celle de M. Rouannet, qui considère le premier bruit comme *exclusivement* causé par le rapprochement des valvules auriculo-ventriculaires pendant la systole ventriculaire et que le professeur de la Charité regarde comme *principalement* produit par cette cause ; mais tenant compte aussi du brusque refoulement des valvules sygmoïdes contre les parois de l'aorte et de l'artère pulmonaire, ainsi que du choc du sang contre les valvules auriculo-ventriculaires, M. Rouannet attribue *exclusivement* le second bruit au choc de la colonne sanguine contre les valvules aortiques et pulmonaires et au rapprochement brusque de leurs faces opposées qui viennent claquer l'une contre l'autre. M. Bouillaud pense que le rôle de cette artère sur le choc en retour de la colonne sanguine contre les valvules sygmoïdes tient autant à *la force aspirante* des ventricules qui se dilatent qu'à la contraction élastique de l'aorte et de l'artère pulmonaire. Pour l'explication du double bruit du cœur, il faut tenir compte des causes multiples sans admettre l'une d'elles à l'exclusion des autres.

Voici donc l'exposition précise du jeu valvulaire qui nous semble présider à la production du double claquement du cœur.

Premier bruit. — Contraction des ventricules :

1° redressement brusque, instantané des valvules auriculo-ventriculaires qui se choquent par leurs faces opposées en même temps qu'elles reçoivent le choc du sang que les ventricules lancent dans les artères aorte et pulmonaire ; 2° abaissement soudain des valvules sygmoïdes de l'aorte et de l'artère pulmonaire par la colonne sanguine que la contraction ventriculaire lance dans ces artères à travers les orifices ventriculo-aortique et ventriculo-pulmonaire.

Deuxième bruit. — Dilatation des ventricules : 1° redressement des valvules sygmoïdes attirées par la tendance au vide pendant la diastole et repoussées par la réaction de l'aorte et de l'artère pulmonaire; choc des faces opposées de ces valvules pendant leur adossement en même temps que choc en retour de la colonne sanguine sur laquelle réagit la systole des artères aorte et pulmonaire ; 2° abaissement soudain des valvules auriculo-ventriculaires par suite de l'attraction qui accompagne la diastole ventriculaire et aussi en raison de la systole auriculaire qui, de concert avec la diastole ventriculaire, fait pénétrer le sang dans les ventricules à travers les orifices auriculo-ventriculaires.

Nous ne nous en tiendrons pas au simple exposé de cette théorie, nous allons faire pour elle ce que nous avons fait pour les précédentes, c'est-à-dire la soumettre au creuset de l'observation, la rapprocher des faits, puis examiner si elle est d'accord avec eux.

Il résulte, de l'examen que nous venons de faire des théories sur les bruits du cœur, que trois idées principales se sont tour-à-tour disputé le privilége d'expliquer le tic-tac de cet organe : 1° contraction des cavités du cœur ; 2° frottement de la colonne sanguine contre les parois des cavités cardiaques et des artères aorte et pulmonaire ; 3° choc du cœur contre le thorax. Nous avons démontré qu'aucune d'elles ne pouvait rendre compte des faits observés, que les auteurs n'avaient apporté à l'appui de leurs opinions ni des expériences directes, ni des faits d'anatomie ou de physiologie pathologique. Nous voilà donc conduit par voie d'élimination à considérer comme vraie la théorie du jeu des valvules, mais nous ne nous contenterons pas de ce genre de preuves.

Nous avouerons que les preuves directes ou expérimentales ne peuvent guère venir nous éclairer. En effet, comment tenter d'enlever chez un animal les valvules auriculo-ventriculaires sans qu'il succombe à une hémorrhagie avant même que l'opération soit terminée ? Mais la nature accomplit ce que nous ne pouvons faire, et nous aurons bientôt à examiner ce que l'on observe quand elle a détruit, par exemple, la valvule bicuspide.

Lallemand, dans sa dissertation inaugurale, avait bien fait voir tout le parti que la physiologie peut retirer de l'étude de la pathologie. Et à l'occasion d'un malade couché encore au n° 19 de la salle des hommes, M. Bouillaud a montré, plusieurs fois, pendant le cours de sa clinique ce que la pathologie, cette physiologie expérimentale dont la nature se charge de tous les frais, nous avait appris sur le siége de l'organe législateur, coordinateur de la parole. — Ce qui est vrai pour la physiologie du système nerveux ne l'est pas moins pour celle du cœur. La nature amincit, allonge, épaissit, annihile les valvules mieux que nous ne pourrions le faire. Que l'on examine un malade chez lequel la valvule bicuspide sera altérée, on trouvera une altération du premier bruit. Si la lésion est assez profonde pour que les lames ne puissent plus se rapprocher, *le premier bruit* disparaît. Toutes les fois que les valvules sygmoïdes sont malades, le *deuxième bruit* est altéré, et pour elles surtout le diagnostic est arrivé à un tel degré de précision que l'on peut même reconnaître si elles sont épaissies; quand cette lésion existe on trouve *constamment* le second bruit plus éclatant, *parcheminé*, comme nous l'appelons. Que ces valvules *soient détruites*, le second *claquement disparaît.* On peut considérer ces faits comme certains, ils sont le résultat de l'observation clinique cent et cent fois répétée.

En dernière analyse, à une lésion valvulaire correspond *constamment* une modification de l'un des bruits; les soupapes vivantes sont-elles détruites, le claquement l'est aussi. Quelles que soient maintenant les maladies du cœur, ***tant que les valvules jouent librement***, les bruits ne sont pas notablement altérés ; c'est seulement une augmentation ou une diminution plus ou moins appréciable de leur intensité.

J'ai fait avant-hier encore une autopsie intéressante à plus d'un titre, mais surtout au point de vue qui nous occupe. En voici les particularités principales. Pendant la vie, nous avons constaté chez le malade les signes d'une hypertrophie du cœur avec un beau bruit de piaulement dans le péricarde ; dans un autre chapitre nous reviendrons sur cette question. Nous avons toujours entendu les deux claquements valvulaires un peu faibles et obscurs, seulement le second plus *claquant* et plus dur qu'à l'état normal. A l'autopsie nous avons trouvé une hypertrophie considérable, le cœur pesait 452 grammes, ses parois étaient toutes épaisses, celles du ventricule gauche avaient 26 millimètres au lieu de 14, et la cavité correspondante pouvait à peine recevoir le doigt medius (hypertrophie concentrique). Les valvules étaient suffisantes, celles de l'aorte plus épaisses qu'à l'état normal, ce qui est en rapport avec le timbre particulier du second bruit. Les orifices étaient libres. Ainsi la *faiblesse* et l'*obscurité* des deux claquements valvulaires s'expliquent par l'épaisseur des parois du cœur d'une part, et de l'autre par la diminution de ses cavités. Cette observation confirme donc ce que nous avons déjà dit relativement aux questions physiologiques souvent éclairées par la physiologie pathologique.

Que l'on rapproche maintenant de celle-ci les différentes théories que nous avons exposées, et l'on verra si elles supportent l'épreuve à laquelle nous venons de la soumettre. A elle seule appartient de rendre compte des faits cliniques. Quelques expériences directes ont été entreprises sur de gros animaux afin de savoir quelle part revient aux valvules sygmoïdes dans la production des bruits du cœur.

Le comité de Dublin, après avoir enlevé chez un veau le sternum et les côtes, puis le péricarde, constata l'existence des deux bruits. En comprimant l'aorte près du cœur on altéra le *second*. On introduisit dans ce vaisseau, ainsi que dans l'artère pulmonaire, une aiguille courbe et fine pour engager la valvule entre celle-ci et la paroi de l'artère; on ausculta avec soin et l'on ne retrouva plus qu'un *bruit* ressemblant au premier et isochrone avec la systole ventriculaire. Dans une autre expérience, l'aiguille ayant été mal fixée, on remarqua que, chaque fois *qu'elle abandonnait la valvule, le second bruit reparaissait*. Les preuves cliniques et expérimentales se réunissent donc pour étayer la théorie que nous venons si longuement d'exposer.

Pour en finir avec la physiologie de cet organe, il nous reste à examiner quelle est la puissance nerveuse qui préside à ses mouvements. En 1809 Legallois conclut d'expériences qu'il avait faites que le principe des mouvements du cœur siégeait dans la moelle épinière ; mais, dans sa dissertation inaugurale, Lallemand a rapporté l'observation d'un fœtus *privé de moelle* et chez lequel le cœur n'avait pas cessé de battre. Plusieurs observateurs ont vu les battements du cœur survivre à la destruction *lente* de la moelle, surtout chez les jeunes animaux.

Les expériences entreprises par M. Brachet l'ont amené à considérer le système ganglionnaire comme la cause première des mouvements du cœur ; ce qui confirmerait l'opinion émise par Bichat dans son mémoire *sur le principe de la vie.*

CONSIDÉRATIONS GÉNÉRALES

SUR LES MALADIES DU COEUR.

Nous voici arrivé à la question pathologique de notre sujet, mais on ne peut aborder la description de chaque maladie du cœur en particulier avant d'avoir présenté quelques considérations générales relatives à l'anatomie pathologique, au diagnostic, aux causes, à la nature et au pronostic de ces affections. Les maladies organiques du cœur sont assez fréquentes et assez graves pour que leur étude mérite quelque soin.

C'est au progrès de l'anatomie pathologique, aidée de l'observation au lit des malades, que nous devons de posséder aujourd'hui sur elle des connaissancess exactes, et l'on peut affirmer que leur diagnostic est arrivé au même degré de précision que pour les maladies des organes respiratoires. Certes, l'exclamation de Baglivi avait quelque raison d'être, mais elle pouvait s'adresser aussi bien aux maladies du cœur qu'à celles du poumon; grâce aux progrès accomplis par les travaux modernes, on peut lui substituer ces consolantes paroles : *Quantum facile est cognoscere morbos pulmonum et cordis.*

Les anciens ne pouvaient posséder aucunes connaissances d'anatomie ni d'anatomie pathologique, puisque l'ouverture des corps leur était défendue ; ce n'est donc pas chez eux que nous pourrons trouver des documents sur les maladies du cœur. Tout en proclamant bien haut l'importance extrême de l'anatomie pathologique, s'ensuit-il que nous la considérions comme le seul élément utile, nécessaire au progrès de la science? Non, sans doute. L'anatomie ne peut nous donner que le cadavre de la maladie, et il faut que nous arrivions à connaître son âme, c'est-à-dire la physiologie de l'organe, ce qui serait impossible sans l'anatomie pathologique. Corvisart s'exprime ainsi dans son discours préliminaire sur les maladies du cœur ; après avoir fait sentir que l'anatomie pathologique est la base fondamentale de la médecine : « Ce serait une grande erreur de penser que l'anatomie cadavérique suffit pour atteindre ce but, il s'en faut bien que la chose soit ainsi ; le médecin qui n'unirait pas la physiologie à l'anatomie resterait toujours à la vérité un prosecteur plus ou moins adroit, industrieux et patient, mais il n'aurait jamais qu'une pratique *chancelante* et *incertaine*, surtout dans le traitement des lésions des organes. Combien n'ai-je pas vu au lit des malades émettre de faux diagnostics, les uns accusant le foie, l'estomac d'être malade, lorsque la poitrine était attaquée, et réciproquement ; les autres prenant pour toute espèce d'hydropisie, d'asthme, une maladie du cœur. Enfin j'affirme qu'il n'est point d'organe que je n'aie vu accuser faussement soit d'être malade, soit de ne l'être pas par des personnes auxquelles on ne pouvait reprocher le manque de quelques connaissances anatomiques (1). » Ici, Corvisart, comme il a soin de le dire, entend par physiologie la physiologie d'observation, la physiologie pathologique, et non cette physiologie systématique qui *suppose* souvent et qui *explique toujours.*

Celle-là est-elle donc autre chose que l'étude des signes observés pendant la vie, que l'étude de la maladie dont on ne retrouve que le *corps* après la mort et loin d'être ce qu'il était pendant la vie? N'oublions pas, a écrit M. Bouillaud, « que les recherches faites après la mort ne nous permettent pas de voir l'organe malade tel qu'il était exactement pendant la vie, même sous le point de vue des conditions appréciables à nos moyens directs d'observation ; ces recherches ne nous montrent que les restes de la maladie, que le *cadavre* de l'organe malade. Qu'est devenue, en effet, la température ? Qu'est devenue la rougeur elle-même dans beaucoup de cas ? Je laisse de côté les phénomènes de mouvements et de

(1) Corvisart, *Op. cit.*, disc. prélim., p. 11.

sensibilité qui meurent en quelque sorte avec l'individu et ne peuvent être l'objet d'aucune investigation posthume, pas plus que le principe de la vie. » Il s'en faut bien que le scalpel nous donne la cause, la raison de tout ce que nous observons. Que pendant une grande opération un malade succombe épuisé par la douleur, n'ayant même perdu qu'une légère quantité de sang, certes aucune lésion d'organe trouvée à l'autopsie ne pourra nous révéler la cause de la mort.

Depuis quelque temps la tribune académique retentit de longues discussions de philosophie médicale qui semblent plutôt rouler sur les mots que sur le fond des choses elles-mêmes. Il n'y a pas de maladies, dit-on, il n'y a que des lésions d'organes. Sans doute, si l'on veut faire de la maladie un être de raison, sans corps, sans forme, un symptôme ne se rattachant à rien, il faut supprimer cette dénomination vide de sens. Mais comment concevoir la maladie sans un siége? et en la définissant : une lésion quelconque survenue dans les conditions mécaniques, physiques, chimiques du corps humain et dans les conditions vitales qui lui sont propres, comment pourrait-on être accusé de cette ontologie si victorieusement combattue par Broussais? Mais cette guerre impitoyable qu'il lui fit n'alla pas jusqu'à lui faire proscrire le nom même de la maladie.

On s'en prend aussi aux *unités*, aux *individualités* morbides, mais sans doute parce que l'on s'en fait une fausse idée. Est-ce que *unité* signifie simplicité de sujet? Sans elles, il n'y a pas de distinction possible. Il faut donc les admettre, mais sous la condition de ne pas les abstraire des organes. Que l'on jette les yeux sur une collection de pièces d'anatomie pathologique, est-ce qu'il est possible de confondre, ici, une hypertrophie avec un rétrécissement, là, une dilatation avec une rupture? Puisque ces lésions sont distinctes, elles constituent donc autant *d'individualités incarnées*.

La négation de la maladie conduit logiquement à la négation d'une classification; or, qu'est-ce qu'une science sans classification? Un composé de connaissances disséminées, mal coordonnées, où tout est confusion, désordre, anarchie. L'importance d'une classification a été si bien comprise par les auteurs que tous ont essayé d'en fonder une : voyez Themison, Brow, Bichat, Broussais; ils ont pris pour base de leur classification l'idée qu'ils se faisaient de la maladie. Et Pinel, en affichant une espèce de dédain pour la recherche de la nature des maladies, l'a cependant prise, sans y penser, pour base de son *pentateuque* nosologique.

On ne peut pas classer les maladies, a-t-on dit, parce que, sur chacun des malades atteints de *la même maladie*, on ne peut trouver le même ordre de succession, le même degré d'intensité. Mais cela empêche-t-il qu'il n'y ait un caractère commun, invariable, constant : la nature de la maladie?

Que l'on observe plusieurs malades atteints d'arthrite rhumatismale, par exemple, on ne trouvera pas chez tous une identité parfaite sous le rapport de l'intensité, de l'étendue, des complications, du traitement à opposer; mais cela n'empêchera pas de placer cette maladie dans le cadre nosologique; on tiendra compte des différences, tout en sachant bien que l'on s'adresse à une nature commune. En jetant les mêmes semences sur des terrains différents, on récoltera toujours un produit *de même nature*, tout en ayant des qualités différentes; mais il y aura un caractère commun, constant, qui permettra de les distinguer, de les classer.

Les maladies du cœur n'ont été classées que dans ces derniers temps. En parcourant les auteurs anciens, on n'y trouve rien sur ce sujet. Galien, dans son ouvrage *De locis affectis*, ne donne aucune description des maladies de cet organe. Il faut traverser une longue série de siècles pour arriver à Senac et à Corvisart; ce sont leurs ouvrages qui ont servi de base à l'étude des maladies du cœur; mais ni dans l'un ni dans l'autre on ne trouve une classification. Celui de Corvisart parut en même temps que le *Traité des phlegmasies chroniques* de Broussais, époque doublement mémorable.

M. Bouillaud a établi dans son cadre nosologique douze classes de maladies, dans lesquelles il fait rentrer celles du cœur.

Première classe. — C'est celle des inflammations, elle est de beaucoup la plus nombreuse, et nous verrons que celles-ci engendrent un grand nombre d'autres maladies que nous rencontrerons dans les classes suivantes. Est-il besoin d'en citer des exemples ? Que l'on examine le cœur d'un malade ayant succombé à une péricardite, à une endocardite, on verra tous les signes anatomiques de ces maladies. C'est dans un ordre de cette classe que se trouve l'hypertrophie.

Deuxième classe. — Elle comprend les affections qui consistent en un défaut d'excitation, d'action vitale. — Les défaillances, les lipothymies, la syncope, tiennent à la diminution de l'innervation du cœur, et rentrent dans cette classe. C'est dans un sous-ordre que se trouve l'atrophie.

Troisième classe. — C'est celle des désordres dans les fonctions. Le cœur, comme tous les autres organes et plus que beaucoup d'autres, est sujet à ces désordres ; sans parler de ses palpitations passagères, il y a des malades atteints d'une névrose du cœur caractérisée par de l'irrégularité, de l'intermittence de ses battements, sans aucune lésion organique. Nous avons eu pendant longtemps, au n° 1 de la salle Saint-Jean-de-Dieu, un homme affecté de cette maladie que M. Bouillaud désigne sous le nom de *folie du cœur*.

Quatrième classe. — Ce sont les maladies miasmatiques. C'est dans cette classe que rentre la gangrène du cœur, et l'observation 87 du *Traité des maladies du cœur* est un exemple de gangrène bien confirmée. Mais les altérations du sang trouvent ici leur place. Que de fois n'avons-nous pas rencontré dans le cœur de malades ayant succombé à une fièvre typhoïde, par exemple, un sang profondément altéré, diffluent et ressemblant à du raisiné.

Cinquième classe. — Ce sont les hétérotrophies, les hétérocrinies. Le cancer rentre dans cette classe, c'est une altération de nutrition ; et quelques-unes de ces transformations constituent des produits *primitivement sécrétés*. Il est probable que dans les dépôts sécrétés au sein du tissu cellulo-adipeux, il s'opère des réactions plus ou moins analogues à celles qu'a signalées M. Chevreul dans ses belles recherches sur les corps gras d'origine animale. La nature intime du cancer ne saurait être actuellement expliquée.

Plusieurs auteurs ont rapporté des exemples de cancer du cœur : MM. Récamier, Cruveilhier, Ferrus, Billart, Bayle, Ollivier d'Angers, Bertin, Bouillaud.

Sixième classe. — C'est celle des épanchements et des hémorrhagies. — Les épanchements ne sont pas rares, la quantité du liquide sécrété varie depuis quelques cuillerées jusqu'à un litre. Quant aux hémorrhagies, on en rencontre non-seulement dans le péricarde, mais encore dans la substance même du cœur.

Septième classe. — Solutions de continuité et

communications anormales. — Le cœur n'est pas plus que les autres organes à l'abri des lésions traumatiques, et par conséquent des plaies. Quant aux communications anormales, il pourrait servir de type; et l'on connaît un assez grand nombre d'exemples de communications des ventricules entre eux et des oreillettes.

Huitième classe. — Changements de position, déviation. Nous avons eu cette année, au numéro 11 de la salle Saint-Jean-de-Dieu, un malade chez lequel un épanchement pleurétique gauche très considérable avait refoulé le cœur à droite; celui-ci, ayant contracté des adhérences intimes en ce point, s'y trouve définitivement fixé. Bichat, Breschet, MM. Isidore Geoffroy-Saint-Hilaire, Bouillaud, ont rapporté un assez grand nombre d'exemples de transposition du cœur.

Neuvième classe. — Adhésions, insertions anormales. — Les adhérences du péricarde ne sont pas rares, et celles des valvules se rencontrent encore assez fréquemment.

Dixième classe. — Changements d'étendue, de volume et de capacité. Les dilatations des cavités et des orifices du cœur sont très communes. Combien de fois n'avons-nous pas montré des exemples de rétrécissement de l'orifice articulo-ventriculaire ou de l'orifice aortique.

Onzième classe. — Corps étrangers et *retenta*. —

On a rapporté des exemples dans lesquels des épingles avaient été rencontrées dans le cœur. Ces caillots denses, glutineux, que nous avons observés, ne forment-ils pas de véritables corps étrangers?

Douzième classe. — Changements relatifs à la configuration, au nombre, à l'existence des organes. — On a cité des exemples de *dexiocardie* qu'il ne faut pas confondre avec le refoulement du cœur, comme celui dont nous avons parlé ci-dessus. Béclart a rapporté plusieurs exemples d'acardie dans son mémoire *sur les acéphales.* Breschet a cité quelques observations dans lesquelles le cœur était dépourvu de péricarde, d'autres où il y avait une insertion vicieuse des vaisseaux. Que l'on voit maintenant s'il est possible de supprimer l'une de ces classes. Peut-on confondre l'hypertrophie avec l'atrophie? les adhérences du péricarde avec un rétrécissement? une déviation avec une inflammation?

ANATOMIE PATHOLOGIQUE DES MALADIES DU CŒUR EN GÉNÉRAL.

Nous commençons aujourd'hui l'histoire des maladies par l'anatomie pathologique qui ne figure que comme tête de chapitre dans tous les ouvrages écrits avant le commencement de ce siècle, et il ne faut pas être surpris de voir les auteurs rester indécis sur la nature d'un grand nombre d'entre elles, puisque l'anatomie pathologique est une des bases indispensables pour arriver à la solution de ce grave et difficile problème. Le doute sur la nature de la maladie conduit logiquement à l'expectation ou à l'empirisme. Si l'on ouvre la *Nosographie philosophique* de Pinel, véritable monument scientifique, qui marque pour ainsi dire la transition entre la médecine ancienne et la médecine moderne, on n'y trouvera rien sur le traitement. Qu'y a-t-il de surprenant? La thérapeutique est le dernier terme de la médecine, elle ne pouvait apparaître que lorsque l'anatomie pathologique serait venue éclairer les questions en litige. Dans ces considérations générales, nous ne nous étendrons pas bien longuement sur l'anatomie pathologique, puisqu'en parlant de chaque maladie en particulier, il faudra nous y arrêter.

Il est bien rare de rencontrer une maladie envahissant le cœur tout entier; le plus souvent, c'est une partie seulement de l'organe qui est lésée, ou un seul de ses tissus. Dans la collection de pièces d'anatomie pathologique que nous avons, on remarque ici une hypertrophie considérable ayant surtout affecté le ventricule gauche, l'orifice aortique et les valvules étant libres. Là, c'est une lésion de l'aorte et de ses valvules, l'orifice auriculo-ventriculaire et la valvule mitrale ne présentent pas d'altération. Parmi toutes ces pièces anatomiques, je n'en possède qu'une où la lésion porte sur le cœur droit; c'est en effet fort rare, et pour cent lésions du cœur gauche on en trouve à peine une du droit. Il ne faudrait pas penser que la détermination exacte du siége des maladies du cœur soit une chose de pure curiosité. En examinant un malade, si l'on trouve un souffle rude et râpeux, pense-t-on qu'il est indifférent de savoir s'il se passe à l'extérieur, c'est-à-dire dans le péricarde, ou à l'intérieur? Il s'en faut bien que la gravité soit la même dans l'un et l'autre cas.

Nous avons déjà dit que l'anatomie pathologique, clef de voûte de la médecine, ne pouvait cependant nous révéler tout; il existe pour le cœur, comme pour les autres organes, des maladies qui ne laissent à leur suite aucun caractère anatomique sensible. Pendant longtemps nous avons eu, au n° 1 de la salle Saint-Jean-de-Dieu, un malade chez lequel nous avons constaté de l'irrégularité, de l'intermittence dans les battements du cœur, la névrose enfin appelée *folie du cœur;* s'il avait succombé à une maladie intercurrente, nous n'aurions certainement rien trouvé à l'autopsie qui pût nous rendre compte des phénomènes observés pendant la vie, et si nous déclarons que cette maladie est une lésion d'organe, c'est parce qu'il est impossible de concevoir une lésion de fonction sans une lésion d'organe, un effet sans une cause.

Pour le cœur, comme pour les autres organes, nous avons deux catégories de cas bien distincts :

ici des maladies qui laissent à leur suite des modifications matérielles accessibles à nos investigations ; là, d'autres maladies qui ne laissent après elles aucune modification sensible à nos sens. N'oublions pas que, pour celles du premier ordre, les recherches doivent à la fois porter et sur les solides et sur les liquides. Lorsque nous donnerons les caractères anatomiques de la péricardite, par exemple, nous étudierons avec le plus grand soin les altérations de la sécrétion sous le double point de vue de la quantité et de la qualité, en même temps que celles de la membrane sécrétante.

DIAGNOSTIC.

Le diagnostic est une question capitale, sans lui pas de traitement rationnel, toute pratique est *chancelante, incertaine*. A chaque page, dans son livre, Corvisart fait sentir l'utilité d'unir les connaissances anatomiques aux connaissances physiologiques, et il démontre combien l'ignorance des dernières fait commettre d'erreurs au lit du malade. Nous devrons donc nous occuper du diagnostic *anatomique* et du diagnostic *médical*.

Certains médecins affectent de croire aujourd'hui que l'école anatomo-physiologique, exclusivement préoccupée des altérations pathologiques, ne fait entrer que l'étude de celles-ci dans le difficile problème *du diagnostic des maladies;* il s'en faut bien qu'il en soit ainsi. Est-ce que nous négligeons l'étude du mode de lésions des actions vitales qui a présidé au développement de ces altérations matérielles? Est-ce que chaque jour au lit du malade nous ne basons pas notre traitement sur la nature de la maladie? Sans doute, pour y arriver, l'anatomie pathologique est une donnée indispensable, mais elle n'est pas la seule. L'école anatomo-physiologique ne s'est-elle pas élevée avec force contre les dénominations exclusivement anatomiques? Et n'a-t-on pas dit avec raison à Lallemand, par exemple : Votre expression de ramollissement *du cerveau* est vicieuse, elle confond sous un même nom des choses de *natures différentes*, reconnaissant des *causes différentes*, et de plus il n'y a pas de ramollissement à toutes les périodes de la maladie, il faut donc baser la nomenclature sur quelque chose d'invariable, et ce qu'il y a d'invariable, c'est la nature de la maladie qui est toujours la même.

Nous serions surpris de voir aujourd'hui quelques hommes afficher un certain dédain pour l'anatomie pathologique, si nous ne savions combien il est commode de nier l'utilité de ce que l'on ignore. Mais de quoi s'étonner de la part de ceux qui veulent que *la théorie* précède *la pratique*, que toute maladie soit toujours *générale* avant d'être *locale*, que la vie existe indépendamment des organes! Une maladie est toujours générale, dites-vous, avant d'être locale? Mais une épine a pénétré dans le bras de ce malade, autour d'elle se forme un phlegmon qui s'est étendu, puis la fièvre apparaît seulement ; ici, ce me semble, la maladie locale a bien précédé la maladie générale. Les choses ne se passent pas ainsi à l'intérieur, pensez-vous, mais la chirurgie est-elle autre chose qu'une médecine extérieure ; une pneumonie, n'est-ce pas un véritable phlegmon du poumon ? et la nature procède de même dans les deux cas, elle est avare de moyens et prodigue de résultats. C'est là une pensée empruntée par Bichat à Newton, Bichat, le faux dieu de cette médecine spiritualiste dont les représentants veulent baser notre science sur l'*idée que l'on se fait de la vie.* Or, comme personne que je sache ne connaît la vie dans son essence, la médecine serait réduite à quelque chose d'aussi peu défini, d'aussi mal connu ; mériterait-elle le nom de science, *cognitio certa ex principiis certis exorta? Les rédacteurs du journal des Progrès de la Médecine hippocratique et vitaliste* cherchent à insinuer qu'eux seuls possèdent le secret d'une définition exacte de la maladie. Puisque le monde entier, disent-ils, oublie ce que chacun devrait savoir par cœur, ce signe de ralliement de toute saine médecine hors laquelle pas de salut, ils *consentent* à nous la faire connaître : « La maladie est une fonction anormale et accidentelle de l'organisme vivant. » Mais puisque les organes, pense cette école, jouent un rôle si peu important au point de vue de la maladie, pourquoi parler de l'organisme ? Pourquoi ne pas être logique et ne pas voir des forces ou des propriétés vitales en dehors des organes? Vous dites que la maladie est une fonction anormale? mais c'est admettre implicitement une lésion d'organe; car je ne pense pas que l'on puisse concevoir une fonction sans instrument, un effet sans une cause.

C'est la même école qui, voulant résoudre la question de l'avortement provoqué, s'inspire de sentiments religieux au lieu de se placer sur le terrain scientifique, et trouve plus commode d'aller chercher dans les lois de l'Eglise des arguments de la valeur de ceux-ci : « L'homme est la fin des ouvrages du Créateur, le chef-d'œuvre de ses mains, le principal objet de ses soins; si l'âme humaine n'est qu'un souffle, c'est le souffle de Dieu; et non-seulement elle est créée par Dieu et à l'image de Dieu (*ad ejus imaginem*), mais encore elle est rachetée par Dieu qui a revêtu pour cela une forme humaine. » Voilà pourquoi, dans aucun cas bien déterminé (ceux-là seuls sont à examiner), on ne doit recourir à l'avortement provoqué ! Cette façon de raisonner ne rappelle-t-elle pas celle du *médecin malgré lui*... Et voilà pourquoi votre fille est muette ! On sait aujourd'hui que penser de ces capucinades, mais il n'y a plus d'inquisition constituée et avouée, du moins, qui force l'intelligence à abdiquer ses droits de par l'autorité du goupillon. Laissons là ces tristes questions indignes d'une discussion sérieuse, et revenons à notre sujet.

Non, le diagnostic *anatomique* n'est pas la seule donnée nécessaire pour arriver à la connaissance de la maladie, il faut y joindre le diagnostic physiologique. Pour nous résumer, nous dirons que rien ne doit être omis dans ce qui compose l'histoire complète d'une maladie. L'élément anatomo-pathologique, cet œil de la médecine, suivant l'ingénieuse expression de Frédéric Hoffmann, est donc une des données indispensables, fondamentales pour le diagnostic de la maladie, et il ne peut être négligé que par ceux que Morgagni, dans un profond dédain, appelait *sciolos audaculos ;* mais comme nous l'avons déjà dit, cet élément n'est pas le seul, il faut rechercher l'action vitale sous l'influence de laquelle se développent ces altérations organiques. Une médecine qui tient compte de tout, qui étudie tout, mérite-t-elle d'être appelée *cadavériste,* qualification que lui donnent ceux qui l'ignorent et qui se figurent, en parlant de maladies générales, qu'en exagérant une vérité on peut s'en attribuer la découverte ?

Il nous reste à parler des méthodes au moyen desquelles on arrive à recueillir les signes locaux des maladies du cœur. Ceux qui nous sont fournis par la palpation sont fort utiles ; en parlant de la physiologie du cœur, nous avons dit que la main sentait distinctement le jeu des valvules, et de même quand celles-ci sont altérées, détruites, qu'un souffle le remplace ou l'accompagne ; ce mode d'exploration nous le fait connaître. Mais de tous les signes que nous possédons, les plus sûrs, les plus directs, les plus précieux, pour arriver à la connaissance anatomique du cœur, sont sans contredit ceux qui nous sont fournis par la percussion et l'auscultation. Sans eux, tout diagnostic différentiel des nombreuses lésions de cet organe est complétement impossible. Cette vérité sera surabondamment démontrée à mesure que nous étudierons chaque maladie en particulier. Mais pour manier avec succès ces précieuses méthodes, il faut une grande habitude ; il ne suffit pas de posséder un bon instrument pour bien s'en servir. Le cœur, *ce grand ressort de la machine humaine,* ne peut être lésé sans avoir un retentissement sur l'organisme, mais variable comme ses maladies.

La physiologie nous a fait connaître le rôle du ventricule gauche dans le mécanisme de la circulation générale ; on pouvait donc *a priori* conclure aux effets produits par son hypertrophie, c'est-à-dire aux hémorrhagies actives, surtout vers les organes qui n'ont pas une grande force de résistance, comme l'encéphale, par exemple : ici l'observation directe a confirmé les prévisions. Richerand a beaucoup insisté sur cette question de physiologie pathologique, et il a rappelé que Cabanis, Ramazzini et Malpighi, atteints d'une hypertrophie du ventricule gauche, ont succombé à une hémorrhagiecérébrale. Depuis, plusieurs auteurs se sont occupés de cette question, M. Bricheteau, et Lallemand dans ses lettres anatomo-pathologiques sur l'encéphale.

Sur cinquante-quatre cas d'hypertrophie du cœur, rapportés dans le *Traité des maladies du cœur* de M. Bouillaud, on trouve onze cas d'hémorrhagie ou de ramollissement cérébral, c'est-à-dire plus du cinquième. Depuis longtemps déjà ce professeur a signalé une circonstance complétement négligée par ses devanciers : c'est la fréquence de la dégénérescence crétacée, par conséquent, la friabilité extrême des artères cérébrales chez les sujets qui succombent à une hémorrhagie cérébrale, ayant une hypertrophie du ventricule gauche. Les artères de la base du cerveau une fois enlevées forment un véritable chapelet de corail. Nous avons dans ce moment un malade, couché au n° 6 de la salle Saint-Jean-de-Dieu, hémiplégique à la suite d'une seconde hémorrhagie cérébrale, de plus le membre inférieur du côté paralysé est frappé de gangrène senile. Chez lui le cœur est hypertrophié, et presque tout le système artériel est atteint de cette dégénérescence crétacée dont il vient d'être question.

Déjà nous avons vu que les lésions organiques du cœur droit sont beaucoup moins fréquentes que celles du cœur gauche ; aussi possédons-nous peu d'exemples de cette lésion isolée. Le ventricule gauche est chargé de lancer le sang du centre à la périphérie ; le droit de le chasser jusqu'aux poumons seulement. Il n'est donc pas étonnant de voir l'hypertrophie de ce dernier exercer une influence directe sur la production des hémorrhagies actives des poumons, hémorrhagies qu'il ne faut pas confondre avec les congestions passives résultant d'un obstacle à la circulation veineuse. Dans certains cas, les symptômes du retard qu'éprouve la circulation résultent d'un obstacle mécanique à la circulation du sang ; mais il s'en faut que cette cause soit toujours celle que nous venons d'indiquer. Il y a longtemps que M. Bouilaud a démontré que la dilatation du cœur a pour résultat d'affaiblir la puissance de contraction de cet organe, et que la mollesse du pouls, les hydropisies, les hémorrhagies passives sont les signes que l'on rencontre dans cette lésion du cœur. Il n'y a donc pas pour toutes les maladies de cet organe une série de signes *communs*, confusion qui a été faite par presque tous les auteurs.

DES CAUSES ET DE LA NATURE DES MALADIES DU COEUR.

Nous avons montré, pour la question qui nous occupe les progrès qu'a faits la médecine depuis un quart de siècle environ, au point de vue de l'anatomie pathologique et du diagnostic; nous allons voir que, sous le rapport de la recherche de leurs causes et de leur nature, les travaux modernes ont aussi comblé une grande lacune.

Tout organe chargé d'une fonction spéciale offre des particularités à étudier, mais nous ne tarderons pas à voir que les maladies du cœur se développent sous l'influence des mêmes causes que celles de la plupart des autres organes. C'est vers ce *grand ressort* que se répercutent presque tous les dérangements des autres rouages de notre machine vivante; le cœur jouit, en effet, du fâcheux privilége de trouver, dans la plupart des maladies fébriles, une source d'états morbides; c'est là un point que nous aurons soin de développer longuement en faisant l'histoire de l'endocardite.

Sous le double point de vue des causes et de leur nature, les maladies du cœur peuvent être rangées en trois classes : 1° causes traumatiques; 2° causes morales; 3° causes physico-chimiques. Nous n'aurons pas à nous occuper des premières, elles forment, pour ainsi dire, un chapitre à part; occupons-nous donc des deux autres.

Sénac, dans le second volume de son *Traité de la structure du cœur, de son action et de ses maladies*, s'exprime ainsi, après avoir parlé des signes qui permettent de reconnaître ce qu'il appelle *les vices* du cœur : « A mesure que l'on pénètre dans les maladies du cœur, la médecine paraît plus stérile ; elles demandent peu de remèdes. » Un peu plus loin, il s'étend longuement sur l'influence des causes morales, mais, suivant lui, elles n'agissent pas toutes de la même manière ; ainsi la crainte et la terreur n'ont pas le même mode d'action que les chagrins et la tristesse ; l'explication qu'il en donne est fondée sur une théorie toute gratuite.

Les deux causes principales que reconnaît Corvisart sont : 1° l'action même de l'organe ; 2° les passions des hommes. Il examine la continuité d'action du cœur, et il évalue à presque trois milliards le nombre de pulsations d'un homme qui meurt à quatre-vingt-dix ans ; puis, considérant combien de causes viennent troubler le jeu de cette merveilleuse machine, combien d'efforts elle doit surmonter, il trouve là des raisons suffisantes pour expliquer la grande fréquence de ses maladies. « Voyez, dit-il, le fœtus sorti du sein de sa mère ; dès cette époque commencent des obstacles à l'action du cœur.... L'occlusion du trou ovale, l'oblitération du canal artériel, le développement de l'artère pulmonaire.... les cris, les vagissements de l'enfance, les pleurs, la danse, la course, le saut, la lutte, l'escrime, l'usage des instruments à vent, etc., etc. » « Voilà, ajoute Corvisart, une immensité effrayante de causes dont les effets sont inévitablement ressentis par le cœur (1). »

Sans doute si chacune de ces causes pouvait déterminer une maladie organique, on devrait regarder comme un miracle l'existence des hommes pendant quelques heures seulement. Mais d'abord cette assertion de Corvisart est singulièrement exagérée, car chaque mouvement du cœur est suivi d'un repos très court à la vérité, mais aussi très fréquent, et Laënnec avait établi que sur vingt-quatre heures les ventricules ont douze heures de repos, et les oreillettes dix-huit. Hope a réduit ce chiffre, il est vrai ; mais tout en tenant compte de ce qu'il peut y avoir d'inexact de part et d'autre, il reste démontré que le cœur jouit d'un repos notable qui constitue son intermittence d'action.

Les efforts dont parle Corvisart, pas plus que les cris, les pleurs, etc., etc., ne peuvent véritablement être considérés comme causes des maladies du cœur, car chacun de nous s'y trouve exposé en plus ou en moins, et cependant nous n'avons pas tous une affection organique du cœur. Mais, au contraire, si *ces efforts*, pour nous servir de son expression même, n'existaient pas, il y aurait *maladie du cœur*, dans le cas, par exemple, de non-occlusion du trou ovale.

Il passe en revue un peu plus loin les causes qui

(1) Corvisart, *Maladies du cœur*, disc. prél., p. 29.

agitent le cœur. « Qui, s'écrie-t-il, niera l'immense puissance de ces causes? La colère, la fureur, la crainte, l'envie, la jalousie, la peur, la terreur, l'amour, le désespoir, la joie, la tristesse, etc., etc..... Enfin, oserai-je dire que, par une fatalité déplorable, les plus nobles passions, les plus beaux sentiments, réagissent aussi sur le cœur pour troubler son action..... Et je pense que les lésions organiques du cœur ont été plus fréquentes dans les horribles temps de la révolution que dans le calme ordinaire de l'ordre social (1). » Mais quel est donc l'homme qui ne soit agité par une ou plusieurs des passions bonnes ou mauvaises mentionnées ci-dessus? Si elles pouvaient déterminer des lésions organiques du cœur, leur nombre devrait être égal à celui de la population; car ceux assez privilégiés du ciel pour être exempts de l'une ou de l'autre de ces passions: la colère, l'amour, l'ambition, la vengeance, etc., etc., seraient victimes de leurs plus beaux sentiments. Sans doute la révolution française a fait palpiter bien des cœurs, mais il ne faut pas ajouter à tous les griefs justes ou injustes que l'on a élevés contre elle la responsabilité d'avoir donné naissance aux lésions organiques observées par Corvisart. D'ailleurs, nous manquons et nous manquerons toujours de documents statistiques exacts pour vérifier le fait qu'il signale.

(1) Corvisart, *Maladies du cœur*, disc. prél., p. 21.

Les législateurs philosophes et politiques, les moralistes, les prédicateurs, les rhéteurs et les poètes pourront rendre de grands services à l'humanité par le sage emploi qu'ils feront de leurs talents ; mais le cœur, sous le rapport de ses lésions organiques, est bien en dehors de leur sphère d'action. Quiconque a lu avec soin l'ouvrage de Corvisart restera convaincu que pour lui la lésion de structure du cœur est l'effet du trouble apporté par l'influence des efforts dont nous avons parlé plus haut, ou des passions qui troublent son action. Si cette opinion était vraie, on devrait observer des lésions organiques du cœur à la suite des palpitations violentes et prolongées; or, ses névroses, surtout celles liées à un état chlorotique, sont certes bien communes; l'observation directe est donc facile aujourd'hui que nous possédons les signes physiques qui permettent de distinguer, avec *une certitude mathématique*, si elles se rattachent à une névrose ou à une lésion organique. Cette observation, nous la faisons chaque jour, depuis longues années, et nous pouvons affirmer que nous voyons fréquemment des personnes nerveuses tourmentées depuis longtemps par de violentes palpitations sans que celles-ci aient jamais amené de lésions organiques du cœur. Quelques médecins regardent cependant encore les influences morales comme susceptibles d'engendrer quelquefois ces maladies; à quoi tient cette croyance? A ce que beaucoup d'entre eux prennent, malgré les progrès de la médecine, des palpitations chlorotiques pour des palpitations se rattachant à une lésion organique du cœur. Il n'y a pas de jour où nous n'ayons à déplorer une semblable méprise, méprise dangereuse qui peut faire provoquer l'emploi d'un traitement contraire et mortel. Cette croyance est donc fondée sur une erreur de diagnostic, et celle-ci peut-elle passer pour un fait acquis à la science? Nous reconnaissons donc l'influence des causes morales sur le développement des affections nerveuses du cœur, mais non sur celui de ses lésions organiques.

Corvisart a signalé un grand nombre de causes que nous venons d'apprécier, mais il a omis la plus importante de toutes, et peut-être par l'idée fausse qui lui faisait considérer le cœur comme à l'abri de toute vicissitude atmosphérique. « Le cœur, dit-il, dans la région qu'il occupe, est à l'abri de toute impression de la part de l'air et de ses intempéries variables, brusques et modifiées; *on peut affirmer* en général qu'il n'en est pas sensiblement modifié et qu'il n'en contracte *pas de maladies* (1); » affirmation bien erronée, qui a dû l'empêcher de rechercher les maladies là où elles se rencontrent. Quoi de plus commun que la péricardite ou l'endocardite coïncidant avec une pneumonie, avec une pleurésie et

(1) Corvisart, disc. prél., p. 25.

surtout avec une arthrite rhumatismale ! Corvisart, il est vrai, ne pouvait étudier l'endocardite, dont la découverte est de nos jours. La coïncidence de ces deux maladies isolées ou réunies est telle dans les circonstances que nous venons d'indiquer, que M. Bouillaud a pu établir la loi suivante sur laquelle nous reviendrons d'ailleurs bien souvent : Dans les cas graves d'arthrites rhumatismales surtout, la coïncidence de la péricardite ou de l'endocardite est la règle, la non-coïncidence l'exception; dans les cas moyens ou légers, la non-coïncidence est la règle, et la coïncidence l'exception. Quand nous aurons montré ce que deviennent ces maladies non guéries, les désordres qu'elles laissent à leur suite, il sera facile de comprendre comment l'histoire complète de l'endocardite à l'état aigu et chronique a pu complétement changer la face de la pathologie du cœur.

Corvisart, dans son ouvrage, a beaucoup insisté sur les causes qu'il appelle *héréditaires*, mais bien des auteurs, avant lui, les avaient mentionnées; Sénac, Morgagni, Lancisi et Albertini, ces deux derniers principalement, ont parlé de familles dans lesquelles plusieurs générations auraient été atteintes d'affections organiques du cœur. Nous sommes loin de nier l'influence de l'hérédité dans les maladies en général, il est même impossible de ne pas la rencontrer à chaque pas depuis le rhumatisme, la goutte, le tubercule, jusqu'aux scrofules et à l'aliénation mentale elle-même ; mais il ne suffit pas de constater cette influence, il faut encore en déterminer les limites. Par hérédité on doit entendre non la maladie elle-même que les parents ont présentée, mais la tendance de l'organisme à la contracter avec le concours des causes occasionnelles ; chacun porte en soi pour ainsi dire son patrimoine organique ; c'est là une question d'une si haute valeur pratique que, dans ses leçons et dans ses livres, M. Bouillaud ne manque jamais de signaler son importance.

Un père ayant une maladie organique du cœur donnera-t-il nécessairement à ses descendants ce fatal héritage ? Non, mais il leur transmettra la prédisposition en vertu de laquelle, dans des conditions déterminées, ils seront aptes à contracter une maladie qui, abandonnée à elle-même, pourra laisser cette trace indélébile. Quelle grande confiance peuvent d'ailleurs nous inspirer ces observations de Lancisi et d'Albertini, aujourd'hui que nous savons l'incertitude du diagnostic des maladies organiques du cœur avant les précieux moyens d'investigation que nous possédons et dont nous avons déjà parlé à l'occasion du diagnostic.

La nature des maladies est déduite de la connaissance exacte de l'anatomie pathologique, des lésions fonctionnelles et de l'étiologie ; nous venons d'étudier avec soin ces trois points de la question, nous serions donc en état dès à présent de rechercher la nature des maladies du cœur. Mais nous avons dit un peu plus haut que l'histoire complète de la péricardite et surtout celle de l'endocardite à l'état aigu et chronique avaient complétement changé la face de la pathologie cardiaque; nous pensons donc que l'étude de la nature de ces maladies sera plus à sa place lorsque nous connaîtrons exactement la péricardite et l'endocardite, leur marche et les lésions chroniques organiques qu'elles laissent à leur suite, quand elles n'ont pas été arrêtées à leur période d'acuité.

DU PRONOSTIC DES MALADIES DU COEUR.

Le pronostic est loin d'être le même dans toutes les maladies du cœur. *Hæret latcri lethalis arundo*, telle est la fatale épigraphe de l'ouvrage de Corvisart; vraie pour beaucoup de lésions chroniques organiques, elle ne peut cependant s'appliquer indistinctement à toutes. Cet auteur considérait la péricardite comme presque toujours mortelle; nous savons, au contraire, aujourd'hui combien elle est peu grave dégagée de toute complication. Parmi les maladies qui entraînent essentiellement et immédiatement la mort, il faut ranger la rupture des parois du cœur. Puis les plus graves, celles qui sont essentiellement mortelles, mais dans un temps variable, sont les déformations des valvules et les rétrécissements considérables des orifices. Nous voyons fréquemment des malades atteints d'une hypertrophie moyenne du cœur sans complications graves du côté des valvules ou des orifices, et avec des soins bien entendus on peut, malgré ces lésions, leur procurer une longue existence. Celles-ci tirent surtout leur gravité de leur siége; certaines productions accidentelles peuvent se développer dans le péricarde sans troubler notablement l'état général, tandis qu'elles seraient funestes si elles donnaient naissance à un rétrécissement considérable des orifices, ou si elles annihilaient la valvule mitrale, par exemple.

Le traitement des maladies du cœur ne peut être abordé dans un chapitre consacré aux généralités, il est trop variable suivant les cas. Nous le développerons donc avec beaucoup de soin en parlant de chaque maladie en particulier.

HISTOIRE DE LA PÉRICARDITE.

Je ne sais si l'on connaît le nom de l'auteur qui le premier a parlé de la péricardite, mais il est bien certain que sa connaissance exacte date d'une époque très voisine de la nôtre. On trouve chez Sénac quelques lambeaux seulement relatifs à son histoire. « Le péricarde, dit-il, peut s'enflammer de même que toutes les autres parties du corps... les inflammations de cette *capsule* sont fort rares... j'ai vu souvent, après des pleurésies, le péricarde épaissi et rempli d'une matière qui paraissait purulente. » Voilà à peu près toutes les connaissances anatomo-pathologiques qu'il possédait sur la péricardite ; si nous passons maintenant aux signes qu'il donne pour la reconnaître, tout est confusion et incertitude. Corvisart nous a mieux décrit cette maladie sous le point de vue anatomique, mais quelle indécision il avoue lui-même pour le diagnostic !

Si nous passons à Laënnec, son disciple, nous allons voir que d'obscurité régnait encore sur la péricardite. « Il est peu de maladies, dit-il, plus difficiles à reconnaître que la péricardite, et dont les symptômes soient plus variables... j'ai vu *quelquefois deviner* des péricardites, et j'en ai *deviné* moi-même ;

car je ne crois pas que l'on puisse employer le mot *reconnaître*, quand on n'a pas de signes certains et qu'il arrive aussi souvent de se *tromper* que de rencontrer *juste*... Je dois avouer que l'*auscultation médiate* ne donne pas de signes beaucoup plus sûrs de la péricardite que l'étude des symptômes généraux (1). » N'est-on pas surpris d'entendre un pareil aveu de la part d'un homme tel que Laënnec, et pour qu'il n'ait pas reconnu cette maladie, il faut bien qu'il ne l'ait pas cherchée là où elle se rencontre, car il aurait certainement fait jaillir sur elle les mêmes lumières qu'il a répandues sur les maladies des organes thoraciques.

M. Louis, dans son mémoire sur la péricardite, a signalé *la voussure* de la région précordiale : c'est là une donnée seulement qui a son importance sans doute, mais qui ne se rencontre pas dans tous les cas. Nous verrons bientôt que si le diagnostic n'était possible qu'à la condition de trouver ce signe, il ne pourrait s'établir dans l'immense majorité des cas.

J'ai voulu placer sous les yeux ce simple aperçu des connaissances relatives à la péricardite, depuis Sénac jusqu'à M. Louis, afin de faire comprendre comment chacun des auteurs que nous avons cités a éclairé la question, mais sans la résoudre. L'histoire d'une maladie *n'est complète* que lorsque l'on con-

(1) Laënnec, 4e édit., tome III, p. 373.

naît exactement son anatomie pathologique, son diagnostic, sa nature, ses causes, et j'ajoute son traitement, qui forme pour ainsi dire la couronne de l'œuvre scientifique. Nous allons démontrer maintenant que ces différents points sont aujourd'hui suffisamment connus pour que l'histoire de la péricardite puisse être placée à côté de celle de la pneumonie et de la pleurésie.

— Nous abordons la description des maladies par ce qui était ignoré autrefois : l'étude des altérations anatomiques. C'est Laënnec qui a introduit cette manière de procéder, toute conforme à la physiologie, car comment étudier une fonction avant de connaître l'instrument? Déjà nous avons dit, et nous ne saurions trop le répéter, que la lésion anatomique n'est pas la maladie entière, mais un élément indispensable qui en forme le corps ; c'est donc par lui que l'on doit commencer. Nous ne donnerons pas à la maladie le nom tiré des signes anatomiques, puisque ceux-ci n'en constituent qu'un des éléments, n'en forment que le cadavre; nous la désignerons d'après sa nature, et pour arriver à la connaître trois choses sont indispensables : 1° l'anatomie pathologique; 2° l'étude des lésions fonctionnelles; 3° l'étiologie.

ANATOMIE PATHOLOGIQUE DE LA PÉRICARDITE.

Il faut, pour connaître complétement les caractères anatomiques de la péricardite, les étudier : 1° dans le tissu même qui en est le siége; 2° dans les produits de la sécrétion.

Quand elle a existé un certain nombre de jours, on rencontre constamment sur le péricarde une rougeur, une injection plus ou moins prononcée, mais loin d'être cependant ce qu'elle était pendant la vie. Sans doute, nous ne pouvons juger par comparaison, puisque, cette rougeur, nous n'avons pu la voir dès le début de la maladie, mais nous savons ce qui se passe pour les organes extérieurs soumis à notre observation directe; pour l'érysipèle, par exemple, combien il s'en faut qu'après la mort on retrouve une rougeur aussi prononcée que pendant la vie! Il nous arrive chaque jour de constater à l'autopsie une injection très marquée dans tel ou tel tissu, et, trente-six ou quarante-huit heures après, de trouver une diminution considérable.

L'injection a plutôt son siége dans le tissu cellulaire sous-jacent que dans la membrane séreuse elle-même. Nous avons fait, il y a peu de jours, l'autopsie d'un malade couché au n° 27 de la salle des hommes, et chez lequel nous avions constaté tous les signes d'une violente péricardite; nous avons trouvé sur le bord externe du ventricule gauche une coloration d'un rouge vif, rutilant, sous forme de bandes assez larges; ce n'était pas là le résultat d'une simple injection, mais bien d'une effusion sanguine au-dessous de la membrane séreuse. Il faut éviter avec le plus grand soin de confondre avec des rougeurs inflammatoires ces congestions *posthumes, cadavériques*, que l'on rencontre dans quelques circonstances ; elles présentent d'ailleurs des caractères si différents qu'avec quelque habitude il est impossible de commettre une semblable méprise.

Quand la membrane séreuse est enflammée elle est plus épaissie, plus friable, plus opaque qu'à l'état normal et se laisse facilement enlever par lambeaux, ce que l'on ne peut faire dans l'état sain. Toutes les fois que les séreuses sont enflammées et que le tissu cellulaire sous-jacent a perdu sa force de cohésion, elles se séparent facilement des surfaces sur lesquelles elles se déploient.

A l'état normal, la sérosité, d'ailleurs très peu abondante, est visqueuse, transparente. Dans la péricardite, l'altération porte tout à la fois sur la quantité et sur la qualité, ce qui permet de distinguer anatomiquement un épanchement, suite d'une inflammation, d'un épanchement, suite d'un hydropéricarde ; dans ce dernier cas, l'altération porte exclusivement sur la quantité.

Dans la péricardite, l'épanchement présente deux éléments à considérer : 1° l'élément liquide ; 2° l'élément solide, désigné sous le nom de lymphe plastique, coagulable, de pseudo-membranes. Dans quelques cas, la partie liquide est rouge, sanguinolente ; elle contient en effet une quantité de sang variable; c'est à ce genre d'épanchement que plusieurs auteurs ont donné le nom d'*hémorrhagique*. La partie liquide est trouble, lactescente; sa quantité peut varier depuis quelques grammes jusqu'à plusieurs litres. Corvisart a rapporté une observation dans laquelle le péricarde contenait quatre livres de liquide; dans deux des observations du mémoire de M. Louis on a trouvé la même quantité. Il arrive quelquefois que l'épanchement est formé d'un liquide crémeux, verdâtre, qui est du véritable pus; cette remarque avait déjà été faite par Sénac : « J'ai vu souvent, dit-il, après des pleurésies, le péricarde épaissi et rempli d'une matière qui paraissait *purulente* (1). »

Il faut maintenant nous occuper du second élément de l'épanchement, cette lymphe coagulable, et l'étudier dans toutes ses transformations, car elle présente des caractères différents suivant l'époque à laquelle on l'examine.

Si on a l'occasion de faire l'autopsie à un moment très voisin du début de la maladie, les pseudo-membranes présentent les caractères suivants : elles se déposent sur le péricarde en masses amorphes, quelquefois n'occupant que le feuillet viscéral, mais le plus souvent les deux. A cette période, elles ont une consistance assez faible et ressemblent au blanc de l'œuf légèrement coagulé ou bien à l'humeur vi-

(1) Sénac, *Traité de la structure du cœur, de son action, de ses maladies*, tome II, p. 346.

trée ; leur couleur est d'un gris tirant un peu sur le jaune. Pour constater ces caractères, il faut, comme nous l'avons dit, observer les altérations pathologiques à un moment très rapproché du début de la maladie, tant son organisation se fait avec une rapidité extrême. Quelquefois, au bout de vingt-quatre ou trente-six heures, on commence déjà à voir de petits points rouges qui bientôt deviennent des vaisseaux, puis cette matière plastique subit alors les nombreuses transformations que nous ferons bientôt connaître ; mais, avant, nous devons fixer l'attention sur des particularités que l'on ne retrouve pas dans les pseudo-membranes des autres séreuses. Celle-ci présente les caractères suivants : déjà signalée par Sénac ; sa face libre et inégale, réticulée : « On trouve, dit-il, assez souvent une matière condensée dans le péricarde ; ordinairement elle est blanche, et elle se ramasse comme une espèce de croûte qui revêt le cœur et qui s'attache aux parois de son enveloppe. Dans plusieurs cadavres, elle forme une masse semblable à des *rayons de miel* (1). » Cette observation avait été faite aussi par Corvisart : « On ne peut, dit-il, en donner une idée plus exacte qu'en la comparant à la surface interne *du bonnet ou second estomac du veau*, sauf la profondeur de ces espèces de mailles (2). » Lorsque le cœur est pour ainsi dire

(1) Sénac, *loc. cit.*, t. II, page 351.
(2) Corvisart, *Maladies du cœur*, p. 19.

enveloppé de toutes parts dans une coque de pseudo-membranes, M. Bouillaud a comparé son aspect à celui d'un ananas ou d'une pomme de pin, et Hope à ce que l'on observe lorsque deux assiettes plates recouvertes de beurre sont appliquées l'une contre l'autre et brusquement séparées.

Chez un malade, couché au n° 26 de la salle Saint-Jean-de-Dieu, chez lequel nous avions constaté tous les signes d'une péricardite générale, nous avons trouvé à l'autopsie le feuillet viscéral du péricarde recouvert d'une fausse membrane d'un rouge très vif, dont la rudesse et la villosité lui donnaient, à la vue et au toucher, beaucoup de ressemblance avec la langue du chat. Le fait constaté, en voici la théorie : au moment où cette lymphe plastique commence à s'organiser, sa consistance est molle, et le cœur, par ses mouvements, oppose sans cesse l'un contre l'autre les deux feuillets du péricarde recouverts de fausses membranes, puis ils se séparent brusquement ; il se produit donc ici le même résultat que dans l'expérience de Hope.

Nous venons de voir les pseudo-membranes telles qu'on les rencontre dans la péricardite aiguë, il faut maintenant les étudier dans leurs périodes d'organisation définitive et dans leurs diverses transformations, qui appartiennent principalement à la péricardite chronique. Ici, le péricarde s'épaissit, s'hypertrophie, à l'instar de presque tous les autres tissus chroniquement enflammés, mais dans l'inflammation de cette séreuse comme de toutes les autres, l'épaississement siége plutôt dans le tissu cellulaire sous-jacent que dans le péricarde lui-même. Il arrive le plus souvent que cette épaisseur tient à une pseudo-membrane organisée et tellement adhérente à la séreuse elle-même qu'elle semble se confondre intimement avec elle. Dans d'autres cas, il est facile de la détacher du péricarde, auquel on trouve alors son épaisseur normale.

Fréquemment à la place de la matière plastique, on ne rencontre que des adhérences plus ou moins intimes, générales ou partielles; d'autres fois des brides cellulo-fibreuses s'étendant d'un des feuillets du péricarde à l'autre.

Quand on trouve de ces pseudo-membranes organisées, greffées sur le péricarde qu'elles doublent, on les voit rarement recouvrir toute la surface du cœur, elles sont plutôt partielles; mais elles s'étendent souvent jusque sur les gros vaisseaux qui partent de cet organe, et principalement sur l'aorte; elles ont une teinte opaline, blanchâtre, laiteuse, d'où le nom de *taches laiteuses*. Les auteurs antérieurs à Corvisart avaient déjà remarqué ces taches dont ils attribuaient la formation à *l'impression des parois de la poitrine sur le cœur quand sa contraction le porte vers les côtes*. Une semblable explication a-t-elle besoin d'être réfutée? Si elle était exacte, on devrait constamment trouver ces taches, ce qui n'est pas, et, de plus, elles se rencontrent aussi à la face postérieure du cœur, sur les côtés et à la pointe. Corvisart essaie de donner une explication touchant leur origine, mais sans oser cependant les ratacher à un état pathologique. « Cette matière blanche, dit-il, paraît avoir été déposée là par une exsudation semblable à celle qui se fait ordinairement à la suite de l'inflammation des membranes séreuses... Est-il raisonnable de penser que ces taches soient des traces d'une inflammation locale, légère et ancienne de la membrane extérieure du cœur... j'ai peine à le croire (1). » Les raisons qui l'empêchent de les rattacher à une inflammation, c'est que, dit-il, on les rencontre sur le foie, sur le poumon, sur la tunique extérieure des intestins. Mais tous ces organes sont tapissés par une séreuse, ils sont fréquemment le siége d'inflammations, et l'origine est la même dans l'un et l'autre cas.

Quant à Laënnec, il les considère comme les restes d'une péricardite. « Elles sont, dit-il, l'effet d'une péricardite partielle, et de la conversion d'une fausse membrane albumineuse en tissu cellulaire condensé et membraniforme. L'analogie doit porter à le croire et suffit presque seule pour le démontrer, car aucune production de ce genre ne se forme dans l'économie animale, sans le développement préalable d'une exsuda-

(1) Corvisart, ouv. cit., p. 45.

tion albumineuse (1)? » Ce qui manquait à Laënnec pour substituer l'observation directe, c'est-à-dire la démonstration à l'analogie, c'était le diagnostic certain de la péricardite. En effet, aujourd'hui que nous savons reconnaître cette maladie à son début, il nous est facile de rattacher les lésions trouvées après la mort aux signes observés pendant la vie, et l'on peut, pour ainsi dire, suivre pas à pas toutes les transformations de la pseudo-membraneuse. Nous savons donc que ces *plaques*, *taches laiteuses*, sont les restes d'une inflammation. Elles sont ordinairement celluleuses, cellulo-fibreuses, mais on les retrouve assez souvent à l'état fibro-cartilagineux, osseux, et cette transformation s'opère quelquefois dans le tissu fibreux du péricarde. Nous retrouverons toutes ces modifications à l'intérieur du cœur, à l'occasion de l'histoire de l'endocardite. Plusieurs observations du *Traité des maladies du cœur* de M. Bouillaud sont des exemples de granulations tuberculeuses et de végétations développées sur le péricarde.

SYMPTÔMES DE LA PÉRICARDITE.

Son diagnostic.

Nous venons de voir la péricardite morte, il faut maintenant la faire connaître vivante, rechercher

(1) Laënnec, 4e édit., t. III, p. 169.

son âme ; nous arriverons à ce but en étudiant la physiologie de la maladie, étude qui serait impossible si nous ne possédions le corps, c'est-à-dire l'anatomie pathologique.

Nous espérons démontrer que le diagnostic de la péricardite, grâce aux signes qui nous sont révélés par les grandes méthodes de la palpation, de la percussion et de l'auscultation, est aussi certain, aussi facile que celui de la pneumonie et de la pleurésie. Nous pourrions donc commencer par l'exposition de ces signes; mais nous pensons qu'il est préférable de rechercher quels étaient ceux connus des auteurs antérieurs à notre époque médicale; et si nous comprenons bien l'insuffisance de ces derniers pour arriver au diagnostic de la maladie, nous apprécierons mieux les progrès accomplis de nos jours et l'importance des signes physiques dont nous aurons à parler ensuite.

Nous savons à quoi se réduisaient les connaissances de Sénac relativement à l'anatomie pathologique de la péricardite, voyons celles qu'il possédait pour arriver à son diagnostic. Après avoir rapporté les opinions de Rondelet et de Salius Diversus, qui placent en première ligne la douleur de la région péricordiale, il ajoute : « La violence de la fièvre, la soif brûlante, la dureté du pouls, la difficulté de respirer, la douleur vers le sternum, l'oppression, les défaillances, sont les signes de l'inflammation du péricarde. Ils sont d'autant moins équivoques qu'ils peuvent être déduits des principes de la théorie... Mais, dira-t-on, ces signes sont les mêmes dans la pleurésie. Il est vrai que la plupart se présentent dans cette maladie ; mais *les défaillances*, *les palpitations du cœur*, *la soif*, *le siége de la douleur*, *la toux sèche*, indiquent l'inflammation du péricarde, et nous permettent de la distinguer de celle du poumon (1). C'est bien là une symptomatologie de pure fantaisie, et si un malade se présentait à notre observation avec des défaillances, de la soif, une toux sèche, une douleur vers le sternum, nous serions fort embarrassé avec ces signes seulement d'établir un diagnostic de quelque valeur ; mais nous *supposerions* plutôt une pleuropneumonie qu'une péricardite, contrairement à l'opinion de Sénac.

Si nous passons à Corvisart, nous ne trouverons pas entre lui et Sénac le même progrès pour les signes de la péricardite que celui que nous avons constaté pour l'anatomie pathologique. En effet, il n'a presque rien ajouté à ceux exposés par son devancier. Il dit que presque toutes les péricardites qu'il a rencontrées étaient compliquées de pleurésie, de pneumonie, et que les signes de l'une de ces maladies étouffent toujours ceux de l'autre ; mais, cependant, ajoute-t-il, « les syncopes fréquentes, *cette douleur brûlante dans la région du cœur*, cette vacillation

(1) Sénac, t. II, p. 348.

irrégulière du pouls, caractérisent la péricardite (1). » La longue série des autres symptômes qu'il indique, tels que : l'altération des traits, la figure grippée, une anxiété constante, la respiration haute, pénible, entrecoupée, les défaillances incomplètes, peuvent se rencontrer dans la péricardite ; mais nous verrons qu'ils ne lui appartiennent pas en propre, ils ne peuvent donc pas aider à la reconnaître. Enfin, pour Corvisart, les symptômes sont d'autant plus obscurs que la péricardite est plus aiguë.

On est vraiment surpris de voir Laënnec avouer aussi complétement qu'il le fait l'incertitude du diagnostic de la péricardite, et le peu de résultats fournis par l'auscultation. — « Il est, dit-il, peu de maladies « plus difficiles à reconnaître que la péricardite, et « dont les symptômes soient plus variables..... Dans « d'autres cas, on observe *tous les signes attribués « par les nosographes à la péricardite, et l'on ne « trouve à l'ouverture aucune trace de cette mala- « die*, et quelquefois rien qui justifie le trouble de la « circulation..... J'ai vu quelquefois *deviner des pé- « ricardites* et j'en ai *deviné* moi-même. » — « Voici, ajoute Laënnec, les symptômes que *je crois* pouvoir donner comme accompagnant ordinairement la péricardite : les contractions du cœur donnent une impulsion plus forte et quelquefois un bruit plus marqué

(1) Corvisart, ouv. cit., p. 8.

que dans l'état naturel ; à des intervalles plus ou moins longs, surviennent des pulsations plus faibles et plus courtes, qui correspondent à des intermittences du pouls dont la petitesse contraste extraordinairement avec la force des battements du cœur ; quelquefois il peut à peine être senti. Lorsque ces signes surviennent tout-à-coup chez un homme qui n'avait jamais éprouvé de symptômes de maladie du cœur, il y a une *grande probabilité qu'il est attaqué de péricardite*..... Dans quelques cas, la région du cœur rend un son mat ; mais le plus souvent ce signe n'est pas bien évident..... Il ne *faut accorder qu'un certain degré de confiance à ces signes, lors même qu'ils sont tous réunis, car la péricardite peut exister sans eux, mais ils peuvent aussi exister dans tout leur ensemble, sans qu'il y ait de péricardite* (1). » Cette déclaration formelle de Laënnec touchant le manque de signes propres à faire reconnaître cette maladie nous dispense de tout commentaire. Il combat en différents endroits quelques-uns de ceux invoqués par Corvisart, tels que la coloration plus intense de la *pommette gauche ;* il émet aussi quelques doutes sur la douleur de la région précordiale qui, dit-il, est loin d'être constante, et manque dans les cas de *péricardites simples.*

M. Louis, dans un mémoire remarquable qu'il a

(1) Laënnec, t. III, p. 379.

publié sur la péricardite, a rapporté deux observations de cette maladie, puis il a soumis à l'analyse celles d'autres auteurs, Morgagni, Corvisart, Bertin, etc. Il a le premier fait connaître un signe qui aurait une plus grande valeur encore que celle que nous lui reconnaissons s'il était constant, la *voussure de la région précordiale* et une matité correspondante. Nous ne nous arrêterons pas à une objection que M. Louis se pose à lui-même, savoir : la difficulté dans un cas de complication d'épanchement pleurétique, de rattacher la matité plutôt à l'épanchement péricardique qu'à celui de la plèvre. Quand on a quelque habitude de la percussion, on surmonte facilement cet embarras. Mais nous examinerons avec soin cette autre question : « On opposera peut-être, dit-il, à ma manière de voir que la percussion ne peut être véritablement utile qu'autant que l'épanchement de sérosité ou de pus dans le péricarde est considérable, et que cela n'a pas toujours lieu. Cette objection, il faut l'avouer, a encore quelque fondement ; mais il faut dire aussi qu'il arrive *rarement que la quantité de liquide épanché dans le péricarde ne soit pas assez copieuse pour obscurcir le son de la poitrine dans la région précordiale* (1). »

Il s'en faut bien que la quantité du liquide soit toujours aussi grande que semble le croire M. Louis. Au

(1) Louis, *Recherches anatomico-pathologiques*, page 279.

début de la maladie, il n'existe quelquefois pas d'épanchement, ou bien il est très peu abondant ; et pour le reconnaître, il faut une attention extrême et une grande habitude de la percussion. Dans ce cas, il n'y a certes pas dans le péricarde *huit ou dix onces de liquide*, quantité qui semble nécessaire à M. Louis pour établir son diagnostic. D'ailleurs, quoi d'étonnant que cet auteur ait cru l'épanchement du péricarde toujours assez copieux pour donner une matité étendue, puisque c'est dans ce cas seulement qu'il a pu reconnaître la péricardite?

Quant à la voussure, M. Louis ne l'a signalée que dans les épanchements très considérables, tandis que depuis longtemps déjà M. Bouillaud a démontré qu'elle existe dans certains cas où il est médiocre seulement; puis il manque au début de la maladie quand il n'y a pas encore de liquide dans le péricarde. Ce signe peut donc aider à reconnaître la maladie, mais il n'est qu'une donnée pour arriver au diagnostic. Quant aux signes fonctionnels, ils sont exactement ceux fournis par les auteurs précédents. M. Louis insiste aussi avec une sorte de complaisance sur la *douleur de la région précordiale*. « En résumé, dit-il, une subite apparition d'une douleur assez vive à la région précordiale, accompagnée de palpitations et de dyspnée, l'irrégularité du pouls..... tels sont les symptômes qui nous ont fait reconnaître au premier abord l'affection qui nous occupe (1). » On le voit, dans son mémoire, M. Louis a fait de louables efforts pour éclairer le diagnostic de la péricardite, mais il n'a rien dit des signes fournis par l'auscultation, et sans eux, il est impossible.

SIGNES LOCAUX DE LA PÉRICARDITE A SA PÉRIODE DE CONGESTION ET D'ÉPANCHEMENT.

Ces signes sont de deux ordres : les uns fonctionnels, les autres physiques ; commençons par étudier les premiers.

Tous les auteurs anciens et modernes qui ont écrit sur la péricardite notent en première ligne, parmi les signes de cette maladie, une douleur atroce, déchirante, pongitive, dans la région précordiale. En effet, on a souvent rencontré cette douleur dans la péricardite ; mais celle-ci a été observée presque toujours comme complication d'autres maladies, et lorsqu'elle est simple, dégagée par conséquent de complications, Laënnec avait déjà émis quelques doutes sur son existence. Quelle est donc la cause de l'inconstance de la douleur dans cette maladie ? Nous avons besoin de nous étendre longuement sur cette question ; elle est d'une importance capitale.

(1) Louis, ouv. cit., pag. 265.

Rappelons d'abord que le cœur et ses enveloppes, plusieurs autres organes, le foie, la rate, l'intestin grêle, le cerveau, ne sont pas doués de la sensibilité animale générale de Bichat, et qu'il a été démontré que la douleur est un symptôme que l'on ne rencontre pas dans les organes privés des nerfs du sentiment (1). Sans doute, nous sommes en opposition avec les pathologistes qui la considèrent comme un signe commun à toutes les inflammations, mais nous sommes d'accord avec la saine observation. Les inflammations les plus intenses du foie, de la rate, de l'intestin grêle peuvent exister *sans douleur;* un violent phlegmon, si douloureux quand il se développe dans des tissus doués de sensibilité, peut exister dans un membre paralysé du sentiment sans la *moindre douleur*. Bichat savait parfaitement que tels et tels organes ne sont pas sensibles dans l'état physiologique, et pour expliquer l'apparition de la douleur pendant l'inflammation, il disait : Les organes ou tissus insensibles à l'état normal deviennent sensibles sous l'influence de l'inflammation. C'est là une grande erreur échappée à Bichat, et qu'à regret nous

(1) Travail publié en 1834, dans le tome III du journal hebdomadaire : « Quelques réflexions tendant à prouver que la douleur ne doit pas être rangée parmi les symptômes essentiels de l'inflammation, et que ce phénomène est le signe spécial de l'irritation de la classe des nefs auxquels on a donné le nom de nerfs du sentiment. » (Bouillaud.)

avons vue reproduite par un grand physiologiste dont les remarquables travaux d'ailleurs ont éclairé bien des questions douteuses, relatives à l'anatomie et à la physiologie du système nerveux. La maladie peut, sans doute, opérer bien des changements, mais elle est incapable de rendre *sensible* un organe ou un tissu *insensible*. Non, les parties dépourvues de sensibilité à l'état normal n'en acquièrent point par le développement d'une inflammation ; dans ce cas, quand la douleur existe, elle est due à l'extension du travail phlegmasique aux parties voisines douées du sentiment, travail qui peut être quelquefois borné aux cordons nerveux sensibles. Dans la pleuro-pneumonie la douleur ne dépend pas de l'inflammation du parenchyme pulmonaire, mais bien de l'extension du travail phlegmasique aux nerfs doués du sentiment ; et la preuve c'est que l'élément douleur fait défaut quand cette complication n'existe pas. Quel observateur n'a pas eu nombre de fois l'occasion de voir des pneumonies sans point de côté. Mettez à découvert chez un animal l'un des organes privés de nerfs du sentiment, dont nous avons parlé plus haut, on peut impunément le tirailler, le broyer, le déchirer, le brûler sans *provoquer de douleur ;* certes, si l'inflammation était susceptible de rendre sensible un organe qui ne l'est pas à l'état normal, de semblables manœuvres devraient produire le même résultat ; cependant il n'en est rien. Mais, si la péricardite n'est pas douloureuse, comment Sénac, Corvisart, M. Louis, mettent-ils, au premier rang des signes fonctionnels propres à cette maladie, *une douleur atroce et déchirante?* Je rappellerai que ces auteurs ne connaissaient pas la péricardite rhumatismale, découverte toute récente, qu'ils ont constamment rencontré cette maladie avec la pneumonie, la pleurésie, à ce point que Corvisart a écrit : « *Je n'ai point d'observation propre d'une péricardite aiguë sans complication* (1). Or, privés des signes qui pouvaient faire reconnaître la péricardite, il n'est pas étonnant qu'ils aient rattaché à celle-ci l'*élément douleur* qui appartient de fait à la pleuro-pneumonie ; nous avons vu plus haut que Laënnec déjà avait douté de son existence dans le cas de péricardite simple. Mais, dira-t-on, aujourd'hui que la péricardite rhumatismale est connue, comment tous les auteurs qui ont écrit sur elle placent-ils encore la *douleur* au premier rang des signes qui lui appartiennent ? Probablement d'après l'autorité de Sénac, de Corvisart, de M. Louis. Il y a cependant celle des faits à qui l'on doit la préférence ; quant à nous, c'est la seule que nous reconnaissions, *non* solum *numerandœ sunt observationes, sed* etiam *perpendendœ.*

Ce n'est pas pour la péricardite seulement que l'on met en désaccord l'anatomie et la physiologie avec la

(1) Corvisart, ouv. cit., page 6.

pathologie. M. Chomel, sans doute aussi d'après l'autorité de Bichat et de Pinel, place encore pour l'arthrite rhumatismale le siége de l'inflammation dans le tissu fibreux, quoique les injections les plus fines y démontrent à peine la trace de quelques rares vaisseaux et qu'il soit assez difficile de faire concorder les douleurs atroces de cette maladie avec l'insensibilité du tissu fibreux. Que l'on ouvre le livre de M. Louis sur la fièvre typhoïde et l'on verra qu'il met au premier rang des signes fonctionnels *une douleur abdominale ;* or, chaque jour nous interrogeons nos malades avec le plus grand soin et aucun ne nous a signalé cette douleur spontanée ; nous avons pu, chez plusieurs, déprimer les parois abdominales jusqu'à la fosse iliaque sans la provoquer.

Revenons maintenant à notre sujet. Chez un malade couché au n° 27 de la salle des hommes, qui a succombé, il y a quelques jours, à des concrétions formées dans le cœur, nous avions constaté les signes d'une péricardite intense; chaque jour nous lui avons demandé, devant tous les élèves, s'il éprouvait une douleur dans un point quelconque de la poitrine, et toujours sa réponse a été négative. A la même époque, nous avions une jeune fille couchée au n° 2 de la salle Sainte-Madeleine, atteinte d'arthrite rhumatismale avec coïncidence de péricardite, chez laquelle nous avons aussi fait remarquer l'absence de toute douleur. Enfin, pendant tout le semestre de la clinique, a-t-on pu rencontrer dans nos salles *une seule péricardite dégagée de complication* et accompagnée de douleur? Non. Nous pouvons affirmer que depuis plusieurs années que notre attention est fixée sur ce point, le résultat a toujours été le même. Pour nous résumer, nous dirons : Puisque la péricardite n'est douloureuse que lorsque certaines complications existent, qu'elle ne l'est *jamais* quand elles manquent, il est logique de rapporter à ces dernières l'*élément douleur*. Les autres symptômes locaux notés par les auteurs dans cette maladie sont : les battements du cœur plus forts, plus fréquents qu'à l'état normal, ils ont quelquefois leur régularité; d'autres fois ils sont tumultueux, irréguliers, intermittents.

Signes physiques. — Voyons maintenant quels signes sont révélés par la palpation, la percussion et l'auscultation. La palpation, même dans la péricardite naissante, permet déjà de constater un phénomène d'une certaine importance; en effet, la main appliquée sur la région précordiale fait sentir *un grattement* produit par le frottement des pseudo-membranes qui doublent le péricarde; ce phénomène est d'autant plus marqué, que celles-ci sont mieux organisées, plus rugueuses, et il a lieu non exclusivement, mais principalement pendant la systole ventriculaire. A mesure que l'épanchement se produit, les battements du cœur sont moins sensibles à la main et lui échappent complétement quand il est considérable.

La percussion va nous montrer des signes d'une plus grande importance et qui auront acquis un degré de certitude quand ils seront confirmés par l'auscultation. Si on pratique la percussion chez un malade atteint de péricardite à son début, quand l'épanchement est nul, ou presque nul, on peut déjà constater une légère augmentation dans la matité de la région précordiale, et qui est due à la turgescence inflammatoire dont le cœur est le siége. Tout cela est bien délicat sans doute, mais n'existe pas moins ; il faut certes une grande habitude de la percussion pour constater ce résultat. Si déjà un très léger épanchement a lieu dans le péricarde, ce mode d'exploration le fait reconnaître, c'est ce que nous avons pu vérifier il y a deux jours encore chez une malade de notre service. En parlant de la physiologie du cœur, nous avons vu qu'à l'état normal la limite extrême de la matité de cet organe correspond exactement au lieu même où bat sa pointe. Ce n'est plus ainsi quand un épanchement seulement très léger existe ; on trouve alors que la matité déborde la pointe surtout à gauche, et que son étendue varie suivant l'abondance de l'épanchement ; dans certains cas, elle n'a pas plus d'un centimètre ; la pointe du cœur présente alors une forme mousse, arrondie, telle qu'on la rencontre dans l'hypertrophie. En parlant de l'auscultation, nous verrons les phénomènes que l'on constate par cette méthode, et ils serviront à établir la valeur du signe que nous venons de mentionner. A mesure que l'épanchement se résorbe, la matité diminue et se retrouve en rapport exact avec la pointe du cœur. Puisque la matité, pour la maladie qui nous occupe, est due au liquide épanché dans le péricarde, il est facile de comprendre que son étendue est en raison directe de la quantité de celui-ci, elle peut donc occuper quelquefois le tiers inférieur et même la moitié de la partie antérieure et externe du côté gauche du thorax. Les signes que nous fournit la percussion peuvent dépendre d'une cause autre que l'épanchement péricardique ; c'est par leur réunion et par ceux que va nous fournir l'auscultation que nous pourrons établir un diagnostic exact.

Nous avons vu que l'immortel auteur de la découverte de l'auscultation avait considéré comme nuls les résultats fournis par cette méthode dans le diagnostic de la péricardite. L'un de ses chefs de clinique, M. le docteur Collin, a, le premier, signalé un bruit particulier auquel il a donné le nom de *bruit de cuir neuf*; il existe bien réellement, mais dans quelques cas seulement. Si *ce bruit* fait souvent défaut, nous allons en retrouver d'autres plus constants et qui permettent d'établir le diagnostic sur des bases certaines.

Quand on place l'oreille sur la région précordiale d'un malade atteint de péricardite dans sa période de congestion, alors que des pseudo-membranes commencent à se développer, on entend un *frôlement*, *un frou-frou* plus ou moins marqué dans une étendue variable, tantôt vers la pointe, tantôt vers la base ou le bord externe du sternum ; il est isochrone aux mouvements du cœur, on peut l'entendre pendant la systole et la diastole ; mais il est ordinairement plus marqué pendant la contraction ventriculaire ; c'est l'analogue du bruit signalé par Laënnec dans la première période de la pleurésie, et auquel il a donné le nom de murmure *ascensionis et descensionis*. Dans certains cas ce *frou-frou péricardique* ressemble assez au froissement d'une étoffe de soie ou du parchemin. On comprend d'ailleurs que son caractère varie suivant l'épaisseur, le degré de consistance, d'organisation des fausses membranes, et il peut dans certains cas se rapprocher du bruit de scie ou de râpe, tel qu'on le rencontre dans les lésions des orifices et des valvules, à ce point que quelquefois il faut une grande habitude de l'auscultation pour savoir si ce phénomène se rattache à celles-ci ou à la péricardite ; quand il appartient à cette dernière maladie, il est plus superficiel, plus diffus, plus large, plus éparpillé ; c'est là un caractère d'une haute importance qui le distingue du bruit de scie ou de râpe que l'on rencontre dans les lésions valvulaires et qui est plus circonscrit, plus limité, plus filé. On comprend bien que c'est l'exercice seul de l'oreille qui puisse faire saisir ces nuances. La théorie de ce phénomène est facile quand on connaît les conditions physiques et anatomiques qui l'accompagnent; à cette période de la maladie les fausses membranes commencent à recouvrir les feuillets opposés du péricarde qui, pendant les mouvements du cœur, frottent l'un contre l'autre comme une étoffe de soie que l'on frotterait entre les doigts.

Quand ce frou-frou tire sur le bruit de scie ou de râpe, déjà les feuillets du péricarde sont recouverts de fausses membranes plus épaisses, inégales, aréolées, imitant quelquefois la langue de chat, telles enfin que nous les avons décrites en parlant des altérations pathologiques de la péricardite. Nous ne dirons rien ici du *bruit de cuir neuf* qui ne se rencontre pas à cette période de la maladie. On a noté dans la péricardite un véritable *bruit de soufflet* que plusieurs auteurs considèrent encore comme propre à cette maladie ; mais dans les cas où il a été observé il y avait en même temps une endocardite ou des caillots formés à l'intérieur du cœur ; nous pensons donc que ce phénomène se rattache plutôt à l'une de ces lésions qu'à la péricardite elle-même. Nous avons eu pendant longtemps un malade couché au n° 1 de la salle Saint-Jean-de-Dieu, atteint d'une péricardite et d'une pleurésie dans la région précordiale ; le bruit de frottement était plus rude dans cette dernière maladie et masquait en partie le *frou-frou* de la première ; en faisant arrêter la respiration, il a été facile de rendre à chacune d'elles la part qui lui revenait dans la production des bruits.

Si maintenant on pratique l'auscultation quand un épanchement même léger commence à se faire dans le péricarde, on constate une diminution marquée dans l'intensité des bruits valvulaires, sans qu'ils soient modifiés dans leurs autres caractères ; on entend à la base du cœur un frottement que l'on ne retrouve pas à la pointe. A mesure que l'épanchement devient plus abondant, il refoule le cœur de manière à ce qu'il ne soit plus en contact avec les parois pectorales, et le double claquement valvulaire est obscurci, lointain.

SYMPTÔMES GÉNÉRAUX.

Les signes généraux sont très variables suivant l'intensité de la maladie, et surtout suivant son état de simplicité ou de complication. En première ligne il faut placer l'appareil fébrile, constitué par la fréquence du pouls plein, fort, développé, régulier, et dans quelques cas petit, inégal, irrégulier ; par la chaleur de la peau tantôt sèche, tantôt humide. Presque tous les auteurs ont parlé d'un malaise général, de dyspnée, de syncopes, de tendance aux lipothymies qu'ils ont observés dans certains cas seulement de péricardite ; en même temps qu'une altération profonde des traits, le visage est violacé, blême, les extrémités s'infiltrent. Pourquoi ces symptômes graves se rencontrent-ils dans quelques cas seulement? Quelle est la cause de leur inconstance? L'intensité et l'étendue du mal peuvent-ils nous en rendre compte? Non, assurément, puisqu'on les observe quelquefois dans des péricardites peu étendues et d'une intensité médiocre, et qu'ils manquent dans les cas les plus graves. C'est que la péricardite ne peut produire par elle-même les graves désordres que nous venons d'indiquer et qui se rattachent toujours à quelque complication; tantôt c'est un vaste épanchement pleurétique comme chez Mirabeau, tantôt des caillots formés dans les cavités du cœur, ou bien encore un boursouflement considérable de l'endocarde.

Les syncopes, les défaillances, les tendances aux lipothymies sont-elles toujours dues à l'une des causes que nous venons d'indiquer? Non, ces phénomènes peuvent se développer sous l'influence d'une névrose du cœur. Le pronostic est loin d'être le même dans l'un et l'autre cas, en effet grave, très grave quand il y a formation de caillots; le danger est presque nul lorsqu'il s'agit seulement de l'élément nerveux. Il est donc de la plus haute importance d'établir un diagnostic exact; et les signes physiques peuvent seuls nous donner la solution du problème.

Nous ne pouvons parler des symptômes généraux sans étudier le sang. Lorsque l'on pratique une saignée à un malade atteint de péricardite, au bout de douze à quinze minutes, on voit la couche supérieure du sang présenter une teinte irisée, puis au bout de quelques heures on constate les caractères suivants : le caillot est d'une consistance ferme, glutineuse, il peut se laisser soulever et secouer sans se rompre ; il faut une certaine pression pour que les doigts puissent le pénétrer, il est d'un rouge assez vif ; ses bords sont relevés, ce qui le fait ressembler à un champignon renversé, ou bien à la cupule du radius; le caillot est recouvert d'une couenne dont l'épaisseur atteint quelquefois plusieurs millimètres, elle a la consistance de la peau de chamois, et l'on observe le plus souvent à sa surface quelques points rougeâtres, vestiges des vaisseaux qui commençaient à se former. A mesure que l'inflammation diminue, l'épaisseur de la couenne diminue aussi ; celle-ci peut dans quelques cas ne pas exister et le sang présenter encore les caractères inflammatoires ; le caillot est alors d'un rouge vif et rutilant, sa consistance est glutineuse.

Le sang retiré par les ventouses offre aussi des particularités qu'il faut connaître. Les rondelles sont réunies entre elles et forment un caillot unique au lieu d'être séparées ; celui-ci est d'un rouge vif et rutilant, il peut se laisser soulever sans se rompre, et nous avons vu plusieurs fois un commencement de couenne à sa surface. La sérosité est transparente, non colorée par la matière rouge du sang.

SIGNES DES ADHÉRENCES DU PÉRICARDE ET DES PRODUCTIONS ACCIDENTELLES.

Les plaques laiteuses que nous avons décrites en parlant de l'anatomie pathologique existent sans amener de dérangements notables du côté du cœur; leur présence peut être reconnue par la palpation et surtout par l'auscultation, car elles produisent un bruit de frottement plus ou moins intense suivant leur degré d'épaisseur et de consistance.

Lorsque des granulations forment une saillie à la surface du péricarde, qu'elles sont cartilagineuses, osseuses, elles déterminent *un râclement* très marqué; chez un malade on a pu rattacher *ce râclement* qui existait dans la portion gauche de la région du cœur à une concrétion pierreuse que l'on a trouvée à l'autopsie, partant de la valvule mitrale et traversant toute l'épaisseur du ventricule gauche pour soulever la membrane externe du cœur et faire saillie dans la cavité du péricarde.

Le *bruit de cuir neuf*, découvert par M. le docteur Collin, ne se rencontre que lorsque les fausses membranes sont dures, résistantes, et il est probable qu'elles ont besoin, pour le produire, d'être transformées en adhérences soumises à un tiraillement plus ou moins prononcé pendant les mouvements du cœur. Certains bruits ayant un caractère musical se passent bien certainement dans le péricarde. Nous avons eu pendant plusieurs mois un malade couché au nº 24 de la salle Saint-Jean-de-Dieu, chez lequel nous avons toujours entendu *un piaulement* ayant son maximum vers la réunion du tiers inférieur avec les deux tiers supérieurs du ventricule gauche. Les deux bruits du cœur étaient sourds, obscurs, mais sans mélange de souffle. Ce malade a voulu sortir de l'hôpital, puis au bout de quelques jours il est rentré dans le service de M. Rayer ; il est mort la semaine dernière, et grâce à l'obligeance de l'interne du service, j'ai pu faire moi-même l'autopsie. Voici le résumé de quelques particularités trouvées du côté du cœur, c'est une pièce fort intéressante que je conserve dans l'alcool. Le cœur dépouillé de ses vaisseaux pesait 452 grammes. Le feuillet fibreux du péricarde présentait des adhérences intimes avec la plèvre du poumon gauche. Le sac du péricarde ouvert ne contenait pas de sérosité ; on n'a trouvé d'adhérence que dans le point suivant : sur le bord interne du ventricule gauche, vers la réunion du tiers inférieur avec les deux tiers supérieurs, il y avait une bride celluleuse adhérant d'une part avec le péricarde viscéral, et d'autre part avec celui qui se déploie sur le feuillet fibreux, dans l'endroit même où nous avions entendu le *bruit de piaulement*. En tirant brusquement cette corde celluleuse nous avons produit un bruit assez semblable à celui observé pendant la vie.

Les valvules jouaient bien et les orifices du cœur étaient libres. Ici il ne peut donc pas y avoir de doute possible sur la cause de ce *bruit de piaulement.* Pendant les contractions du cœur, cette bride celluleuse brusquement tendue vibrait comme une corde et produisait le phénomène curieux que nous avons constaté. Il y a quelque temps, M. Bouillaud a vu en consultation un malade chez lequel on entendait au cœur un bruit assez semblable à celui d'un jeune canard et qui se passait aussi dans le péricarde.

Corvisart considérait les adhérences générales du péricarde comme incompatibles avec la vie ; nous savons aujourd'hui qu'elles peuvent exister sans gêner d'une manière bien notable le jeu du cœur. J'ai fait, le mois dernier, l'autopsie d'une jeune fille chez laquelle j'ai trouvé une adhérence celluleuse générale; il fallait une traction assez forte pour séparer les deux feuillets du péricarde. Jamais chez elle nous n'avions observé le moindre trouble dans la circulation. Elle a succombé à une entéro-mésentérite qui n'a pu être traitée à temps. Dans plusieurs càs nous avons vu une dépression marquée de la région précordiale coïncider avec cette lésion.

DES CAUSES DE LA PÉRICARDITE.

Nous connaissons les caractères anatomiques de la péricardite, c'est-à-dire les altérations des tissus et des liquides que cette maladie entraîne à sa suite. Nous avons vu quels sont les signes au moyen desquels on la reconnaît, il faut maintenant nous occuper de son étiologie ; c'est ainsi que l'on parcourt les différents membres de cette *unité morbide.*

Nous n'avons pas à nous occuper ici de la péricardite traumatique dont les auteurs ont rapporté des exemples ; l'une des observations de Corvisart est relative à un cas de cette maladie développée à la suite d'un coup de poing sur la région précordiale; mais, en la relisant avec soin, il est bien permis d'élever quelques doutes sur la cause que lui assigne cet auteur.

Les causes de la péricardite, comme celles relatives à toutes les autres maladies, sont *prédisposantes* et *déterminantes.* Il est impossible de faire un pas en pathologie sans rencontrer l'influence des premières, et si dans un grand nombre de cas elles n'existaient pas, les secondes seraient comme non avenues. Que l'on observe vingt individus, placés dans un courant d'air froid, ayant le corps en transpiration : l'un aura une pneumonie, l'autre une pleurésie, l'autre une arthrite rhumatismale, un quatrième une otite, un cinquième une angine, et les autres jouiront d'une immunité complète. Les premiers auront une maladie de même nature, mais greffée sur des terrains différents ; comment donc expliquer ce résultat sans la prédisposition en vertu de laquelle l'un contracte une pneumonie plutôt qu'une angine, un autre une arthrite rhumatismale plutôt qu'une otite? N'avions-nous pas raison, en parlant des causes des maladies du cœur en général, d'insister sur l'hérédité en déterminant ses limites, non qu'*hérédité* et *prédisposition* soient tout un; mais celle-ci est une preuve de la solidarité ascendante qui lie entre elles les générations d'une même famille.

Arrivons maintenant à l'étude des causes déterminantes de la péricardite. Nous avons déjà vu que Sénac, Corvisart, M. Louis, l'avaient presque toujours rencontrée avec la pneumonie et la pleurésie, nous savons aujourd'hui quel rôle elle joue dans l'arthrite rhumatismale. Ces auteurs la considéraient comme complication d'autres maladies, sans avoir cherché à établir les rapports qui lient ces affections entre elles. Nous connaissons maintenant la loi de coïncidence de la péricardite avec la pleuro-pneumonie et l'arthrite rhumatismale. Beaucoup de personnes confondent encore la *complication* et la *coïncidence*, il faut donc bien nous entendre sur ce point. Toute inflammation qui *coïncide* avec une autre se développe sous l'influence de la même cause morbide, tandis qu'une maladie qui se déclare sous l'influence d'une cause différente est une complication : par exemple, la pneumonie qui peut arriver pendant une scarlatine. Il est bien démontré aujourd'hui que les phénomènes qui se passent du côté du cœur dans la pleuro-pneumonie et l'arthrite rhumatismale sont des *coïncidences* et non des complications.

Cela admis, il faut rechercher la cause de ces maladies. Or, la seule que nous ayons pu constater chez plusieurs centaines d'individus affectés d'inflammations aiguës des organes thoraciques et du péricarde, c'est un refroidissement subit pendant que le corps est couvert d'une transpiration abondante. Stoll avait déjà indiqué cette cause ainsi que Sydenham, qui a signalé son influence en ces termes : « Elle a fait, dit-il, périr plus de monde que la peste et la guerre. » Bichat, Corvisart, Broussais, l'avaient mentionnée aussi comme donnant naissance aux maladies dont nous venons de parler. On est vraiment surpris, après avoir vu Corvisart considérer le cœur comme à l'abri de toute impression de la part de l'air et de ses intempéries, écrire, quelques pages plus loin : « Cette affection (la péricardite) ne paraît pas reconnaître d'autres causes que celles qui donnent naissance à l'inflammation dans les membranes analogues, telles sont... la suppression d'une hémorrhagie, de *la transpiration par l'impression subite d'un vent froid, le corps étant fortement échauffé* (1). » Il insiste encore sur ce point en rapportant l'observation d'une créole qui succomba à une péricardite.

Nous ne pouvons entrer dans l'examen de toutes

(1) Corvisart, ouv. cit., page 4.

les causes du rhumatisme citées par les auteurs, mais nous devons cependant faire remarquer l'étrange logique de ceux qui mettent *les prouesses de la lune de miel* au nombre des causes de l'arthrite rhumatismale et qui considèrent comme une étrange *manie de lèse-observation* de rattacher cette maladie aux brusques variations atmosphériques. Pour nous, qui n'acceptons comme vrai que ce qui nous est démontré comme tel, nous déclarons que cette dernière cause est *la seule* qu'il nous ait été donné d'observer.

M. Louis, dans son mémoire, dit que l'on peut *croire* avec quelque vraisemblance que les affections du cœur ont une influence sur la péricardite, mais il est bien certain qu'il a pris l'effet pour la cause, et nous savons aujourd'hui quelle part il revient à la péricardite et surtout à l'endo-péricardite dans la pathogénie du cœur.

Malgré les travaux qui ont éclairé la question qui nous occupe, on parle encore de *métastase rhumatismale*, et certains médecins considèrent la péricardite comme le résultat de la *rétrocession* de l'inflammation articulaire sur le péricarde. Mais d'abord ceux qui défendent cette théorie ont-ils ausculté le cœur dès le début de la maladie, et pourraient-ils affirmer que la péricardite ne s'est pas développée simultanément avec l'affection articulaire? Et s'il est vrai qu'une grande inflammation intérieure opère une révulsion sur une autre inflammation extérieure d'après cette loi éternellement vraie : *duobus laboribus simul obortis, non in eodem loco, vehementior obscurat alterum*, est-il aussi bien démontré que la disparition de cette dernière ait, dans la même proportion, déterminé la première? Or, voici ce que nous observons chaque jour au lit du malade, et ici nous laissons la théorie à l'écart pour ne tenir compte que des faits. Souvent la péricardite *coïncide* dès le début soit avec la pleuro-pneumonie, soit surtout avec l'arthrite rhumatismale ; dans ce dernier cas, l'affection extérieure cède généralement plus vite que l'intérieure ; de là une des causes les plus communes de cette *fièvre rhumatismale sans rhumatisme* dont les anciens auteurs ont parlé. D'autres fois la péricardite se déclare postérieurement à la pleuro-pneumonie et à l'arthrite rhumatismale, *sans disparition* de l'une ou de l'autre de ces maladies, et quelquefois, au contraire, avec une augmentation notable de celle-ci. Nous n'avons *jamais* vu de péricardite se *déclarer subitement* par le fait de la disparition d'une pleuro-pneumonie ou d'une arthrite rhumatismale, mais nous n'avons *jamais* observé non plus le retour subit de l'une de ces maladies par la disparition de la péricardite. En présence de tous ces faits, que devient la théorie de la métastase telle que la considèrent encore certains médecins?

Tous ceux qui ont écrit sur cette maladie, Sénac, Corvisart, M. Louis, etc., sont d'accord sur sa nature franchement inflammatoire, et quelques-uns d'entre eux nient cependant le génie inflammatoire de l'arthrite rhumatismale ; or, sans m'étendre sur cette question placée en dehors de notre sujet, ne pourrais-je pas faire remarquer que, puisque la péricardite est une inflammation et qu'elle *coïncide* avec le rhumatisme, c'est-à-dire qu'elle se développe sous l'influence de la même cause morbide, ces deux affections ne peuvent différer de nature? Cette conclusion semblera d'autant plus légitime que les altérations pathologiques des jointures sont exactement les mêmes que celles rencontrées dans les tissus du cœur, *véritable articulation intérieure* sous le point de vue de ses éléments anatomiques.

PRONOSTIC ET COMPLICATION DE LA PÉRICARDITE.

Nous avons déjà dit ce qu'il fallait penser de la gravité d'une péricardite simple, dégagée de toute complication; Corvisart a donc beaucoup exagéré ses dangers; mais on comprendra facilement son erreur si l'on se rappelle qu'il est rare qu'une péricardite intense ne soit pas compliquée d'endocardite; or, celle-ci peut rapidement entraîner la mort dans certains cas, et tous les graves désordres que l'on rapporte à la première nous semblent devoir se rattacher principalement à cette complication. M. Louis, dans son mémoire, avait déjà diminué le terrible pronostic porté par Corvisart, puisqu'il ne trouve la péricardite mortelle que dans la sixième partie des cas, en supposant, ce qui lui paraît douteux, que la mort ait été causée par elle *principalement*. Le pronostic d'une maladie, en général, est subordonné au traitement; pour la péricardite en particulier, nous pouvons affirmer que la guérison est la règle, la non-guérison l'exception, grâce à la thérapeutique que nous ferons bientôt connaître.

Quant à la péricardite chronique avec épanchement sanguinolent ou purulent, elle doit inspirer de sérieuses inquiétudes; presque constamment elle est au-dessus des ressources de l'art.

TRAITEMENT.

Nous avons vu à quel degré de précision étaient arrivés l'anatomie pathologique et le diagnostic de l'affection qui nous occupe, si nous prouvons que sa thérapeutique repose sur des bases aussi solides, nous aurons pleinement justifié l'assertion faite plus haut, à savoir, qu'elle est sous tous les rapports aussi complétement connue que la pleuro-pneumonie. Je sais que sous le point de vue du traitement de cette dernière maladie, on pourrait nous opposer une *statistique fameuse* dont le résultat semble peu favorable à la *saignée dans les inflammations*. Nous ne pouvons ici nous étendre sur une question placée en dehors de notre sujet, et qui nous conduirait trop loin ; mais nous dirons cependant que nous n'acceptons pas cette fin de non-recevoir. Il n'est pas possible de juger de la valeur d'un agent thérapeutique, quel qu'il soit, quand il n'est pas *formulé*. N'y a-t-il pas des règles, des mesures, pour administrer le quinquina, l'opium, le mercure, l'iodure de potassium, etc. ? Et, pour ne parler que du premier de ces médicaments, ne sait-on pas que pour guérir la fièvre intermittente, il importe non-seulement de donner le quinquina, mais encore de le donner d'une *certaine façon* et à une dose déterminée suivant les cas? Pense-t-on que ce qui est vrai pour une médication ne le soit pas pour une autre? Et s'il importe d'astreindre l'une à des règles certaines dont l'écart seul peut causer les insuccès, ne doit-on pas prévoir le même résultat quand cette loi thérapeutique est oubliée? M. Louis, dans son mémoire intitulé : *Recherches sur les effets de la saignée dans quelques maladies inflammatoires*, indique bien la moyenne du sang retiré, mais il ne dit pas un mot de la formule que nous exposerons bientôt ; ce que nous faisons en quarante-huit ou cinquante heures, il le fait en huit ou dix jours : pense-t-on qu'il est indifférent de disséminer ses forces, qu'on nous passe cette comparaison, au lieu de les masser, de les concentrer? Que les chiffres de M. Louis soient justes pour la *saignée en général*, sans règle et sans formule, nous le croyons, mais ils sont bien opposés à ceux que nous obtenons par un traitement qui ne diffère pas du sien, quant à sa nature, mais bien quant à son application.

Revenons maintenant à notre sujet : puisque la péricardite n'est presque jamais isolée, qu'elle se rencontre avec la pleuro-pneumonie, et surtout l'arthrite rhumatismale, notre traitement s'appliquera donc aussi à ces maladies.

Nous venons déjà de faire comprendre que les émissions sanguines dans les affections inflammatoires ne peuvent donner les résultats qu'on doit en attendre qu'à la condition d'être *formulées dans une mesure exacte* et en tenant compte de toutes les indications, c'est-à-dire en les adaptant à l'intensité de la maladie, à la force, à l'âge, à la constitution des sujets, aux complications qui peuvent se présenter, en ne négligeant enfin aucune des données du problème qui se présente au lit du malade. Nous aurons soin de diviser les cas graves, moyens, légers, et nous nous adresserons toujours à un cas donné. Voici donc le traitement que nous employons chez un adulte d'une bonne constitution. Si c'est à l'hôpital, nous voyons notre malade à la visite du soir, alors nous pratiquons une saignée du bras de trois palettes et demie à quatre palettes.

Deuxième jour. — Une nouvelle saignée du bras, de même dose, matin et soir; dans l'intervalle nous faisons sur la région précordiale une application de ventouses de quatre palettes et que l'on peut, bien entendu, remplacer par une application de sangsues.

Troisième jour. — Quelquefois, lorsque la maladie a été prise au début, l'amélioration est telle que l'on peut s'abstenir d'agir ; mais généralement dans les cas très graves on fait une nouvelle saignée du bras, même dose que les précédentes, et quelquefois aussi une saignée locale, ou bien l'on met un large vésicatoire sur la région du cœur.

Quatrième jour. — Dans l'immense majorité des cas la maladie est en pleine résolution ; si cependant la fièvre persiste encore, on peut faire une nouvelle saignée de trois palettes à trois palettes et demie.

Cinquième et sixième jours. — En général, la convalescence commence à ce moment, mais cependant dans quelques cas très graves, l'époque des émissions sanguines n'est pas encore passée, alors on peut pratiquer une ou deux saignées du bras de trois palettes à trois palettes et demie, et mettre de nouveaux vésicatoires sur la région du cœur. Nous avons été quelquefois obligé de retirer, dans les cas de gravité extrême, jusqu'à huit et neuf livres de sang. Presque toujours alors la convalescence se déclare franchement le sixième, septième ou huitième jour, et les malades commencent à prendre un bouillon.

Quant aux cas légers, on peut s'abstenir d'émissions sanguines générales et recourir seulement à une application de ventouses de trois palettes à trois palettes et demie, ou bien appliquer un vésicatoire. Les moyens adjuvants sont : la diète, les boissons diaphorétiques et, comme nous l'avons déjà dit, les vésicatoires.

Laissant de côté les cas légers, nous voyons que pour ceux de gravité moyenne cinq saignées tant générales que locales, de trois palettes et demie à quatre palettes, sont faites dans quarante-huit à cinquante heures.

Pour les cas graves, six à sept saignées tant générales que locales en trois ou quatre jours.

Tel est le traitement que l'on emploie chez un adulte, fort, bien constitué, mais il s'en faut que nous ayons ceux-là seulement dans la pratique. Quand les sujets sont faibles, chétifs, anémiques, mal nourris, nous tenons compte de ces conditions individuelles, nous les pesons toutes à leur juste valeur, et nous faisons des saignées moins abondantes, moins multipliées ; il peut même se présenter des cas exceptionnels où elles soient contre-indiquées ; alors nous préférons les moyens auxiliaires à toutes espèces de drogues.

Il ne faudrait pas croire que l'emploi de cette méthode soit chose facile, elle exige au contraire une grande habitude clinique ; souvent le succès complet, dépend de la dernière saignée faite en temps opportun. Il nous est arrivé bien souvent de voir la maladie résister aux trois et quatre premières saignées et ne céder qu'à la dernière. Or, si l'on avait arrêté le traitement à l'avant-dernière, aurait-il fallu accuser de l'insuccès la méthode, ou celui qui l'aurait employée? On a prétendu que cette formule astreignait à des lois immuables ce qu'il y a de plus variable : les indications. Nous venons de montrer, au contraire, que nous tenons compte de toutes les *individualités* en catégorisant chaque cas ; en parlant du traitement nous nous adressons toujours à un *cas donné;* sans cette distinction il n'y a pas de médecine possible. Cette formule se plie donc à tous les cas, et ne jette pas, comme on l'a prétendu, chaque malade sur un lit de Procuste.

HISTOIRE DE L'ENDOCARDITE.

Nous allons commencer l'étude de la plus importante des maladies inflammatoires du cœur ; il s'agit de l'endocardite. C'est elle qui est l'origine de la plupart des maladies chroniques organiques de cet organe. Son histoire est toute moderne et date au plus d'un quart de siècle ; avant cette époque, on ne connaissait même pas le tissu qui est le siége de cette inflammation.

Il y a deux espèces d'endocardites, l'une *typhoïde*, l'autre franchement inflammatoire : la première est plus anciennement connue que la seconde. M. Andral l'a décrite aussi sous le nom de *cardite interne*. Cette expression d'*endocardite typhoïde* pouvant donner lieu à quelque équivoque, nous devons bien préciser ce que nous entendons par là. Dans cette forme de la maladie comme dans l'autre l'élément phlegmasique est bien l'élément essentiel, mais il est tellement modifié par l'élément *typhoïde* que M. Bouillaud a dû lui donner ce nom pour distinguer cette endocardite de celle qui est *purement inflammatoire*. On ne nous fera pas dire maintenant, je l'espère, que par *endocardite typhoïde* nous entendons que l'inflammation de la membrane interne du cœur donne naissance à des phénomènes typhoïdes.

On rencontre surtout cette forme de la maladie chez les individus qui ont succombé à des fièvres continues ou éruptives, telles que la rougeole, la scarlatine, avec accompagnement d'un *état typhoïde*. Les observations 25, 28, 33 du *Traité des fièvres essentielles* de M. Bouillaud, sont des exemples de cette maladie. Les deux premières ont pour titre : *Fièvre putride consécutive à une gastro-entérite ;* la troisième est relative à une variole avec symptômes de fièvre putride ou adynamique, sans trace de phlegmasie intestinale. On a noté une rougeur assez foncée de la membrane interne du cœur, plus prononcée sur les valvules ; mais le sujet de la trente-troisième observation a présenté une rougeur inflammatoire non-seulement de la membrane interne du cœur, mais encore de tout le système vasculaire. Enfin chez les sujets morts de fièvre *dite* putride, adynamique, cette membrane est quelquefois épaissie et même ulcérée. M. le professeur Andral s'exprime de la manière suivante sur la nature de cette rougeur : « Nous avons, dit-il, soumis au lavage des portions d'artères ainsi colorées, et elles n'ont pas dérougi..... D'après ces différents faits, nous sommes porté à penser que les rougeurs artérielles ne dépendent pas d'une simple imbibition sanguine, mais d'*une véritable phlegmasie* (1).

Plus tard, M. Bouillaud a rencontré cette rougeur de la membrane interne du cœur et des gros vaisseaux chez les sujets atteints de maladies franchement inflammatoires, comme l'arthrite rhumatismale, la pleuro-pneumonie. Trouver quelque chose d'*organique* du côté du cœur chez des individus atteints d'une maladie de jointures, parut si étrange que cela produisit une certaine sensation. Après avoir examiné avec un grand soin les malades sortis de l'hôpital, guéris ou convalescents d'une arthrite rhumatismale, il a trouvé le cœur augmenté de volume et un souffle plus ou moins rude ; puis, chez ceux qui succombèrent, une lésion organique se rapportant bien à l'inflammation. Chose étrange! Broussais, qui avait rattaché tant de lésions organiques aux phlegmasies, combattit cette manière de voir, et après avoir renversé les constitutions épidémiques, il rattacha l'endocardite à cette influence.

Arrivons à l'étude des caractères anatomiques de cette maladie qu'il importe de bien connaître si l'on veut apprécier les symptômes qu'elle présente. Nous aurons à étudier les altérations du tissu séro-fibreux, les produits de sécrétions de l'inflammation, et enfin l'état du sang.

(1) Andral, *Clinique médicale*, tome I, page 411.

ANATOMIE PATHOLOGIQUE DE L'ENDOCARDITE.

L'inflammation peut être plus ou moins étendue; cependant dans les cas où elle est générale, elle prédomine sur les valvules. Il est rare de la rencontrer dans les cavités droites du cœur; quelquefois elles participent à une violente inflammation des cavités gauches, mais à un degré bien moindre.

L'endocardite présente des lésions anatomiques suivant la période à laquelle on l'étudie; la première est celle de congestion sanguine, de ramollissement, d'ulcération, de sécrétion pseudo-membraneuse et, enfin, de formations de caillots dans les cavités cardiaques.

Période d'acuité ou de congestion sanguine et de sécrétion pseudo-membraneuse. — Quand l'inflammation a duré pendant un temps suffisamment long, l'endocarde présente une rougeur plus ou moins vive, tantôt rosée, tantôt d'un rouge très vif, quelquefois violacée ou brunâtre et toujours plus marquée sur les valvules. Nous répéterons ici ce que nous avons dit en parlant de la péricardite, que, dans les cas où la mort est rapide, il peut arriver que l'on ne rencontre aucune injection, bien que celle-ci ait existé pendant la vie, et nous citions comme exemple l'érysipèle dont la rougeur constatée pendant la maladie a quelquefois complétement disparu après la mort.

Presque toujours elle est vive, rutilante dans le ventricule gauche, l'aorte et les principaux vaisseaux qui naissent d'elle; dans les cavités droites, elle est violette, quelquefois d'un brun foncé : il n'est pas très facile d'expliquer la cause de cette différence, cependant il est probable que le sang, dont les qualités sont variables pour les cavités droite et gauche, joue un rôle assez important au point de vue de l'explication du phénomène que nous constatons.

La nature de cette rougeur a été l'objet de longues discussions, et Laënnec est un de ceux qui ont le plus contesté qu'elle fût inflammatoire. « Il me semble, dit-il, qu'il est impossible de se refuser à conclure de tous ces faits que nous venons de rapporter, que la rougeur des membranes internes du cœur et des gros vaisseaux *ne peut dans aucun cas* et quelle qu'en soit la nuance prouver seule l'inflammation ! » Certes, il serait erroné de soutenir que toutes les rougeurs que l'on rencontre du côté de la membrane interne du cœur et des gros vaisseaux *sont toujours inflammatoires*, mais il serait également erroné de soutenir qu'elles ne peuvent pas constituer un signe propre à l'inflammation. Si les sujets chez lesquels on les observe n'ont présenté aucune trace de décomposition, si pendant la vie on a constaté les signes propres à l'endocardite, et s'il existe enfin quelques-uns des autres caractères relatifs à l'inflammation de l'endocarde et que nous allons bientôt faire connaître, *la nature inflammatoire* de ces rougeurs sera complétement démontrée. Elles devront être au contraire considérées comme *posthumes*, si ces données manquent. Les autres caractères sont : l'épaississement de l'endocarde, la présence d'une certaine quantité de lymphe en pseudo-membranes, ou celle de caillots décolorés, denses, glutineux.

Quand l'endocardite a duré quelque temps, la membrane séreuse a perdu de sa transparence ordinaire ; elle est épaissie, plus opaque, surtout vers les valvules. Chez un malade, dont nous avons déjà parlé à l'occasion de la péricardite, il y avait en même temps un bel exemple d'une endocardite valvulaire qui nous a présenté tous ces caractères. Dans ce cas, il nous a été facile d'enlever des lambeaux de l'endocarde plus considérable que dans l'état normal. Nous avons déjà fait remarquer que lorsqu'une inflammation frappait une membrane séreuse et s'étendait au tissu cellulaire sous-jacent, celui-ci perdait de sa force de cohésion. Le travail phlegmasique entraîne quelquefois à sa suite une véritable érosion, une ulcération de la membrane interne et qui peut être le point de départ de lésions graves dont nous aurons à parler.

Quant aux produits sécrétés par la membrane interne du cœur, on comprend qu'il n'est pas aussi facile de les retrouver que dans la péricardite. En effet, ces produits sont sans cesse entraînés par le torrent de la circulation, mais il y a cependant quelques cas où l'on trouve du pus ou des pseudo-membranes.

Dans la quarante-huitième observation du *Traité des maladies du cœur* de M. Bouillaud, la membrane interne était rouge dans plusieurs endroits, et à travers cette membrane on apercevait deux points blancs faisant relief sur le pilier de la valvule mitrale; l'incision en fit couler du pus. Dans la quarante-neuvième, on a trouvé aussi derrière la valvule mitrale un abcès de la grosseur d'une aveline.

Quant au sécrétum qui s'organise très rapidement, on le rencontre aussi et principalement sur les valvules; elles jouent le rôle de verges avec lesquelles on défibrine le sang. C'est sous forme de masses fibrineuses qu'il se dépose sur ces soupapes; on retrouve donc ici l'élément plastique du sang, le *medium unissant de Hunter.* Ces masses sont plus ou moins volumineuses et disposées en grappes ou bien en choux-fleurs.

Il nous reste maintenant à étudier les caractères du sang que l'on rencontre dans les cavités du cœur chez les malades qui succombent à une endocardite. Très fréquemment on voit, comme dans l'artérite et la phlébite, des concrétions généralement plus abondantes à droite qu'à gauche et que l'on ne peut confondre avec les caillots développés pendant l'agonie ou après la mort, quand on les a observées quelquefois. En effet, ceux-ci sont mous, flasques, noirâtres; ces concrétions, au contraire, sont décolorées, d'un blanc jaunâtre, douées d'une grande force de résistance, à ce point qu'on peut les tirailler assez fortement sans les rompre; elles sont adhérentes aux parois du cœur, intriquées dans les colonnes charnues et autour des tendons valvulaires, dont elles entravent le jeu. Quand elles sont un peu volumineuses, elles entraînent rapidement la mort par l'obstacle mécanique qu'elles apportent à la circulation; cet élément plastique du sang a une si grande tendance à s'organiser que l'on trouve souvent çà et là des points et même des lignes rougeâtres, premiers rudiments des vaisseaux. Dans quelques cas on les a vus complétement développés et l'on a pu y rencontrer du pus, ce qui implique nécessairement un travail inflammatoire, lequel ne peut avoir lieu que dans un tissu vivant et pourvu de vaisseaux. Le docteur Senn, de Genève, a rapporté l'observation d'une malade qui succomba trois semaines après une opération. Pendant son séjour à l'Hôtel-Dieu, on avait constaté un œdème du membre supérieur droit et de la face du même côté. A l'autopsie on trouva l'oreillette droite du cœur en partie remplie par une concrétion au centre de laquelle on voyait un liquide à demi concret. Cette concrétion était parcourue par *une infinité de vaisseaux injectés en rouge vif et noir;* elle s'étendait jusque dans la veine jugulaire du même côté avec les parois de laquelle elle se *confondait par continuité de tissu.*

Ces concrétions ont bien des points de ressemblance avec la couenne inflammatoire et les pseudo-membranes ; aussi pour être organisées, pour vivre comme ces dernières, il leur suffirait de rester pendant un temps assez long en contact avec des tissus vivants. Ces concrétions observées dans le cœur et les gros vaisseaux sont le résultat d'une sécrétion de leur membrane interne ; mais la couenne dite inflammatoire, d'où vient-elle? Les travaux de MM. Andral et Gavarret nous ont bien appris que le sang dans l'inflammation contient plus de fibrine qu'à l'état normal, sans cependant nous expliquer son origine. Ne pourrait-on pas rattacher cette couenne à un *sécrétum* de la membrane interne emflammée et entraînée par le torrent de la circulation ?

Période d'épaississement hypertrophique des tissus et d'organisation des produits sécrétés.

Passons maintenant à l'examen des altérations pathologiques que l'on rencontre à la seconde période de l'endocardite, période d'épaississement hypertrophique des tissus et d'organisation des produits sécrétés. Faisant l'histoire de l'anatomie pathologique de la péricardite, nous avons vu le sécrétum passer de l'état amorphe à l'état d'organisation, quand l'inflammation avait duré un certain temps, vingt à trente jours, par exemple. Pour l'endocardite nous allons trouver dans cette période l'organisation des produits sécrétés et l'hypertrophie des tissus.

Tantôt on rencontre des végétations, tantôt des adhérences cellulo-fibreuses ou des couches séro-fibreuses. Corvisart, dans son ouvrage, a rapporté quelques exemples de végétations des valvules, mais Laënnec a mieux décrit ces produits dont il a distingué deux espèces sous le nom de *végétations verruqueuses* et de *végétations globuleuses*. M. Bouillaud a donné aux premières celui d'excroissances *cornées, cartilagineuses*, aux secondes celui de granulations *albumineuses* ou *fibrineuses*; ces expressions me semblent peindre plus exactement le caractère physique de ces produits anormaux : nous les conserverons donc.

Les granulations albumineuses sont d'une consistance assez molle, faciles à déchirer, s'écrasant facilement sous le doigt en donnant la sensation d'une matière caséuse, ou bien encore de la matière tuberculeuse. La moindre traction les détache des parties sur lesquelles elles se rencontrent. Ces végétations ont une coloration blanc-jaunâtre, quelquefois avec une teinte rosée, vestige de petits vaisseaux qui commencent à se développer; plusieurs fois nous les avons vues d'un rouge foncé. Ces granulations ont avec celles trouvées sur les autres séreuses une ressemblance telle que M. Bouillaud dit positivement : « qu'on aurait bien de la peine à les distinguer, comme il s'en est assuré en comparant des granulations de la plèvre et du péricarde avec des végétations valvulaires rencontrées les unes et les autres sur le même sujet (1). »

Les végétations cornées ont une grande ressemblance, ainsi que le fait remarquer Laënnec, avec les verrues, les poireaux vénériens qui se développent sur le gland ou la vulve. Leur consistance contraste avec la friabilité des granulations albumineuses, et au lieu de se détacher facilement comme ces dernières, elles adhèrent intimement avec les tissus sur lesquels elles ont pour ainsi dire pris racine; quand on vient à les diviser avec le scalpel, elles crient comme du fibro-cartilage. C'est le bord libre des valvules et leurs tendons qui sont le siége de prédilection de ces produits accidentels ; cependant on les rencontre quelquefois sur la face interne des oreillettes auxquelles elles donnent un aspect granuleux. J'ai trouvé, il y a quelque temps, le bord libre de la valvule bicuspide considérablement épaissi et plusieurs petites masses groupées de telle façon qu'elles ressemblaient à un chou-fleur ; les unes étaient grosses

(1) Bouillaud, ouv. cit., t. II, p. 311.

comme un grain de millet, les autres comme un grain de chènevis ; cette forme est la plus commune, mais elle n'est pas constante ; tantôt, comme l'avait observé Laënnec, elles sont plus allongées qu'étendues en largeur et ressemblent à un petit cylindre irrégulier. Presque toujours les végétations sont accompagnées d'une transformation fibro-cartilagineuse des valvules, comme on peut s'en convaincre en lisant les observations de l'ouvrage de M. Bouillaud.

En parlant des altérations pathologiques propres à la première période de l'endocardite, nous avons vu que, pour Laënnec, la rougeur de la membrane interne du cœur et des gros vaisseaux ne peut dans aucun cas prouver l'inflammation ; nous nous sommes suffisamment expliqué à cet égard, nous n'avons donc pas besoin d'y revenir ici. Pour les altérations que nous venons de décrire, le même auteur déclare « la cause première de leur développement assez inconnue..... qu'il lui paraît indubitable qu'elles ne sont autre chose que de petites concrétions polypiformes ou fibrineuses qui, formées sur les parois des valvules et des oreillettes, à l'occasion de quelques troubles dans la circulation, s'organisent par un travail d'absorption et de nutrition analogue à celui qui convertit les fausses membranes albumineuses en membranes accidentelles ou en tissu cellulaire (1). »

(1) Laënnec, ouv. cit., tom. III, pag. 329.

Nous avons démontré l'influence de l'endocardite sur la formation des concrétions fibrineuses qui, avec leur tendance à la coagulation, peuvent se déposer sur les cordons et les lames valvulaires sans cesse agitées de mouvements comme sur les verges avec lesquelles on défibrine le sang. « Si nous admettons, dit M. Bouillaud, que la fibrine solidifiée sous l'influence d'une endocardite ou sous toute autre influence, peut se transformer en végétations, assurément il nous sera bien permis d'admettre aussi que la matière pseudo-membraneuse, sécrétée par l'endocarde enflammée, peut, comme la fibrine elle-même dont elle n'est réellement qu'une modification, se disposer de manière à constituer de petites masses arrondies qui s'organiseront peu à peu en végétations. Une telle doctrine est d'autant plus légitime que des végétations, tout-à-fait semblables à celles de la membrane séreuse de l'intérieur du cœur, se développent à la surface de la membrane séreuse de l'extérieur ou du même organe, comme aussi à la surface des plèvres et du péritoine dans certains cas d'inflammation pseudo-membraneuse chronique de ces mêmes membranes. Or, dans ces cas, on ne saurait attribuer à l'organisation des concrétions polypiformes les végétations observées (1). »

M. Bouillaud est le premier qui ait fait connaître

(1) Bouillaud, ouv. cit., tome II, p. 313.

quelques exemples d'adhérences que l'endocardite peut entraîner à sa suite; il a rapporté dans son ouvrage cinq observations détaillées de cette lésion. Il y a peu de jours, à l'autopsie d'un homme chez lequel nous avions constaté les signes d'une insuffisance de la valvule tricuspide, nous avons trouvé une adhérence d'une de ses lames à la paroi correspondante du ventricule. On comprend aisément pourquoi cette lésion est moins commune que dans la plèvre ou le péricarde. En effet, le mouvement continuel de ces soupapes, l'écoulement du sang à travers le cœur, voilà autant de causes qui s'opposent aux adhérences des parties entre elles. Quand celles-ci existent on les rencontre là où les obstacles sont moindres.

On voit quelquefois sur l'endocarde comme sur le péricarde des pseudo-membranes organisées qui, dans quelques cas, occupent une étendue assez considérable et présentent plusieurs couches superposées. Le plus souvent, cependant, elles n'ont que quelques millimètres; elles sont analogues aux taches laiteuses dont il a déjà été question en parlant de la péricardite. L'épaississement de l'endocarde tient le plus souvent à la présence des pseudo-membranes, mais plusieurs fois nous avons vu cette membrane hypertrophiée par elle-même, alors elle est plus opaque, sa surface a perdu son poli; ce sont surtout les valvules qui présentent ce travail hypertrophique, et lorsqu'il s'étend à la zône tendineuse qui entoure les orifices, il détermine une lésion que nous allons bientôt étudier.

Période d'induration fibro-cartilagineuse et osseuse.

Nous venons de rencontrer fréquemment les altérations de la période précédente avec des productions cartilagineuses, osseuses, il nous reste maintenant à étudier les caractères anatomiques de celles-ci.

Sénac, dans son ouvrage, parle de *pierres* volumineuses rencontrées dans le cœur, mais sans donner d'elles une description rigoureuse. Corvisart s'est plus longuement étendu sur l'ossification des parties fibreuses situées autour des orifices du cœur, mais c'est surtout M. Bouillaud qui a bien étudié ces productions sous toutes leurs formes diverses.

Elles se rencontrent quelquefois à la face interne des ventricules ou des oreillettes. Il y a deux ans, nous avons trouvé dans une portion de l'oreillette gauche une crête osseuse à surface rugueuse, mais elles affectent principalement les valvules et leurs tendons, ainsi que les zônes fibreuses qui entourent les orifices du cœur.

Quelquefois ces incrustations se courbent en forme de cerceau, ou bien s'allongent comme des aiguilles, et, dans quelques cas, présentent une forme pyramidale plus ou moins irrégulière. En se réunissant entre elles, ces concrétions peuvent atteindre un volume assez considérable ; M. Bouillaud a rapporté l'observation d'un rétrécissement de l'orifice auriculo-ventriculaire gauche produit par la transformation des deux lames de la valvule mitrale en une concrétion pierreuse du volume d'un œuf de pigeon. La figure 3 de la planche 2 de son ouvrage représente cette lésion.

Le changement de configuration des valvules est toujours en rapport avec l'étendue de la lésion. Quand ce sont de simples points circonscrits, les soupapes peuvent encore remplir leurs fonctions comme nous l'avons vu bien souvent, mais quand l'ossification les envahit entièrement elles sont roulées sur elles-mêmes, ratatinées et ne forment plus que des rubans au lieu de lames, elles ne peuvent donc plus s'adapter aux orifices et alors elles deviennent insuffisantes. Ces lésions se rencontrent bien plus souvent dans le ventricule gauche qu'ailleurs, mais non exclusivement comme le pensait Bichat. L'ouvrage de Corvisart contient à lui seul plusieurs observations d'ossification de l'orifice auriculo-ventriculaire droit.

Ce n'est pas seulement une insuffisance des valvules que l'ossification détermine, mais encore un rétrécissement des orifices. Il nous est arrivé plusieurs fois de rencontrer l'orifice auriculo-ventriculaire gauche rétréci au point de ne pas laisser pénétrer l'extrémité du petit doigt, et, sur une pièce que je conserve, il laisse à peine passer une plume à écrire ; mais pour bien apprécier le rétrécissement, il faut se rappeler que dans l'état normal cette ouverture a quatre-vingt-trois à quatre-vingt-cinq millimètres de circonférence. Corvisart dit avoir observé plusieurs fois ces rétrécissements parvenus à un point tel que l'on pouvait s'étonner de voir une vie même languissante entretenue par le filet de sang auquel donnait passage l'espèce de fente qui tenait lieu d'orifice.

Pour bien faire comprendre la forme de certains rétrécissements, M. Bouillaud s'est servi de comparaisons dont on reconnaît toute l'exactitude quand on les a vus plusieurs fois. Tantôt l'orifice est arrondi, tantôt il ne présente qu'une simple fente ; ainsi, dans les rétrécissements de l'orifice auriculo-ventriculaire gauche, l'ouverture ressemble complétement à une glotte dont les lèvres sont représentées par les bords arrondis des valvules hypertrophiées ; lorsque l'épaississement est très considérable et que les lames valvulaires font saillie dans l'oreillette, l'orifice ressemble à celui du col utérin. Si l'on examine le rétrécissement du côté de l'oreillette, l'orifice présente un plissement qui lui donne quelque ressemblance avec l'anus. L'ouvrage de M. Bouillaud contient un grand nombre d'observations de rétrécissements avec toutes les formes que nous venons d'indiquer.

C'est au professeur de la Charité que revient la gloire d'avoir démontré la filiation intime qui existe entre les lésions que nous venons de décrire et l'inflammation, d'avoir rattaché les premières à la dernière, et afin d'éviter les équivoques, origine de tant de vaines disputes, il a posé la question dans les termes suivants : « L'épaississement hypertrophique du tissu séro-fibreux de l'intérieur du cœur, les productions cartilagineuses, ossiformes, calcaires, que nous avons décrites sous leurs principales formes, constituent-ils réellement des lésions qu'il soit permis de rattacher à l'inflammation du tissu indiqué ou de regarder comme des suites, des provenances de l'endocardite ? » Les preuves sont puisées à une double source, l'observation et le raisonnement.

Pour démontrer que les lésions que nous avons décrites sont bien des *provenances* de l'endocardite non arrêtée dans sa période d'acuité, nous serions obligé d'anticiper sur notre sujet si nous voulions prouver dans ce moment que la maladie désignée sous le nom d'endocardite est bien une inflammation, puisque nous ne connaissons pas encore les signes qui lui sont propres ; sauf à le démontrer plus loin, nous pouvons affirmer qu'ils appartiennent aussi indubitablement à une inflammation que ceux de la péricardite que nous connaissons déjà. Quand on a constaté chez un grand nombre de malades tous les signes d'une inflammation de la membrane interne du cœur et qu'après la mort on trouve celle-ci indurée, hypertrophiée, transformée en tissu cartilagineux, osseux, comment ne pas voir une relation de cause à effet, entre ces lésions et l'inflammation?

C'est une singulière logique que celle qui conduit Laënnec à considérer les membranes fibro-cartilagineuses et cartilagineuses de la plèvre et du péricarde comme ayant une origine inflammatoire, et à refuser la même pathogénie à des produits identiques rencontrés dans le cœur. Quoi! sous l'influence d'un travail phlegmasique, le péricarde peut se transformer en tissus cartilagineux et osseux, et vous ne voulez pas que l'endocarde ait la même propriété! Cette membrane pour être placée à l'intérieur, diffère-t-elle donc de celle qui tapisse le cœur à l'extérieur? Pendant la période d'acuité de la péricardite et de l'endocardite, n'avons-nous pas trouvé les mêmes produits de sécrétion, et la cause qui donne naissance à ces deux maladies n'est-elle pas la même? Puis, enfin, si l'on refuse de voir dans ces productions *des provenances* de l'inflammation, quelles seraient donc les altérations que celle-ci entraînerait à sa suite? Partout où le tissu fibreux est frappé d'inflammation, il tend à passer à l'état cartilagineux, osseux; pourquoi celui qui entoure les orifices du cœur jouirait-il d'une immunité complète? En parlant des caractères anatomiques de l'endocardite aiguë, nous avons vu que les valvules étaient le siége de prédilection de la maladie, que c'était sur elles que l'on observait principalement les dépôts de lymphe coagulable, et à une période plus avancée les végétations; plus tard encore, les soupapes et les zônes tendineuses sont transformées en tissu cartilagineux, fibro-cartilagineux et osseux, n'est-ce pas là une preuve de plus qui démontre une filiation intime entre ces productions et l'inflammation?

Il semble que Laënnec ait pris à tâche de faire une opposition systématique aux hommes dont les travaux, solidement appuyés sur l'observation et l'induction, ont démontré la relation intime qui existe entre les productions accidentelles que nous venons d'étudier et l'inflammation. L'immortel ouvrage de Broussais sur les phlegmasies chroniques, dans lequel cette doctrine est développée avec une puissance d'intelligence si remarquable, est un des plus beaux fleurons de la couronne scientifique du grand réformateur. Sa plume éloquente, hardie, quelquefois un peu passionnée et caustique, a réduit à leur juste valeur les raisonnements subtils de quelques auteurs pour combattre cette vérité. Certes, dans les productions anormales que nous venons de décrire, on ne trouve pas les signes d'une inflammation actuelle, mais cela prouve-t-il qu'elle n'ait pas existé? « Filles de l'inflammation elles peuvent persister après qu'elle a disparu elle-même et survivre en quelque sorte à leur mère (1). »

(1) Bouillaud, *Traité de l'encéphalite.*

SYMPTÔMES DE L'ENDOCARDITE DANS SA PÉRIODE D'ACUITÉ.

En parlant de la péricardite nous avons vu que les signes physiques sont les plus sûrs, les seuls qui puissent conduire au diagnostic exact de la maladie; il en est de même pour l'endocardite : ces signes nous sont fournis par l'inspection, la palpation, la percussion, et surtout l'auscultation. La découverte de la maladie que nous étudions appartient tout entière à M. Bouillaud, à ce point que le tissu qui en est le siége n'était pas même connu avant lui.

Quand l'endocardite est intense, les battements du cœur sont plus violents que dans l'état normal, on les voit et on les sent dans une plus grande étendue. Si l'on vient à percuter la région précordiale on trouve, dans les cas graves, la matité augmentée; elle est due à la turgescence inflammatoire du cœur. Il est facile de savoir si cette matité exagérée dépend de l'endocardite ou bien d'un épanchement dans le péricarde. Dans le premier cas, les battements du cœur sont sous la main et leur intensité est en rapport avec l'étendue de la matité ; dans le second, au contraire, ils sont refoulés, lointains et quelquefois la main ne peut pas les sentir.

Si l'on applique l'oreille sur la région du cœur, on

entend un bruit de soufflet plus ou moins rude, plus ou moins râpeux en rapport avec la force et l'étendue de ses battements et surtout avec le degré de boursoufflement des valvules et le volume des concrétions fibrineuses placées aux orifices. Ce souffle peut quelquefois couvrir les deux claquements valvulaires, mais le plus souvent c'est l'un d'eux seulement. Il a tantôt son maximum d'intensité à la base, tantôt à la pointe, suivant que le boursoufflement porte sur les valvules sygmoïdes ou sur la mitrale. Il nous est arrivé plusieurs fois d'entendre en même temps un tintement métallique pendant la systole ventriculaire.

Les battements du cœur ne sont pas seulement plus forts, plus étendus, ils sont aussi plus fréquents; et quand ils montent à 150-160 par minute, le plus souvent leur rhythme est altéré, ils sont irréguliers, intermittents.

Dans l'état physiologique, le pouls est l'expression exacte de l'intensité et du nombre des battements du cœur; mais les choses ne sont pas toujours ainsi dans certains cas d'endocardite où l'on trouve quelquefois le pouls petit, misérable, concentré, tandis que les battements du cœur sont tumultueux, assez énergiques et semblent lutter contre un obstacle.

Cette espèce de contradiction entre le pouls et la systole ventriculaire dépend d'un obstacle à la circulation occasionné par le boursoufflement considérable des valvules, mais principalement par la formation des concrétions fibrineuses placées aux orifices qu'elles rétrecissent, et d'autres fois si fortement intriquées autour des valvules que celles-ci ne peuvent plus jouer. On comprend facilement alors comment une très petite quantité de sang seulement peut être projetée dans le torrent circulatoire malgré l'énergie des contractions ventriculaires. C'est quand ces concrétions se développent que l'on observe les accidents les plus graves, tels que la pâleur du visage, le refroidissement des extrémités, les défaillances, les syncopes, accidents que bon nombre d'auteurs, comme nous l'avons vu, rattachent à la péricardite. Il faut véritablement n'avoir jamais observé de malades atteints d'endocardite violente, il faut n'avoir jamais fait avec soin l'autopsie de ceux qui ont succombé à cette maladie pour soutenir qu'elle n'est pas la cause la plus fréquente du développement des concrétions dans le cœur. D'ailleurs, ceux qui le nient n'apportent aucune preuve à l'appui de leurs assertions, et gardent un profond silence sur l'étiologie de ces caillots fibrineux.

Quand l'embarras de la circulation est porté très loin, le nombre des pulsations est moindre que celui des battements du cœur; c'est que, suivant la remarque de M. Bouillaud, la petite masse de sang lancée par la systole ventriculaire ne suffit pas pour ébranler la colonne sanguine contenue dans les artères éloignées du cœur. Le même auteur est disposé à croire que la perte de connaissance subite, les mouvements convulsifs légers suivis de respiration stertoreuse et d'écume à la bouche, sont le résultat d'une forte congestion veineuse du système encéphalique, provenant de l'obstacle apporté au dégorgement de la veine cave supérieure par les concrétions fibrineuses qui distendent les cavités du cœur et les droites en particulier.

Il ne faudrait pas cependant attribuer exclusivement les accidents que nous venons de mentionner à l'influence des causes mécaniques dans le jeu de la circulation. Quelquefois c'est à une lésion de l'innervation consistant dans une excitation dynamique du système nerveux du cœur qu'il faut attribuer l'inégalité, l'intermittence de ses battements, véritable ataxie de cet organe.

Au moyen des signes que nous venons d'énumérer, il est difficile de confondre l'endocardite avec toute autre maladie, si ce n'est quelquefois avec la péricardite dans sa période d'exsudation membraneuse où l'on entend un bruit de frottement se rapprochant beaucoup, dans quelques cas, du souffle intérieur que nous avons décrit plus haut. On a prétendu que le souffle dont nous venons de parler était souvent chlorotique et non produit par une endocardite. Une semblable objection, il faut en convenir, n'a pu être faite que par des hommes complétement étrangers à l'observation. Chaque fois que nous avons constaté les signes d'une endocardite aiguë, ceux-ci ont disparu sous l'influence d'un traitement antiphlogistique convenablement formulé ; or, je le demande, si le souffle du côté du cœur avait dépendu de la chlorose, n'aurait-il pas augmenté au lieu de diminuer d'abord et de disparaître ensuite? Il faut n'avoir jamais comparé le souffle doux, moelleux de la chlorose ayant son siége au niveau du sinus aortique avec celui de l'endocardite rude, râpeux, se faisant entendre tantôt à la base, mais le plus souvent à la pointe, pour admettre que l'erreur soit possible. Je ne sais que trop que bon nombre de médecins prennent des souffles chlorotiques pour des souffles se rattachant à une lésion organique du cœur. Mais une semblable méprise peut-elle être tenue pour un fait scientifique?

Signes propres à la période hypertrophique des tissus.

Lorsque l'endocardite n'a pas été arrêtée dans sa période d'acuité, elle laisse à sa suite des lésions organiques qui consistent quelquefois dans une simple hypertrophie des tissus. Quand les valvules sont ainsi épaissies sans déformation, il n'y a pas de graves désordres dans la circulation, mais les bruits du cœur présentent des modifications que nous allons faire connaître et que l'on pouvait prévoir *a priori*, d'après ce que nous avons dit en parlant de sa physiologie.

Si l'hypertrophie porte exclusivement sur la valvule mitrale, par exemple, s'il s'agit d'un simple épaississement sans déformation, le premier bruit, celui qui coïncide avec la systole ventriculaire, avec le pouls par conséquent, a plus d'intensité qu'à l'état normal, il donne à l'oreille la sensation que produisent deux morceaux de parchemin brusquement appliqués l'un contre l'autre, ce qui lui a fait donner depuis longtemps, par M. Bouillaud, le nom de *bruit parcheminé.* Quand l'hypertrophie affecte les valvules sygmoïdes, la modification dans le timbre que nous venons de signaler coïncide avec *le second bruit.* Il nous est arrivé bien des fois de diagnostiquer l'épaississement des valvules ou de l'une d'elles d'après l'existence seule du bruit parcheminé, et il y a peu de jours encore, l'autopsie est venue confirmer le diagnostic. Est-il besoin de faire remarquer combien ici la physiologie pathologique sanctionne ce que nous avons dit des bruits normaux du cœur.

Depuis plusieurs années, M. Bouillaud a rencontré chez quelques malades un *tintement* du second bruit ayant un caractère métallique, et qu'il ne faut pas confondre avec le bruit parcheminé dont nous venons de parler ; l'autopsie lui a fait voir que ce timbre particulier coïncide avec un commencement d'ossification des parois de l'aorte et des valvules sygmoïdes, celles-ci ayant d'ailleurs conservé leurs fonctions. Chez un malade dont il a déjà été question à l'occasion du piaulement péricardique, nous avons noté le second bruit *tinté*, et nous avons constaté à l'autopsie la lésion que nous venons d'indiquer.

SIGNES DES LÉSIONS ORGANIQUES DES VALVULES AVEC RÉTRÉCISSEMENT DES ORIFICES.

L'inspection et la percussion, qui nous ont éclairés dans plusieurs circonstances, ne peuvent rien nous apprendre quant à l'existence de la lésion qui nous occupe dans ce moment. La première de ces méthodes nous fait apprécier la force et l'étendue des battements du cœur, la seconde, son volume exact. C'est donc la palpation et l'auscultation qui vont nous fournir les signes à l'aide desquels nous pourrons reconnaître l'existence d'un rétrécissement.

La palpation était seule connue de Corvisart ; aussi tout son diagnostic repose sur les phénomènes observés par l'application de la main sur la région précordiale, ou sur l'artère pour explorer le pouls. Pour lui, le diagnostic du rétrécissement des cavités droites est impossible, justement parce que l'exploration du pouls de l'artère pulmonaire est impossible. « Comment pourrait-on découvrir les signes propres à le faire reconnaître ? L'action régulière ou intervertie des cavités droites du cœur ne peut se rendre sensible que dans les organes soumis à l'influence de la petite circulation; *de même que le trouble de l'action du cœur gauche ne peut être reconnu que dans la nature des pulsations artérielles* (1). » Il ne faudrait pas croire que, pour Corvisart, toute obscurité disparaît quand il s'agit des lésions du cœur gauche : « L'obscurité qui enveloppe les signes du rétrécissement des orifices droits ne se dissipe pas entièrement encore quand il s'agit de reconnaître l'oblitération imparfaite de l'orifice auriculo-ventriculaire gauche (2). » Il considère le diagnostic certain seulement pour le rétrécissement de l'orifice aortique, fondé sur l'existence d'un *bruissement* particulier sensible à la main appliquée sur la région précordiale, et qui se reconnaît aussi, mais à un moindre degré, lorsqu'elle interroge les phénomènes du pouls. « Il peut, dans ce cas, conserver un certain degré de dureté, de raideur, mais jamais beaucoup de plénitude ni de régularité. Cette irrégularité constante et permanente, souvent encore augmentée par la fréquence et la force des palpitations, *suffira toujours pour établir le diagnostic précis du rétrécissement de l'embouchure aortique ou de l'altération de ses valvules.* Ici point d'obscurité : avec de l'habitude et de l'attention, le médecin

(1) Corvisart, ouv. cit., p. 236.
(2) *Idem.*, p. 339.

doit toujours prononcer avec assurance ; et quand il n'aurait pour guide que *cette espèce d'ondulation, le bruissement, le frémissement sourd, ce caractère si reconnaissable du pouls dans tous les cas de cette nature, son diagnostic ne doit plus être incertain* (1). » Nous verrons plus loin que, tout en accordant une certaine importance aux signes mentionnés par Corvisart, ils ne peuvent à eux seuls permettre d'établir un diagnostic aussi positif qu'il le croit.

Ce frémissement n'a pas échappé à l'observation de Laënnec : « Il peut être comparé, dit-il, assez exactement au frémissement qui accompagne le murmure de satisfaction que font entendre les chats quand on les flatte de la main (2). » M. Bouillaud lui a donné le nom de *frémissement vibratoire*, parce qu'il produit une sensation analogue à celle que l'on éprouve en plaçant la main sur un corps mis en vibration, ou sur le larynx d'un individu qui parle, ou mieux encore sur une tumeur de *varice anévrismale*. Tantôt ce phénomène s'observe seulement pendant la systole ventriculaire, tantôt pendant la systole et la diastole, c'est-à-dire aux deux temps. Il nous est arrivé plusieurs fois de ne pas entendre un souffle au cœur, alors que ses battements étaient très fréquents, irréguliers, tumultueux, et de sentir à la

(1) Corvisart, ouv. cit., page 241.

(2) Laënnec, t. III, p. 141.

main un frémissement vibratoire ; quand la digitaline avait ralenti et régularisé les mouvements du cœur, alors nous trouvions le souffle. On observe souvent, mais non constamment, dans les artères sous-clavières ou carotides, un frémissement semblable à celui de la région précordiale.

Lorsque l'on constate ce phénomène dans ce dernier point, est-il toujours l'indice d'un rétrécissement d'un ou de plusieurs orifices du cœur ? Nous avons souvent trouvé un frémissement vibratoire très manifeste dans certains cas de péricardite où l'auscultation nous faisait entendre un beau bruit de râpe superficiel, et nous avons trouvé à l'autopsie sur le péricarde des fausses membranes rugueuses, tantôt aréolées, tantôt présentant l'aspect d'une langue de chat.

Il nous est arrivé, dans plusieurs cas, d'observer chez des chlorotiques un frémissement vibratoire fin dans la région du cœur, cet organe ayant son volume ordinaire, ses bruits normaux, et ne présentant, en un mot, aucune lésion organique. Déjà Laënnec avait fait la même remarque : « Ce phénomène s'observe effectivement dans presque tous les cas où il y a un rétrécissement un peu notable des orifices du cœur ; mais je l'ai rencontré fréquemment depuis sans qu'il y eût *aucune lésion organique de ce viscère* (1). »

(1) Laënnec, ouv. cit., tome III, p. 123.

M. le professeur Andral, dans ses annotations au *Traité de l'auscultation médiate*, dit que, toutes les fois qu'il a eu l'occasion d'examiner après la mort le corps d'individus chez lesquels il a observé pendant quelque temps le frémissement cataire, il a toujours rencontré, soit aux orifices, soit dans le péricarde, des lésions qui lui rendaient parfaitement compte de sa production. Malgré l'autorité imposante que je viens de citer, je puis assurer qu'il m'est arrivé plusieurs fois de sentir un frémissement vibratoire dans la région du cœur, sans qu'un rétrécissement d'orifice, une tuméfaction des valvules ou des végétations développées à leurs surfaces, pas plus que de fausses membranes sur le péricarde, puissent rendre compte de sa production. L'année dernière, j'ai fait l'autopsie d'une femme tombée dans le dernier état de marasme et morte d'un cancer au pylore, chez laquelle j'avais senti distinctement un frémissement vibratoire dans la région précordiale ; le cœur, examiné avec le plus grand soin, ne présentait aucune lésion ni à l'intérieur, ni à l'extérieur. Dans ce moment, nous avons, au n° 23 de la salle Saint-Jean-de-Dieu, un jeune homme chlorotique chez lequel ce phénomène est très marqué. Le même frémissement s'observe souvent du côté des artères, et personne, dans certains cas déterminés, ne le rattache à une lésion organique.

L'explication que donne Corvisart du frémissement vibratoire nous paraît exacte : « Il provient sans doute, dit-il, de la difficulté qu'éprouve le sang à passer par un orifice qui n'est plus proportionné à la quantité de fluide à laquelle il doit donner passage. » Mais il aurait bien fait de signaler le frottement exercé par la colonne sanguine contre les bords de l'orifice. Toutefois, cette explication ne peut s'appliquer qu'au rétrécissement, et nous avons vu que le frémissement vibratoire se rencontre aussi dans d'autres cas, dans la péricardite par exemple. Nous pensons donc que toute condition propre à déterminer un frottement, soit à l'intérieur, soit à l'extérieur du cœur, est susceptible de produire *un frémissement vibratoire*. N'est-il pas étrange qu'en présence d'une cause aussi naturelle, Laënnec ait imaginé pour l'explication de ce phénomène *une modification de l'innervation?* Quant au frémissement que l'on trouve chez les chlorotiques, nous savons à quelle altération il se rattache ; mais j'avoue que l'explication ne se présente pas aussi facilement. Est-ce une raison suffisante pour nier ce que l'observation démontre? On voit par ce qu'il vient d'être dit quelle part il faut faire au frémissement vibratoire dans le diagnostic des rétrécissements d'un ou de plusieurs orifices du cœur.

En même temps que la main constate ce phénomène, elle sent aussi des irrégularités, des intermittences, des inégalités dans les battements du cœur. Mais une des particularités les plus curieuses, notées pour la première fois par M. Bouillaud, c'est un triple ou quadruple mouvement qui correspond à une semblable modification dans ses bruits. Nous avons dans ce moment une femme couchée au n° 17 de la salle Sainte-Madeleine, et chez laquelle la main sent distinctement trois mouvements successifs, les deux derniers plus rapides que le premier. L'existence de ce signe a une importance capitale, car nous l'avons seulement rencontré dans le rétrécissement des orifices du cœur.

Voyons maintenant quels signes va nous fournir l'auscultation. L'un des plus importants pour le diagnostic de la lésion qui nous occupe, c'est un *bruit de soufflet* noté pour la première fois par Laënnec, et qui « ressemble exactement, dit-il, à celui que produit cet instrument lorsqu'on s'en sert pour animer le feu d'une cheminée, et il est souvent tout aussi intense. Cette comparaison est de la plus parfaite exactitude (1). » Il a divisé ce bruit en plusieurs variétés: 1° bruit de soufflet proprement dit ; 2° bruit de scie ou de râpe. Mais l'inventeur de l'auscultation médiate a commis une grande erreur en pensant que ce phénomème ne se produit que pendant la diastole ventriculaire. On peut l'entendre aux deux temps, mais le plus souvent c'est pendant la systole ventriculaire ; il coïncide alors avec le pouls et avec le choc de la pointe du cœur contre la poitrine.

(1) Laënnec, ouv. cit., t. III, p. 71.

Aux variétés mentionnées par Laënnec il faut en ajouter une autre que M. Bouillaud a fait le premier connaître, je veux parler d'un sifflement musical imitant assez bien le cri d'un jeune canard, et dans d'autres cas le piaulement d'un jeune poulet, ou le roucoulement de la tourterelle, tel qu'on l'entend dans la bronchite sibilante. Laënnec a bien parlé d'un *bruit de soufflet musical ou sibilant*, mais à l'occasion des artères seulement : « Cette variété, dit-il, ne se présente *que dans les artères, ou au moins je ne l'ai jamais rencontrée dans le cœur* (1). »

Le bruit de soufflet, quelle que soit d'ailleurs son espèce, est variable pour sa durée. Tantôt il occupe tout un silence, le plus souvent le petit ; tantôt il est bref et accompagne ou remplace seulement l'un des bruits sans absorber un silence tout entier. Suivant des circonstances que nous examinerons plus bas, le bruit de souffle a son maximum d'intensité à la base ou à la pointe du cœur. Quand il a lieu dans ce dernier point seulement, par exemple, et qu'il couvre ou qu'il remplace le premier claquement valvulaire, on retrouve celui-ci à mesure que l'on se rapproche de la base du cœur.

Nous avons vu que le premier bruit était produit principalement par le redressement des deux valvules auriculo-ventriculaires. Si donc la valvule mitrale est détruite et que le claquement qu'elle engendre soit

(1) Laënnec, ouv. cit., page 75.

remplacé par un souffle ayant son maximum d'intensité au niveau de l'orifice correspondant, on comprend qu'à mesure que l'on s'éloigne de celui-ci pour se rapprocher des cavités droites, on retrouve le claquement déterminé par le jeu de la valvule tricuspide intacte. Nous avons dans ce moment un malade couché au n° 23 de la salle St-Jean-de-Dieu, chez lequel on entend à la pointe un double bruit de souffle, celui qui coïncide avec la systole ventriculaire plus prolongé, plus intense que le second, lequel, plus court, plus bref, ressemble à un souffle d'*aspiration*. Dans le point qui correspond à l'orifice auriculo-ventriculaire gauche, on ne distingue aucun vestige des bruits normaux, mais à mesure que l'on s'en éloigne pour se rapprocher de la base du cœur, l'oreille, malgré la propagation du souffle, entend nettement les deux bruits déterminés par le jeu valvulaire des cavités droites et par celui des valvules sygmoïdes de l'aorte. Lorsque les mouvements du cœur sont précipités et que le souffle est double, il semble n'en former qu'un; mais cependant il n'est dans aucun cas continu comme celui des artères. Jamais je n'ai entendu dans la région du cœur *de bruits continus très intenses* semblables à ceux dont parle Hope.

Maintenant que nous venons d'étudier le bruit de souffle, avant de passer à l'examen des signes généraux, cherchons à bien préciser les causes qui le déterminent.

Nous avons déjà vu que Laënnec attribuait le frémissement vibratoire à un *spasme du cœur.* Eh bien! pour le bruit de souffle, imbu de je ne sais quel vitalisme, et laissant à l'écart les lois de physique médicale les plus évidentes, c'est dans *un état vital* particulier qu'il cherche sa raison d'être, tout en déclarant qu'il existe *presque toujours dans les rétrécissements des orifices du cœur.* Quand on a examiné avec soin un grand nombre de malades atteints de lésions chroniques organiques de cet organe, on demeure convaincu que le rétrécissement de ses orifices est une des causes les plus certaines et les plus fréquentes du bruit de souffle. On a prétendu que le rétrécissement ne donnait pas naissance par lui-même au phénomène que nous venons d'indiquer, mais qu'il était le résultat des aspérités sur lesquelles la colonne sanguine, mise en mouvement, venait se briser. C'est une manière de raisonner un peu spécieuse, car enfin il est assez difficile de rencontrer un rétrécissement sans que les bords de l'orifice présentent quelques rugosités ; cependant les plus simples expériences démontrent qu'une colonne de sang venant à passer d'un endroit plus large dans un endroit plus étroit, il y a production d'un bruit de souffle. On le fait naître à volonté, variable suivant la pression, quand on comprime avec le stéthoscope une grosse artère comme la crurale ou la carotide. Déjà nous avons dit que, pour nous, le souffle appelé *placentaire* était dû à la pression exercée sur les artères latérales du bassin par l'utérus développé. Il y a quelques années nous avons eu au n° 23 de la salle Saint-Jean-de-Dieu un jeune homme phthisique que nous avait adressé M. le professeur Piorry. Chez lui on entendait, à gauche et en arrière, le long de la colonne vertébrale, *un souffle* isochrone à chaque systole ventriculaire, ayant son maximum d'intensité au niveau de la cinquième et sixième vertèbre dorsale. A l'autopsie, nous avons rencontré une masse de ganglions tuberculisés, et comprimant l'aorte dans le point même où nous avions entendu le bruit du souffle. « Il ne paraîtra donc pas douteux pour tous les bons esprits versés dans l'observation que le rétrécissement des orifices du cœur ne soit une condition suffisante de *bruit de soufflet ;* et c'est l'excès de frottement qui s'opère nécessairement lorsque la colonne sanguine venant de l'oreillette ou du ventricule est forcée de traverser rapidement cette espèce de fente ou de *détroit* qui constitue la *cause essentielle* de ce bruit. C'est ainsi qu'on entend mugir et *souffler* en quelque sorte les flots d'une rivière, lorsqu'après avoir coulé tranquillement, silencieusement, ils rencontrent tout-à-coup un obstacle à leur libre cours, ou qu'ils sont forcés de passer d'un endroit plus large dans un endroit plus étroit, que les surfaces avec lesquelles ils se trouvent en contact sont plus inégales et plus rocailleuses, et que le cours de la rivière est plus rapide, de même aussi le bruit de soufflet du cœur est d'autant plus fort et plus aigu que le flot de sang est chassé avec plus de violence, que l'orifice est plus étroit et que son contour est plus dépoli, inégal et rugueux. Cette comparaison, toute bizarre qu'elle soit en apparence, ne pèche par aucune condition vraiment essentielle (1). »

Mais tout en déclarant que le bruit de souffle est fréquent dans le rétrécissement des orifices du cœur, s'ensuit-il qu'il est toujours produit par cette cause ? si d'autres causes existent, quelles sont-elles ?

Plusieurs fois nous avons entendu un bruit de souffle lorsque des concrétions s'étaient développées dans le cœur et avaient gêné le mécanisme de la circulation. Ce sont sans doute des cas analogues que Laënnec a observés quand il dit : « J'avais également remarqué que le bruit de soufflet du cœur se manifestait souvent dans l'agonie et dans d'autres circonstances où le cœur est trop plein de sang *et qu'il cédait quelquefois promptement à la saignée* (2). »

J'ai assez souvent entendu un bruit de souffle au premier temps ayant son maximum d'intensité à la base du cœur sans rétrécissement de l'orifice aortique, et, ses valvules étant libres, lorsque l'intérieur de ce vaisseau présentait des rugosités, des ossifications semblables à des coquilles d'œuf faisant saillie sous

(1) Bouillaud, *Traité des maladies du cœur*, tom. II, p. 199.
(2) Laënnec, ouv. cit., tome III, p. 80.

la membrane interne, et sur lesquelles venait frotter la colonne de sang projetée par la systole ventriculaire.

Enfin, trois fois j'ai constaté un bruit de souffle ayant son maximum d'intensité à la pointe du cœur; dans deux cas il était au premier temps, dans un seul au second. Pour les premiers, ce souffle dépendait de végétations développées sur la face ventriculaire de la valvule mitrale; pour le dernier, nous avons aussi rencontré des végétations sur la même soupape, mais à la face auriculaire vers la base de l'orifice.

D'après ce que nous venons de dire, on voit que le *frottement* est la condition nécessaire de tout bruit de souffle; il peut donc dépendre d'une cause autre qu'un rétrécissement.

Il existe plusieurs variétés de bruits de souffle, mais toutes ne se rencontrent pas également dans telles ou telles lésions; il importe donc de les bien signaler, puisqu'elles ont une grande valeur au point de vue du diagnostic.

En parlant de la physiologie nous avons montré que le claquement valvulaire ne dépend pas d'un frottement de la colonne sanguine contre les parois des ventricules ou des oreillettes, *le bruit de souffle* n'est donc pas une simple augmentation du bruit normal, mais bien un phénomène ajouté. Aussi lorsque la valvule est détruite, dans le cas de rétrécissement avec induration, le claquement a complétement disparu, et il est remplacé par un bruit de scie, de lime ou par l'un des bruits musicaux que nous avons signalés plus haut et que nous n'avons jamais observés que dans les rétrécissements (1). On voit donc qu'à lui seul il a déjà une importance capitale dans le diagnostic de ces maladies.

Lorsque le souffle est dû à la présence de végétations développées sur la valvule mitrale, celle-ci joue encore; le claquement s'entend donc quoique *enroué*, le souffle ne le remplace pas, mais il est simplement surajouté. Je ferai la même remarque pour celui qui dépend d'un état crétacé de l'aorte, ses valvules étant libres. Puis enfin, pour arriver au diagnostic des rétrécissements, les signes locaux ne sont pas les seuls qui doivent attirer l'attention du médecin. L'exploration du pouls est de la plus haute importance.

Dans les cas où nous avons rencontré un souffle dépendant de végétations sur la valvule mitrale, le

(1) Dans quelques cas de chloroses portées au plus haut degré, M. Bouillaud a plusieurs fois constaté *le sifflement musical du cœur*, mais il est toujours facile d'établir le diagnostic différentiel entre cette maladie et le rétrécissement. En effet, dans la première le souffle n'a jamais la rudesse que l'on rencontre dans la seconde, le cœur à son volume normal et les deux claquements valvulaires s'entendent distinctement. Dans le rétrécissement au contraire ils ont complétement disparu, et l'organe est toujours hypertrophié.

pouls avait son développement normal, il était régulier et ne présentait pas d'intermittences ; de plus, comme nous l'avons déjà dit, le premier bruit, quoique plus rude et enroué, persistait ; le souffle l'accompagnait seulement sans le remplacer. Dans tous les cas où le rétrécissement est un peu prononcé, le pouls est très petit et quelquefois nous l'avons à peine senti ; de plus, il est irrégulier, intermittent.

M. Bouillaud est le premier qui ait signalé dans quelques cas de rétrécissements d'un ou de plusieurs des orifices du cœur une modification dans son rhythme. Au lieu de sentir à la main un double mouvement, on en constate quelquefois trois ou quatre, et l'oreille appliquée sur la région précordiale distingue nettement un triple ou un quadruple bruit, qui dépend, comme nous le verrons, d'un défaut de synchronisme entre le jeu des valvules du cœur droit et du cœur gauche. Lorsqu'il s'agit d'un quadruplé bruit, cette espèce de dédoublement porte sur les deux claquements valvulaires ; quand il est triple seulement, tantôt c'est sur le premier, c'est-à-dire sur celui qui est isochrone avec la systole ventriculaire et produit par le redressement des valvules auriculo-ventriculaires ; d'autres fois sur le second, c'est-à-dire sur celui qui est isochrone avec la diastole ventriculaire et déterminé par la tension des valvules sygmoïdes. Un peu plus loin, quand nous étudierons les signes à l'aide desquels on peut distinguer un rétrécissement de l'orifice auriculo-ventriculaire d'un rétrécissement du sinus aortique, nous verrons quelle importance a le phénomène que nous venons de signaler. L'ouvrage de M. Bouillaud contient douze observations de triple ou de quadruple bruit, cinq avec autopsie, et sept chez des sujets qui n'ont pas succombé. Depuis la publication du *Traité des maladies du cœur*, 1841, d'autres faits sont venus s'ajouter à ceux du savant professeur et confirmer l'extrême importance de ce signe au point de vue du diagnostic des rétrécissements d'un ou de plusieurs des orifices du cœur. Mon confrère et ami le docteur Lemaire a publié dans l'*Union médicale*, n° du 30 juin 1849, et dans celui du 6 avril 1854, cinq observations de triple bruit; deux fois l'autopsie a été faite et l'on a trouvé un rétrécissement assez considérable de l'orifice auriculo-ventriculaire comme chez les malades de M. Bouillaud. Enfin, j'ai pour mon propre compte trois observations de triple bruit dont une avec autopsie où j'ai rencontré aussi un rétrécissement très prononcé de l'orifice auriculo-ventriculaire. Nous avons encore dans ce moment une femme couchée au n° 17 de la salle Sainte-Madeleine et qui présente ce curieux phénomène avec un souffle au second temps; elle a d'ailleurs tous les autres signes d'un rétrécissement auriculo-ventriculaire. L'existence d'un triple ou d'un quadruple bruit est donc un signe certain de rétrécissement puisqu'il n'a jamais été observé dans aucune autre lésion.

Nous venons d'étudier les signes propres aux rétrécissements en général, voyons maintenant si le diagnostic peut pénétrer plus avant encore et nous faire reconnaître si la lésion siége dans le cœur droit ou le cœur gauche, et dans ce dernier si elle affecte l'orifice auriculo-ventriculaire ou le sinus aortique.

La solution de la question que nous venons de nous poser n'est pas une simple affaire de curiosité seulement, car il n'est pas sans intérêt au point de vue des accidents généraux d'avoir un rétrécissement d'un orifice plutôt que d'un autre, et ensuite de trouver dans quelques points de physiologie pathologique la confirmation de ce que nous savons relativement à la physiologie du cœur.

En parlant de l'anatomie de cet organe, nous avons déjà dit que les maladies du cœur droit étaient par rapport à celles du cœur gauche dans le rapport de 1 à 1000 ; presque tous les auteurs s'accordent sur ce point. Morgagni a cité deux exemples seulement de cette lésion dans le cœur droit. Bertin déclare ne l'avoir rencontrée que quatre fois en vingt ans. Enfin M. Bouillaud n'a rapporté dans son ouvrage qu'une observation de rétrécissement auriculo-ventriculaire droit indépendante de lésion du cœur gauche. Si donc le diagnostic de cette maladie à droite est généralement plus obscur qu'à gauche, on le voit, l'erreur est assez rare, mais il y a cependant des signes qui lui appartiennent. Le souffle a son maximum d'intensité au niveau des orifices droits, et le frémissement vibratoire se fait sentir dans le point correspondant. Si le rétrécissement affecte l'orifice auriculo-ventriculaire, le diagnostic est moins obscur, car alors on constate le pouls veineux produit par le reflux d'une partie de la colonne sanguine à travers l'orifice non fermé par la valvule rendue insuffisante. De plus, les signes de l'hypertrophie, compagne inséparable des altérations qui nous occupent, sont ceux du ventricule droit et que nous ferons connaître en faisant l'histoire de cette maladie. — Arrivons maintenant aux rétrécissements des orifices du cœur gauche. Nous ne serons pas surpris de voir pour la pathologie une conséquence rigoureuse, nécessaire, des principes physiologiques qui auront servi de point de départ. J'ai assez longuement examiné l'ordre dans lequel se succèdent les mouvements du cœur, pour n'être pas obligé d'y revenir ici.

Un auteur dont nous avons discuté les doctrines physiologiques opposées, comme nous l'avons vu, aux résultats fournis par l'observation directe, les vivisections et la physiologie pathologique, a voulu leur adapter tous les faits cliniques; mais, parti d'un principe faux, il a dû aboutir à une conséquence également erronée.

En abordant le diagnostic différentiel des rétrécissements des orifices du cœur gauche, il y a un principe sur lequel je crois devoir insister, justement parce que sa valeur a été contestée, c'est celui-ci : les lésions des valvules et des orifices sont déterminées suivant le point de la région précordiale où se rencontre le maximum d'intensité du bruit de souffle. Lorsque la lésion affecte exclusivement l'orifice auriculo-ventriculaire, il a lieu à la pointe et se propage un peu en dehors du mamelon ; à mesure que l'on se rapproche de la base du cœur il diminue, et l'on retrouve alors les deux claquements valvulaires qui étaient complétement absorbés par le souffle tantôt simple, tantôt double.

La valvule mitrale insuffisante dans les cas de rétrécissements un peu prononcés de cet orifice ne pouvant plus jouer, le premier bruit a disparu, il est remplacé par le souffle qui couvre aussi le second, quand il est double. Mais à mesure que l'on se rapproche de la base du cœur, il est moins prononcé ; on retrouve alors le premier bruit déterminé par le redressement de la valvule tricuspide, et le second produit par les valvules sygmoïdes intactes. En même temps, le frémissement cataire se sent seulement à la pointe et disparaît à mesure que l'on s'en éloigne. Ce sont les phénomènes que présentent deux malades de notre service, une femme couchée au n° 17 de la salle Sainte-Madeleine, un homme au n° 23 de la salle Saint-Jean-de-Dieu. — L'auteur dont nous parlions tout à l'heure, trouvant difficile de faire concorder avec sa théorie le souffle au second temps, a trouvé plus commode de le nier, en tant que signe du rétrécissement auriculo-ventriculaire. Examinons quelques passages du mémoire qu'il a publié dans *les Archives générales de médecine*, numéro de janvier 1839. Il commence par déclarer « qu'il était d'autant plus disposé à regarder la cause des bruits anormaux des artères et du cœur comme la même, que 1° le cœur est constitué comme les artères par des cavités cylindroïdes dans lesquelles se meut une quantité donnée de liquide ; 2° tous les expérimentateurs qui se sont occupés jusqu'à présent de la question ont confondu dans *la même hypothèse* les bruits du cœur et ceux des artères. » Ce rapprochement est-il légitime, en supposant que l'*hypothèse* des bruits artériels soit exacte ? Quelle ressemblance existe-t-il entre les artères et l'organe central de la circulation, composé de cavités, d'orifices, de soupapes et fonctionnant à l'instar d'une pompe foulante et aspirante? Des différences aussi grandes dans la disposition des artères et du cœur ne doivent-elles pas entraîner les mêmes dans les fonctions? Mais sans nous engager dans une longue discussion, contentons-nous pour le moment de constater les faits, et de rechercher dans la science s'il n'existe pas d'observations suffisamment détaillées dans lesquelles un souffle au second temps ne puisse se rattacher qu'à un rétrécissement de l'orifice auriculo-ventriculaire gauche, c'est-à-dire sans complication d'insuffisance des valvules sygmoïdes. L'ouvrage de M. Bouillaud en contient plusieurs, mais je me contenterai de citer la cent-douzième et la cent-quatorzième. Pour la première de ces deux observations, il est noté « que le claquement valvulaire était remplacé par des bruits de souffle au nombre de trois, bien distincts, dans la région des cavités gauches; le premier souffle correspondait à la systole ou au premier temps; le second correspondait à la diastole, et le troisième, sorte de dédoublement du second auquel il succédait après un très court intervalle, était plus prolongé que les autres et comme *filé.* On nota ainsi qu'il suit le triple bruit indiqué et qui rappelle le rhythme du *battement de rappel :*

Tics... ticss... ssss......

Pour la seconde on trouve noté : « battements du cœur obscurs, tumultueux, irréguliers, bruit de râpe *très marqué dans les deux temps*, ayant son maximum d'intensité dans la région des cavités gauches. » Dans ces deux observations le rétrécissement de l'orifice auriculo-ventriculaire gauche est assez considérable et la valvule correspondante insuffisante.

Un ancien élève du service de M. Bouillaud, M. le docteur Typaldos Prétenderis, aujourd'hui médecin à Corfou, a publié en 1845, dans le *Bulletin de la société anatomique*, l'observation d'une femme atteinte de maladie du cœur ; il est dit : « que l'oreille appliquée sur la région précordiale perçoit *un dou-*

ble bruit de souffle; le premier, correspondant à la systole, rude, râpeux, se terminant par un piaulement très marqué ; le second, *correspondant au deuxième temps ou à la diastole*, court et comme étouffé..... L'orifice auriculo-ventriculaire vu par l'oreillette est représenté par une espèce de fente inégale, rugueuse; cet orifice est extrêmement rétréci... Les lames de la valvule sont épaissies et fibreuses avec quelques rugosités; la valvule mitrale étant abaissée ne ferme pas exactement l'orifice. »

Le docteur Lemaire a inséré dans *l'Union médicale*, numéro du 30 juin 1849, une observation intéressante dans laquelle « on a constaté au-dessous du sein *un souffle au second temps*, assez rude, et dont le *summum* d'intensité existe au niveau de l'orifice auriculo-ventriculaire gauche. Il diminue sensiblement à mesure que l'on se dirige vers les cavités droites et l'orifice aortique, où il disparaît complétement...... L'orifice auriculo-ventriculaire gauche est très rétréci, il reçoit à peine l'extrémité du petit doigt, la valvule mitrale est insuffisante. Cet auteur a publié dans le même journal (6 avril 1854) quatre observations *de souffle au second temps*, avec coïncidence d'un triple bruit. Dans un cas seulement l'autopsie a été faite et l'on a trouvé « un rétrécissement considérable de l'orifice auriculo-ventriculaire gauche avec la valvule correspondante insuffisante. »

J'ai recueilli, pendant le dernier semestre de la clinique, trois observations *de souffle au second temps;* dans deux cas l'autopsie a été faite et la lésion a été la même que celle rencontrée par les auteurs que nous venons de citer. Nous avons dans ce moment à l'hôpital deux malades qui présentent ce phénomène : une femme couchée au nº 17 de la salle Sainte-Madeleine et chez laquelle existe une coïncidence d'un triple bruit; l'autre est un homme au nº 23 de la salle Saint-Jean-de-Dieu.

Quelles interprétations l'auteur dont nous combattons les doctrines donne-t-il à ces faits? Voici ce que je trouve dans son mémoire : « *Le souffle au second temps ne peut indiquer qu'une insuffisance aortique, et jamais un rétrécissement de l'orifice auriculo-ventriculaire.* » Mais comme je viens de le dire, j'ai choisi des cas simples, dégagés de toutes complications. En effet, dans les observations que je viens de rapporter, il est noté avec soin « *que l'orifice aortique est libre, les valvules parfaitement conformées, elles retenaient l'eau versée par l'artère.* » Là point d'équivoque possible, aucun détail ne manque, quels paradoxes pourraient donc rattacher ce signe à une lésion autre que celle indiquée puisqu'elle est indépendante de toute autre? J'aurais pu citer encore bon nombre d'observations de souffle au second temps, mais j'ai tenu à ne rapporter que celles dégagées de toutes complications, et ne pouvant fournir prétexte aux arguties. J'ai pensé d'ailleurs qu'elles suffiraient pour répondre à une théorie de cabinet, et pour démontrer non-seulement que le souffle au second temps existe en tant que signe d'un rétrécissement de l'orifice auriculo-ventriculaire, mais encore qu'il n'est pas aussi rare que le pensent certains médecins.

Dans une récente discussion au sein de la société médicale des hôpitaux de Paris, le médecin dont nous venons de parler, pressé par l'évidence des faits, a reconnu cependant qu'il y avait quelquefois un souffle au second temps, se rattachant à un rétrécissement de l'orifice auriculo-ventriculaire, mais que ce fait exceptionnel est au moins aussi rare que celui d'une lésion cérébrale avec une paralysie du côté de l'hémisphère affecté. Cependant il ne dit pas quelle révolution dans les mouvements du cœur pourrait amener ce fait exceptionnel, au point de vue de sa théorie. Mais puisque, pour lui, le souffle au second temps est presque toujours le signe d'une insuffisance des valvules aortiques, voyons si son interprétation pathologique est conséquente avec ses principes physiologiques. Pour lui, le lecteur s'en souvient peut-être, pendant le second temps et tout le grand silence, le ventricule reste contracté. C'est pour cette raison, dit-il, qu'il ne peut recevoir aucune goutte de sang venant de l'oreillette, mais alors comment expliquer qu'une partie de la colonne sanguine puisse refluer de l'aorte dans le ventricule, puisqu'à ce moment-là sa cavité est complétement effacée. Je ne vois donc pas comment le sang ne pouvant arriver de l'oreillette refluerait de l'aorte, les valvules étant insuffisantes. Puisque, au point de vue de la théorie que nous avons combattue, la diastole est isochrone avec le premier bruit, celui-ci étant déterminé par le choc de la colonne sanguine lancée de l'oreillette dans le ventricule, l'insuffisance des valvules aortiques devrait être exprimée par un souffle coïncidant avec ce premier bruit, c'est-à-dire placé au premier temps, et non au second. J'ai vainement cherché dans le mémoire de cet auteur une tentative d'explication pour concilier ces deux points inconciliables. — J'ai lu et relu avec un soin extrême les observations de plusieurs médecins qui, pressés par le besoin de rattacher leurs noms à quelques découvertes relatives à la pathologie cardiaque, ont appelé *souffle présystolique* celui qui précède le premier bruit. M. Fauvel a publié, dans les *Archives générales de médecine de janvier* 1843, un mémoire dans lequel il s'efforce vainement d'établir une différence sérieuse entre le souffle au second temps et celui qu'il appelle, d'après un autre auteur, présystolique. Plusieurs de ses observations, qui manquent d'ailleurs de bien des détails nécessaires, me paraissent des exemples de souffles qui ont lieu pendant le grand silence, par conséquent, au second temps. Je ne m'explique donc pas pourquoi M. Fauvel le considère comme un souffle au premier temps, puisqu'il accepte la théorie que nous avons exposée sur les mouvements du cœur.

L'auteur d'un mémoire intitulé : *Des signes stéthoscopiques du rétrécissement de l'orifice auriculo-ventriculaire gauche du cœur, et spécialement du bruit de souffle au second temps*, cherchant à concilier toutes les théories, admet comme possible, sans l'expliquer bien entendu : 1° le souffle au premier temps ; 2° celui qu'il appelle aussi présystolique, et enfin le souffle au second temps en tant que signes se rapportant à la lésion qui nous occupe. Examinons quelles preuves il a citées pour prouver que le souffle au premier temps se rapporte au rétrécissement de l'orifice auriculo-ventriculaire. Ce sont d'abord les observations 65 et 133 du *Traité des maladies du cœur* de M. Bouillaud, 1re édition. Mais d'abord pour la première il n'y a pas de rétrécissement, puisqu'il est noté « que la circonférence de l'orifice auriculo-ventriculaire gauche est de 4 pouces 3 lignes, » moyenne que nous avons donnée en parlant des orifices du cœur. De plus « *l'origine de l'aorte est hérissée de lames jaunes, les unes calcaires, les autres cartilagineuses ;* dans ces points la membrane interne se rompt comme des coquilles d'œufs. Les lames calcaires atteignent la membrane interne dans toute son épaisseur. » Voilà donc une lésion qui explique suffisamment la production du bruit de souffle au premier temps. Je ferai la même remarque pour l'observation 133, puisque l'orifice auriculo-ventriculaire n'est pas rétréci sensiblement : « la circonférence est de 4 pouces..... L'aorte présente dans sa portion sous-sternale *de véritables ossifications.* Dans tout le reste de son étendue les parois de l'aorte sont incrustées de substance calcaire, cartilagineuse. » Voilà donc encore ici une cause manifeste de bruit de souffle au premier temps, puisque la colonne sanguine, à chaque systole ventriculaire, est chassée sur une surface présentant des aspérités, des rugosités, et de plus ce souffle ne peut être rattaché à un rétrécissement qui n'existe pas.

Quant à l'observation première du mémoire dont je viens de parler, on trouve bien noté en effet un souffle au premier temps, et à l'autopsie un rétrécissement de l'orifice auriculo-ventriculaire sans insuffisance de la valvule ; mais on ne dit rien de l'état de cette valvule, et j'ai peine à croire que le *rebord de l'orifice ayant subi la transformation cartilagineuse*, celle-ci ne présente pas sur les faces des aspérités, ou quelques végétations qui rendraient compte du bruit de souffle, comme il m'est arrivé de le constater plusieurs fois. Cette observation, qui peut être *remarquable par sa netteté*, ne l'est pas par des développements suffisants. Quand on veut faire passer dans l'esprit du lecteur des choses aussi contradictoires, qu'un souffle au premier temps comme signe d'un rétrécissement auriculo-ventriculaire, en acceptant la théorie que nous avons nous-même défendue sur les mouvements du cœur, il ne faut pas des observations rédigées en quelques lignes seulement, véritables armes à deux tranchants, avec lesquelles on peut aussi bien défendre que combattre.

Beaucoup de médecins considèrent le souffle au second temps comme assez rare, il est cependant plus fréquent qu'on ne pense. Dans bon nombre de cas où il est prolongé au point d'occuper tout le petit silence et de couvrir le second bruit, il paraît n'être qu'au premier temps seulement ; mais avec un peu plus d'attention on ne tarde pas à reconnaître qu'il est double, surtout quand les mouvements du cœur ont été ralentis avec la digitaline. Le souffle qui coïncide avec le premier temps, c'est-à-dire avec la systole ventriculaire, imite souvent le bruit que produit un jet de vapeur qui s'échappe par un orifice; il est plus rude que celui du second temps, généralement filé, étouffé, mais dans quelques cas aussi très prolongé, sans jamais acquérir le degré de force du précédent. Quand on applique l'oreille sur la région précordiale de notre malade couché au n° 23 de la salle Saint-Jean-de-Dieu, on entend un souffle rude, imitant le bruit de scie, occupant tout le petit silence en couvrant le second claquement et se terminant par une espèce d'aspiration ; il a son maximum d'intensité à la pointe du cœur ; à mesure que l'on se rapproche de la base, il diminue considérablement, et l'on retrouve distinctement les deux claquements valvulaires. On comprend facilement pourquoi le souffle du second temps n'a pas les mêmes caractères que celui du premier, sachant à quoi nous en tenir sur cette *prétendue* force de contraction des oreillettes (nous pensons qu'il faut cependant tenir compte de leurs contractions quand les parois sont hypertrophiées). Le souffle du second temps ressemble donc à une *aspiration* par rapport à l'autre que j'appellerai volontiers souffle *de contraction.*

Celui du premier temps se comprendra facilement si l'on se souvient que, dans l'immense majorité des cas, la valvule mitrale est insuffisante lorsque le rétrécissement est un peu prononcé. Je sais bien que celui qui a écrit que *le souffle au second temps ne peut indiquer qu'une insuffisance aortique et jamais un rétrécissement auriculo-ventriculaire*, gêné qu'il était par l'insuffisance de la valvule mitrale, n'a pas reculé devant un long paradoxe pour nier l'influence de cette altération sur le passage en retour d'une partie de la colonne sanguine à chaque systole ventriculaire. Mais puisque ces soupapes sont nécessaires pour clore les orifices, il est bien certain qu'une fois détruites, rien ne s'oppose à ce que le liquide reflue par cette ouverture béante. D'ailleurs, pourquoi ne se passerait-il pas à gauche ce qui se passe à droite, où il est facile de constater le *pouls veineux* à chaque systole ventriculaire lorsque la valvule tricuspide est insuffisante. Nous ne nions pas que dans quelques cas de rétrécissements extrêmes, il y ait seulement un souffle de *contraction*, mais alors il est dû à l'insuffisance de la valvule ; d'autres fois il manque complétement.

Nous avons déjà parlé d'un triple bruit et nous avons dit qu'il était le signe certain d'un rétrécissement ; cherchons maintenant à nous rendre compte de sa cause. Nous rappellerons en quelques mots que le premier bruit résulte de la tension des valvules auriculo-ventriculaires qui se redressent simultanément de façon à ne produire qu'un seul claquement ; le second est déterminé par le même mouvement des valvules sygmoïdes de l'aorte et de l'artère pulmonaire isochrone avec la diastole ventriculaire, et se relevant aussi au même moment pour ne former qu'un bruit. Lorsqu'un retard a lieu dans le jeu d'une des valvules, on entend donc trois bruits au lieu de deux ; mais de plus en déterminant celle des soupapes qui se redresse moins vite, il est possible de savoir si le rétrécissement porte sur l'orifice aortique ou sur l'orifice auriculo-ventriculaire. J'ai déjà parlé d'une malade couchée au n° 17 de la salle Sainte-Madeleine et chez laquelle on entend distinctement un souffle prolongé au second temps et coïncidant avec triple bruit imitant assez bien le rhythme du *battement de rappel*. En effet, le premier bruit est suivi de deux autres très rapprochés, le dernier est terminé par un souffle prolongé, mais fort lent. Que se passe-t-il ici? Le premier bruit est déterminé par le jeu de la valvule tricuspide, puis, au moment de la diastole, la colonne sanguine passant avec plus de lenteur par l'orifice auriculo-ventriculaire gauche rétréci, que par le droit, la dilatation des deux ventricules ne se fait pas synchroniquement et le redressement des valvules sygmoïdes de l'aorte est postérieur à celui des soupapes de l'artère pulmonaire; il y a donc deux bruits au lieu d'un seul.

Voyons maintenant ce qui se passe quand le rétrécissement porte sur l'orifice aortique. La colonne sanguine traverse lentement l'orifice rétréci à chaque systole ventriculaire, et celle du ventricule gauche se fait plus lentement qu'à droite, le redressement des valvules auriculo-ventriculaires n'a plus lieu simultanément; le dédoublement porte donc ici sur le premier bruit et rappelle assez exactement le rhythme de l'anapeste composé de deux brèves et d'une longue. Les observations 118 et 119 de l'ouvrage de M. Bouillaud sont des exemples du curieux phénomène que nous venons d'analyser. Un triple bruit étant donné il permettra donc non-seulement de reconnaître l'existence d'un rétrécissement, mais encore celui des deux orifices qui est malade. En effet, dans toutes les observations où il est noté que le dédoublement porte sur le second bruit on trouve un rétrécissement de l'orifice auriculo-ventriculaire, quand c'est le premier bruit la lésion siége à l'orifice aortique.

Lorsqu'il s'agit d'un rétrécissement dans ce dernier point, avec insuffisance des valvules, le maximum d'intensité du souffle a lieu à la base et diminue à mesure que l'on se rapproche de la pointe ; les choses se passent donc en sens inverse de celles que nous avons indiquées en décrivant les mêmes lésions de l'orifice auriculo-ventriculaire. Nous venons de voir que le souffle au second temps, dans cette dernière maladie, n'a jamais le degré de rudesse, le caractère de jet de vapeur et de bruit de râpe de celui du premier temps. Il n'en est plus de même quand il se rattache à une insuffisance des valvules sygmoïdes. Nous avons deux malades couchés aux n°s 20 et 24 de la salle Saint-Jean-de-Dieu, chez lesquels existe un double souffle ayant son maximum d'intensité à la base du cœur ; celui du second temps est plus rude, plus râpeux que le premier, il imite parfaitement le bruit de jet de vapeur dont il a déjà été question plus haut. Dans les insuffisances aortiques le pouls est presque toujours redoublé, et, dans quelques cas, il semble véritablement que le doigt sent deux pulsations se succédant fort rapidement. C'est là un phénomène très bien marqué chez un de nos malades couché au n° 24 de la salle des hommes.

Après tout ce que nous avons dit, est-il besoin d'ajouter que, pour nous, le diagnostic, loin de reposer tout entier sur l'existence seule d'un bruit de souffle dans la région précordiale, n'est que bien incomplet quand il n'est pas accompagné de tous les autres signes que nous avons indiqués relativement au pouls, et qui ne peuvent être négligés que par ceux qui n'en comprennent pas la valeur?

L'auteur d'un *Précis théorique et pratique des maladies du cœur*, ne tenant aucun compte du point exact où le souffle a son maximum d'intensité pour arriver au diagnostic différentiel du rétrécissement de l'orifice auriculo-ventriculaire et du sinus aortique, a imaginé une loi féconde en résultat, dit-il, et qu'il appelle loi de *dilatation a tergo*. Parti de ce principe, qu'un obstacle siégeant sur un point du canal circulatoire, une dilatation se produit en arrière, il considère l'hypertrophie du cœur comme se rattachant à cette cause seulement et devant indiquer le point où siége l'obstacle, suivant qu'elle portera sur le ventricule ou l'oreillette. Pour nous, tout en tenant compte de cette dilatation qui se produit en arrière d'un obstacle et que l'on retrouve dans tous les organes creux, tels que l'urètre, le rectum, l'œsophage, etc., nous chercherons à démontrer qu'elle n'est pas la cause unique de l'hypertrophie en faisant l'histoire de cette maladie. Mais, si cette *loi a tergo* avait la valeur que semble lui attacher son inventeur, une hypertrophie considérable du ventricule gauche ne devrait jamais se rencontrer que dans les cas de rétrécissements aortiques ; or, j'en appelle à l'étude clinique, confirme-t-elle cette induction ? Je conserve dans l'alcool un cœur d'un volume double de l'état normal, il pèse 515 grammes ; la lésion unique porte sur l'orifice auriculo-ventriculaire ; si nous avions voulu établir notre diagnostic en nous fondant sur la *loi a tergo*, nous aurions eu à le rectifier sur la *table de l'amphithéâtre*, ce qui semble être arrivé plus d'une fois à l'auteur, d'après cette phrase : « Le principe clinique peut donc trébucher, mais le principe anatomique est stable, à de très rares exceptions près, exceptions relatives aux cas où l'anévrisme actif est produit par d'autres causes que par l'obstacle valvulaire. » Pourquoi abandonner des signes d'une valeur réelle pour courir à la recherche de je ne sais quelle chimère ?

Signes généraux des rétrécissements d'un ou de plusieurs orifices du cœur.

Nous avons déjà vu que le pouls présente presque toujours de l'irrégularité, de l'intermittence. Souvent sa petitesse contraste avec la violence des battements du cœur ; en effet, l'énergie de ceux-ci ne peut mettre en mouvement qu'une très petite colonne de sang, à peine capable d'ébranler celle contenue dans le système artériel. Le pouls est habituellement dur, vibrant, et, dans quelques cas, il présente le frémissement particulier dont parle Corvisart et auquel il attache une importance extrême. Lorsque le rétrécissement est un peu considérable, la circulation veineuse est toujours entravée, les veines les plus rapprochées du cœur sont considérablement dilatées. Dans quelques cas, on observe du côté des veines jugulaires une pulsation isochrone avec la systole ventriculaire que l'on appelle pour cette raison *pouls veineux*, et que Lancisi regardait à tort comme un signe certain de l'hypertrophie du ventricule droit. Il s'observe toutes les fois que la valvule tricuspide est insuffisante d'une façon absolue ou relative, c'est-à-dire lorsqu'elle est déformée ou bien lorsque l'orifice est considérablement dilaté et qu'elle ne peut plus le fermer qu'incomplétement ; alors la colonne sanguine, à chaque contraction ventriculaire, au lieu de passer complétement par l'artère pulmonaire, reflue en partie vers l'oreillette et les veines qui s'y débouchent.

C'est à la gêne de la circulation veineuse qu'il faut rapporter cette teinte cyanosée du visage et principalement des lèvres, le *facies propria* de Corvisart, l'engorgement des principaux viscères, les poumons, le foie et l'encéphale, l'infiltration du tissu cellulaire. principalement des membres inférieurs, les hémorrhagies passives que nous avons eu soin de ne pas confondre avec les hémorrhagies actives. Lorsque le rétrécissement est médiocre seulement, les malades n'éprouvent pas une grande gêne de la respiration, surtout quand ils sont en repos ; mais à mesure que le mal fait des progrès, la dyspnée devient extrême, et quelques-uns ne peuvent supporter le décubitus horizontal.

Pour la péricardite et l'endocardite, nous avons déjà démontré que les signes physiques seuls pouvaient permettre d'établir le diagnostic sur une base solide, que sans eux toute pratique était chancelante, incertaine. Aujourd'hui, beaucoup de médecins, d'après les signes généraux que nous venons d'exposer, diagnostiquent une maladie organique du cœur alors qu'il s'agit souvent d'une autre lésion. Il n'y a pas bien longtemps que j'ai vu un malade infiltré de toutes parts que l'on traitait pour une hypertrophie du cœur, il n'y avait rien du côté de ce viscère ; le malade avait un épanchement pleurétique double complétement méconnu.

Les malheureux atteints d'un rétrécissement considérable des orifices du cœur succombent le plus souvent au milieu des tortures les plus cruelles, privés de sommeil et de repos, leur visage exprime une profonde terreur. M. Bouillaud a peint le sinistre tableau de leurs souffrances avec des couleurs telles que l'on croit lire quelques-unes des pages lugubres du Dante. « Qui pourrait tracer dans toute sa vérité le déchirant tableau du malheureux livré aux angoisses d'un rétrécissement extrême des orifices du cœur ? L'anxiété, la frayeur, le désespoir, se peignent dans tous ses traits ; ses yeux sont saillants, hagards, égarés ; ses sourcils se redressent, ses narines se dilatent, sa bouche s'ouvre comme pour exprimer instinctivement le besoin qu'il a de respirer et pour seconder les efforts qu'il fait pour assouvir cet impérieux besoin ; incapable de supporter la position horizontale, assis sur le bord de son lit, les membres inférieurs pendants, les membres supérieurs fixés sur la couche pour prêter un point d'appui aux muscles inspirateurs, le tronc fortement courbé en avant, il est dans un état de *jactitation* continuelle, cherche le frais, pousse des gémissements plaintifs, et, d'une voix expirante, entrecoupée, accuse souvent l'impuissance de la médecine, implore la mort, et se la donnerait quelquefois lui-même, si ses forces défaillantes et les circonstances où il se trouve le lui permettaient. Il ne goûte pas les douceurs du sommeil, ou s'il lui arrive de s'assoupir, il est tourmenté par des rêves pénibles ; il se réveille bientôt en sursaut.

« Dans quelques cas il épouve de courts instants de relâche, et dans cette sorte de trève vraiment délicieuse, il se berce de l'heureuse idée d'une guérison prochaine. Vain espoir, qu'une nouvelle attaque d'asthme ne tarde pas à dissiper ! Cependant, après des efforts dont l'instinct seul de la conservation est capable, les muscles de la respiration eux-mêmes tombent enfin dans l'épuisement où sont tous les autres. Le malade n'a plus la force de se soutenir; sa tête roule sur l'oreiller; son corps, obéissant à la pesanteur, tombe sur les parties les plus déclives du lit pour ne plus se relever. Un assoupissement sub-apoplectique, sorte de sommeil que la nature lui accorde à ses derniers moments, s'empare du malade; il ne reconnaît plus les personnes qui l'environnent; sa voix s'éteint, son haleine se refroidit, ses yeux se ternissent, son visage se décompose.... il expire.... Trop heureux si une mort soudaine lui eût épargné les longues douleurs que nous venons de décrire! »

DES CAUSES ET DU TRAITEMENT DE L'ENDOCARDITE.

Ce que nous avons à dire des causes de l'endocardite se rapporte presque complétement à ce que nous savons déjà au sujet de la péricardite. En effet, les causes prédisposantes et déterminantes sont exactement les mêmes; quant aux causes mécaniques et traumatiques, elles sont en dehors de notre sujet. Déjà en parlant de l'anatomie pathologique nous avons distingué deux séries d'endocardites, celles que nous avons appelées *typhoïdes* se développant pendant le cours des fièvres éruptives, des fièvres graves, et celles qui coïncident avec les maladies franchement inflammatoires telles que l'arthrite rhumatismale, la pneumonie, la pleurésie. Quand on analyse les faits avec soin, sous le point de vue de l'étiologie, ils se rangent aussi en deux catégories, mais nous nous occuperons principalement des causes qui se rattachent à l'endocardite franchement inflammatoire.

Quand on les recherche au lit du malade avec un esprit complétement dégagé de toute prévention, on ne tarde pas à reconnaître que la cause déterminante de l'endocardite est exactement la même que celle des maladies avec lesquelles elle coïncide, et je puis assurer que, pour ces dernières, il ne m'a jamais été possible d'en constater une autre que les brusques variations de température, surtout quand elles surviennent après de grands exercices qui ont mis le corps en transpiration. Il est extrêmement rare de voir une endocardite isolée, c'est-à-dire indépendante de l'une des maladies signalées plus haut. L'ouvrage de M. Bouillaud en contient trois exemples seulement, ce sont les observations 135, 136, 137 ; je n'ai vu pour mon compte qu'un seul fait analogue, il y a quatre ans, dans le service du professeur Fouquier. La fréquence de la coïncidence de l'endocardite avec l'arthrite rhumatismale est telle que M. Bouillaud a pu formuler la loi suivante : Dans le rhumatisme articulaire aigu généralisé, la coïncidence d'une endocardite est la *règle* dans les cas graves, la non-coïncidence est l'*exception*. Cette découverte, véritable révolution pour l'étiologie des maladies du cœur, ne manqua pas de susciter bien des objections :

les uns accusèrent son auteur d'exagération, les autres attribuèrent ce résultat à la constitution médicale.

Voici les conclusions des recherches statistiques contenues dans le traité du *Rhumatisme articulaire* publié en 1840 : « En additionnant tous les cas que nous venons de citer, nous obtenons un total de 330 cas, pour base de la loi de coïncidence entre le rhumatisme articulaire et l'inflammation du tissu séro-fibreux du cœur (endocardite et péricardite rhumatismales). Or, il me semble qu'une loi résultant d'une pareille masse de faits, recueillis dans l'espace de six à sept ans, n'a, malgré les assertions de certains auteurs, rien de *téméraire ni d'aventureux*.

Précisons toutefois davantage et les faits ci-dessus, et les résultats généraux ou les lois qui en dérivent.

Sur cent quatorze cas de rhumatisme articulaire aigu recueillis par nous avec les plus grands détails, dans un espace de six à sept ans, il y en a soixante-quatorze d'une grande intensité ou d'une intensité moyenne, et quarante de légers. Or, parmi les soixante-quatorze cas de la première catégorie, nous en comptons soixante-quatre dans lesquels s'est rencontrée la coïncidence *certaine* d'une endocardite ou d'une endo-péricardite (dans trois autres cas la coïncidence fut douteuse), tandis que, dans les quarante cas de la seconde catégorie, il n'en est qu'un dans lequel la coïncidence dont il s'agit a été constatée (1). » Ce passage est assez explicite pour que l'on n'accuse pas M. Bouillaud de voir de l'endocardite dans *tous les cas* d'arthrite rhumatismale, puisqu'il contient la contre-partie de la loi signalée plus haut ; en effet, sur quarante cas *aigus* de rhumatisme articulaire une seule fois la coïncidence a été notée, aussi a-t-il dit : Dans le rhumatisme articulaire aigu, léger, partiel, la *non-coïncidence* d'une endocardite ou d'une péricardite est la règle ; la coïncidence, l'exception. Mais la base de cette loi, qui portait à cette époque sur trois cents cas, porte aujourd'hui sur plusieurs milliers ; et les recherches faites depuis ont confirmé celles que nous venons d'indiquer. Nous ne pouvons donc pas accepter comme exact un résumé de M. Chomel (1834-1835), dans lequel il signale quarante-neuf cas de rhumatisme articulaire aigu dans lesquels on n'a remarqué aucune coïncidence de péricardite ni d'endocardite. Comme ces recherches se faisaient à la même époque que celles de M. Bouillaud, il me semble assez difficile d'attribuer ces dernières à l'influence d'une *constitution médicale*.

Il ne restera plus aucun doute dans l'esprit du lecteur, sur la fréquence de l'endocardite, quand nous

(1) M. Bouillaud a soin de faire remarquer que ne sont pas compris, dans cette somme de cas, ceux recueillis dans sa pratique privée.

aurons dit que, dans l'immense majorité des cas on remonte, pour les affections chroniques organiques du cœur, à l'étiologie que nous signalons. En effet, il n'est pas de jour où nous ne puissions saisir la filiation entre les premiers accidents du côté du cœur et ceux que nous constations alors, hypertrophie, dégénérescence des valvules, rétrécissements des orifices. Dans bon nombre de cas, des malades atteints d'affections chroniques organiques du cœur nous assuraient n'avoir jamais eu de pleuro-pneumonie, ni d'arthrite rhumatismale et, à l'autopsie, nous trouvions les signes évidents de l'une ou l'autre de ces maladies. Hier encore j'ai fait l'ouverture d'une femme atteinte d'un rétrécissement auriculo-ventriculaire avec déformation de la valvule et qui nous avait assuré n'avoir jamais eu ni de pleurésie, ni de rhumatisme ; j'ai constaté des adhérences anciennes de tout le côté gauche de la poitrine, et une adhérence générale du péricarde.

Quant au traitement de l'endocardite, il est en tout point semblable à celui que j'ai indiqué en détail au sujet de la péricardite : j'ajouterai seulement que pour la maladie qui nous occupe dans ce moment le traitement, tout en ne dépassant jamais ses limites, doit être poussé avec plus de vigueur et de persévérance que dans la péricardite, la gravité étant extrême dans les cas graves.

Quant à l'épaississement des valvules et de la

membrane interne du cœur, aux adhérences, aux rétrécissements des orifices, ces altérations ne sont pas susceptible de guérison radicale, mais il y a des moyens palliatifs qui, bien employés, peuvent rendre encore de grands services aux malades. Il nous est arrivé bien des fois avec quelques saignées bien employées à des intervalles assez rapprochés, mais non formulées comme elles le sont dans la période d'acuité, avec le repos, les préparations de digitale, de rendre aux malades le sommeil qu'ils avaient perdu depuis longtemps, et d'en soulager bon nombre qui semblaient voués à une mort prochaine.

HISTOIRE DE LA CARDITE.

Le tissu musculaire du cœur, uni par du tissu cellulaire très fin, est susceptible de s'enflammer de même que les autres éléments anatomiques de cet organe.

Cette inflammation a été indiquée plutôt que décrite par quelques auteurs antérieurs à Corvisart, mais c'est a lui que revient le mérite de l'avoir étudiée sous le nom de *carditis*. Il avait déjà fait la remarque que presque toujours cette maladie est accompagnée de péricardite, que l'inflammation sévit plutôt sur le tissu cellulaire que sur la fibre charnue elle-même, ce qui constitue un véritable phlegmon du cœur. « Peut-être même, dit-il, s'il fallait décider quel est celui de ces deux tissus qui se trouve le plus affecté, pourrais-je avancer que le tissu cellulaire est plus vivement et plus essentiellement lésé qu'aucun autre (1). »

Si l'on observe ce qui se passe dans l'inflammation de beaucoup d'autres organes, on verra que le tissu cellulaire est celui qui joue le rôle principal. Dans la pneumonie, par exemple, nous ne pensons pas que le travail phlegmasique soit exclusivement localisé dans le tissu cellulaire intervésiculaire, comme le veulent les uns, ou dans les vésicules pulmonaires, comme le soutiennent les autres, mais qu'il atteint tous les éléments du poumon. Cependant il est positif que le tissu cellulaire est principalement en jeu dans cette maladie, véritable phlegmon du poumon.

Les caractères anatomiques de la cardite présentent des différences suivant ses périodes et sa terminaison ; mais nous ferons remarquer que ceux du premier degré nous échappent presque toujours. Nous pouvons donc commencer l'étude des caractères anatomiques de cette maladie par la description du ramollissement et de la suppuration, qui sont deux modes

(1) Corvisart, ouv. cit., p. 244.

d'une même altération. Nous examinerons ensuite avec soin les raisons que l'on a présentées contre l'origine inflammatoire de cette lésion.

Pour le cœur comme pour le cerveau et le poumon, il existe deux variétés principales de ramollissement, l'un *rouge*, l'autre *blanc*.

Ramollissement rouge. Dans l'état normal, le tissu du cœur est doué d'une grande résistance. Dans la maladie qui nous occupe, au contraire, il a perdu sa fermeté, il est friable, se laisse facilement pénétrer par le doigt à la moindre pression. Les parois ventriculaires s'affaissent sur elles-mêmes. On voit quelquefois les faisceaux musculaires libres et détachés par suite de la destruction du tissu cellulaire qui les unissait. La substance musculaire est d'un rouge brunâtre ou violacé, et dans les interstices, au-dessous de la membrane séreuse qui le recouvre, on voit du sang altéré semblable à de la lie de vin; ce liquide est déjà un mélange de sang et de pus comme celui que l'on rencontre dans les phlegmons avant la période de suppuration.

Ramollissement blanc. Ici la coloration présente des différences notables avec celle que nous venons d'étudier. La rougeur est moins prononcée et quelquefois nulle; à la place du liquide brunâtre lie de vin que l'on rencontre, c'est du véritable pus. Cette lésion caractérise une période plus avancée de la maladie, elle correspond au ramollissement blanc de la pneumonie et de l'encéphalite.

Laënnec, qui a bien décrit d'ailleurs les caractères anatomiques du ramollissement, parle encore d'une autre coloration qu'il compare à la teinte jaunâtre des feuilles mortes les plus pâles, et qui nous semble rentrer dans le ramollissement blanc ou grisâtre dont nous venons de parler; il ne reconnaît pas à cette maladie une origine inflammatoire. « Il n'existe peut-être pas, dit-il, un seul exemple incontestable et bien décrit de l'inflammation générale du cœur, soit aiguë, soit chronique. La plupart des observations données sous ce nom par divers auteurs, et particulièrement celles que Corvisart a consignées dans son ouvrage, sont évidemment des péricardites dans lesquelles le cœur présentait l'espèce de décoloration qui accompagne souvent cette maladie et que nous décrirons en son lieu. Rien ne prouve que cette pâleur soit l'effet d'une inflammation, à moins que l'on ne veuille prendre le mot *inflammation* comme synonyme d'*altération* ou de *maladie*. L'inflammation augmente, en général, la rougeur et la densité de tous les tissus, et la décoloration dont il s'agit est ordinairement accompagnée d'un ramollissement notable du cœur. D'ailleurs, dans ces exemples, le péricarde était plein de pus, mais il n'y en avait pas un atome dans la substance propre du cœur, et la *présence du pus est le seul signe incontestable de l'inflammation*. La rougeur et l'injection même des capillaires sont des signes équivoques, puisqu'on peut les déterminer sur le cadavre (1). »

Nous ne pouvons examiner toutes les observations rapportées par Meckel, Storck, Fabrice de Hilden, elles manquent de détails suffisants, et les expressions vagues dont ils se servent de cœur *moitié détruit, moitié corrompu*, sont des armes à deux tranchants que nous ne voulons pas manier. Quant aux observations de *carditis* consignées par Corvisart, quoique bien laconiques, elles ne peuvent laisser de doute dans l'esprit. Il a en effet toujours rencontré cette maladie compliquée de péricardite; mais s'ensuit-il que ce soit elle seulement qui ait donné à la substance musculaire les caractères que nous avons notés plus haut? Il est vrai que, dans les observations 38 et 39, non-seulement le cœur était *mou* et *sans consistance*, mais le péricarde distendu par un liquide purulent: aussi les abandonnons-nous à Laënnec. Quant à l'observation 37, la coloration du cœur ne peut être due à cette cause: « Il est mou et flasque. Les parois charnues des ventricules et des oreillettes étaient pâles, jaunâtres; on aurait dit qu'une substance grasse s'était déposée entre les fibres charnues qui paraissaient écartées les unes des autres. On voyait à la surface de ces parois blanchâtres, ainsi que dans l'intérieur même de leur substance charnue, un réseau

(1) Laënnec, ouv. cit., t. III, p. 240.

vasculaire bien développé et très apparent. *En passant légèrement entre les doigts la substance charnue, on la réduisait facilement en une espèce de bouillie dont la couleur était pâle et terne* (1). » Une des raisons qui empêchent Laënnec de rattacher ce ramollissement à l'inflammation, c'est que, dit-il, celle-ci *augmente la rougeur et la densité.*

Si nous voulons nous guider par l'analogie, voyons ce qui se passe dans un phlegmon par exemple. Le sang vient affluer vers une partie, les vaisseaux sont engorgés, le tissu cellulaire infiltré de sang rouge, brun ou violet; peu à peu cet état se dissipe à mesure que le pus remplace le sang. Pour le cœur, nous avons dit que le ramollissement n'était pas un caractère anatomique propre à la première période, période de *turgescence inflammatoire* pendant laquelle, s'il était susceptible d'être exploré, on le trouverait durci; c'est aussi ce que l'on trouve pour le phlegmon avant que le pus soit réuni en foyer. Dans l'inflammation du foie, du poumon, on observe le même ramollissement que dans la cardite. Le tissu du foie se laisse pénétrer facilement par le doigt et déchirer par le moindre effort; celui du poumon est rempli d'un sang brunâtre, et se laisse aussi facilement pénétrer par le doigt, ce que l'on ne peut faire quand son parenchyme est sain. Il y a quelques années,

(1) Corvisart, ouv. cit., page 245.

nous avons eu l'occasion de faire l'autopsie d'un homme mort d'un phlegmon développé dans les muscles psoas et iliaque droits; le tissu musculaire était d'un brun violet, réduit en une pulpe sans cohésion. Si nous passions successivement en revue les autres organes envahis par l'inflammation, nous verrions qu'à une certaine période ils ont perdu leur force de cohésion, c'est-à-dire qu'ils sont ramollis. On peut donc considérer comme *une loi* que toute inflammation aiguë détruit la force de cohésion des tissus qu'elle envahit. Laënnec semble croire que *densité* et *ramollissement* sont deux états incompatibles, il n'en est rien. Dans la pneumonie, par exemple, la *densité* du poumon est augmentée, ce qui n'empêche pas son tissu d'être ramolli.

Nous ne pouvons accepter avec Laënnec que *la présence du pus* soit le seul signe incontestable d'un travail inflammatoire. Dans bon nombre de cas où ce liquide manque, il y a des signes évidents d'inflammation. Est-ce que les caractères anatomiques de l'érysipèle, de la pleurésie, de l'endocardite, de la péricardite se révèlent toujours à nous par la présence du pus? Non, sans doute. En parlant de l'une de ces maladies, nous avons dit dans quels cas la rougeur pouvait être considérée comme inflammatoire, nous n'y reviendrons pas ici.

Nous croyons donc avoir démontré que le ramollissement peut être une suite de l'inflammation, mais nous n'avons jamais pensé que dans tous les cas il doit être rattaché à celle-ci. Dans la fièvre typhoïde, le typhus, la fièvre jaune, la peste, il n'est pas rare de rencontrer le cœur flasque, d'une teinte brune, noirâtre, des gaz dans ses cavités. Ici la méprise n'est pas possible, personne n'ira rattacher cette lésion à un travail inflammatoire. Il nous est arrivé de voir les artères coronaires former autour du cœur une branche de corail et la substance musculaire considérablement ramollie ; dans ce cas, ce n'est pas à l'inflammation qu'il faudra rattacher cette diminution de consistance du tissu. Enfin, il est quelquefois prudent de rester dans le doute. Il ne s'agit donc pas de savoir si tout ramollissement est inflammatoire, la question est celle-ci : l'inflammation de la substance musculaire du cœur peut-elle se terminer par ramollissement?

Arrivons maintenant à la suppuration de cet organe. Quelquefois le tissu musculaire est infiltré de pus. La 48e observation du *Traité des maladies du cœur*, de M. Bouillaud, empruntée à Latham, est un exemple de cette suppuration diffuse ; quand on incisait les ventricules, on voyait sourdre d'innombrables gouttelettes de pus à travers les fibres musculaires. Laënnec raconte qu'il a trouvé chez un homme né dans l'opulence et mort à la Charité par suite de malheurs *du pus concret*, c'est-à-dire une exsudation albumineuse de la consistance du blanc d'œuf cuit et de couleur du pus, interposé entre les faisceaux charnus du ventricule gauche. On le trouve plus souvent encore réuni en foyers qui constituent les abcès du cœur.

Senac en parle longuement dans son ouvrage, mais il faut convenir que la description laisse bien à désirer. « Quoique les observateurs aient vu rarement des inflammations du cœur, peut-on douter qu'elles ne soient pas plus fréquentes que ne l'ont cru beaucoup d'écrivains, puisque l'on a trouvé *si souvent des abcès dans ce viscère*..... Mais s'il y a des abcès qui soient formés dans le cœur par de grandes inflammations, il faut avouer que très souvent, et même la plupart du temps, ils sont la suite d'une inflammation peu sensible. « Plus loin, Senac cherche à préciser le lieu d'élection de ces foyers. « Y a-t-il dans le cœur des parties qui soient plus sujettes que d'autres aux abcès et aux ulcères?..... Une partie qui paraît dans le cœur fort sujette à ces abcès, c'est la base de cet organe..... La partie interne du cœur ne doit pas être exempte des suppurations et des ulcères. A ne consulter même que sa structure, il semble que c'est dans les cavités, c'est-à-dire dans les ventricules, que ces maladies doivent arriver, plutôt que dans le reste de la substance qui forme cet organe..... Benivenius rapporte qu'il a vu dans le cœur d'un voleur un abcès qui s'était formé sur la surface du ventricule gauche. Du Laurens trouva de même un abcès dans la cavité du même ventricule qui était rempli d'une humeur fétide (1). »

Laënnec, tout en convenant que les abcès du cœur soient beaucoup plus communs que les inflammations, ne paraît pas les avoir vus souvent. « Bonnet, dit-il, a réuni dans son *Sepulcretum* un assez grand nombre de cas semblables (d'abcès dans l'épaisseur des parois du cœur). Je n'ai observé cette affection qu'une seule fois. L'abcès situé dans l'épaisseur des parois du ventricule gauche près de sa base aurait pu contenir tout au plus une aveline ; il y avait en même temps péricardite chez ce sujet, qui était un enfant d'environ douze ans (2). » Les observations 47 et 49 de l'ouvrage de M. Bouillaud sont des exemples d'abcès développés, l'un dans l'épaisseur d'un pilier de la valvule mitrale, l'autre dans le tissu charnu du cœur, et enveloppés dans un kyste assez consistant.

C'est donc dans le tissu musculaire du cœur et surtout dans le ventricule gauche que se développent principalement les abcès, ainsi que l'avait déjà supposé Senac. Leur étendue est variable et tantôt la collection purulente est libre au milieu de la substance charnue, tantôt, comme dans le cas que nous venons de rapporter, enveloppée dans une membrane de nouvelle formation, ce qui constitue un abcès enkysté.

(1) Senac, ouv. cit., tome II, pages 382, 385, 386, 387.
(2) Laënnec, ouv. cit., tome III, pag. 241.

Après avoir été emprisonné pendant un temps plus ou moins long dans l'épaisseur des parois cardiaques, un abcès peut se faire jour, soit à l'intérieur, soit à l'extérieur du cœur. Dans le premier cas, la matière purulente vient se mêler au sang ; dans le second, plutôt admis que démontré par l'anatomie pathologique, il se formerait dans le sac péricardique un épanchement purulent. On comprend facilement que si un abcès venait à s'ouvrir en même temps à l'intérieur et à l'extérieur, c'est-à-dire s'il amenait une perforation, elle serait suivie d'une mort rapide. Arrivons maintenant à l'étude des ulcérations du cœur, soit simples, soit suivies d'un kyste anévrismal, ou de rupture d'une ou plusieurs de ses cloisons.

Senac cite quelques auteurs qui ont observé des ulcérations. « La partie interne du cœur, dit-il, ne doit pas être exempte de suppuration et d'ulcères. Un homme qui fut tué avait, suivant Mekereu, un ulcère profond vers l'oreillette droite..... Suivant le témoignage de Trincavel, on découvrit un ulcère sous l'une des oreillettes, dans le corps d'un homme qui avait langui longtemps..... Lazare Rivière raconte que le cœur d'une fille était ulcéré dans la partie interne, et ses fibres déchirées (1). » Corvisart cite des observations d'ulcères, empruntées à Fernel, Marchettis et Morgagni, mais il n'en donne pas une seule de lui.

(1) Senac, ouv. cit., tome II, page 387.

Laënnec ne consacre au sujet qui nous occupe que peu de lignes ; il dit qu'il existe plusieurs observations incontestables d'ulcérations, qu'il est difficile de concevoir sans celle des tissus subjacents. En effet, les érosions de l'endocarde précèdent presque toujours les ulcérations du tissu musculaire ; celles-ci varient en nombre, en profondeur ; elles peuvent se rencontrer sur toute la surface du cœur, mais, comme les abcès, elles sont plus communes dans le ventricule gauche. Ces érosions de la membrane interne du cœur s'observent à la suite d'endocardites prolongées, et ressemblent assez à celles que l'on voit sur le col de l'utérus. Si ce travail de destruction se bornait à la membrane interne ou externe du cœur, il n'y aurait pas à redouter de graves accidents ; mais il n'en est pas ainsi, il amène fréquemment des perforations qui font communiquer entre elles les cavités, ou des ruptures de l'une d'elles suivies de mort subite. Ces ulcérations se terminent, dans d'autres cas, par la formation d'un kyste anévrismal. Senac rapporte une observation de destruction si complète d'une grande partie du cœur, qu'elle mérite d'être textuellement décrite ; il a vu, dit-il, le malade, mais il n'a pu assister à l'autopsie. « ..... Après qu'on eut enlevé le sternum, on trouva une masse de la grosseur d'une bouteille ; sa surface était inégale, écailleuse, friable ; les parois étaient formées de diverses couches qu'on pouvait lever facilement ; les dernières avaient plus de consistance que les autres; ces diverses couches formaient une cavité dont la surface était lisse et polie: cette cavité était presque vide, il n'y avait que très peu de sang et une masse informe qui avait la figure d'une langue: c'était un reste du cœur qui avait été presque entièrement consumé. On leva le corps, qui se détacha, pour ainsi dire, de lui-même; on trouva dans l'intérieur quelque vestige du ventricule gauche; le total de cette masse avait trois travers de doigt de longueur, un pouce d'épaisseur dans un endroit; la partie supérieure n'avait pas plus d'une ligne. *La base du cœur, les oreillettes, tout le ventricule droit, presque tout le gauche, la cloison mitoyenne, l'artère du poumon et les veines, le tronc de la veine cave et celui de l'aorte, toutes ces parties étaient entièrement détruites et rongées.* Dans la grande cavité formée, comme nous l'avons dit, par des couches écailleuses, il y avait cinq ouvertures qui étaient les embouchures des vaisseaux; il y en avait trois qui étaient remplies par des concrétions polypeuses; les concrétions se prolongeaient dans la grande cavité dont nous venons de parler (1). » J'ai voulu, malgré l'obscurité de certains termes, citer ce passage tout au long. Dans les mémoires de l'Académie des sciences pour l'année 1732, Morand a consigné aussi quelques observations de rupture du cœur.

(1) Senac, ouv. cit., tome II, page 390.

Les observations rapportées par Corvisart sont au nombre de cinq; les trois premières sont des exemples de rupture des parois du ventricule gauche, les deux autres de l'un des piliers de la valvule mitrale.

M. Rostan a consigné dans le *Nouveau Journal de médecine* de 1820 cinq observations de rupture du cœur; toutes affectaient le ventricule gauche, et le péricarde était rempli par le sang épanché. Dans les trois premières, l'ouverture avait lieu à la pointe : « Cette solution de continuité ressemblait parfaitement à l'éraillement qu'on produit en distendant fortement un tissu de lin, de laine ou de soie; quelques fibres s'attachaient encore à l'un et à l'autre côté de la fissure. » Parmi les observations relatées dans le *Traité des maladies du cœur*, la perforation affectait ou l'oreillette, ou la cloison interventriculaire, ou le centre d'une valvule; enfin, dans la cinquante-quatrième, les quatre cavités communiquaient entre elles.

Dans son *Traité de l'anatomie pathologique du corps humain*, M. le professeur Cruveilhier a rapporté plusieurs exemples d'apoplexie du cœur qui n'a été observée jusqu'à présent que dans les parois du ventricule gauche. Elle donne lieu, comme celle de tous les autres muscles, à la formation de foyers sanguins dont les parois sont formées par les fibres musculaires; on comprend que cette lésion doit entraîner dans quelques cas une rupture du cœur.

L'ulcération de la séreuse n'amène pas nécessairement la rupture de cet organe; elle peut se terminer par la formation d'un kyste anévrismal. Breschet a publié dans le tome III du *Répertoire d'anatomie et de physiologie pour* 1827 un savant mémoire sur cette lésion. Il rapporte dix observations empruntées à différents auteurs, Walder le père, Mathieu Baillie, Corvisart, Bérard, Dance, M. Cruveilhier; enfin, celle du tragédien Talma lui est propre. Il a fait représenter la figure de cette dernière; le kyste a le volume d'un gros œuf et siége tout-à-fait à la pointe du cœur. La communication du ventricule et de la poche anévrismatique était établie au travers d'une virole cartilagineuse épaisse de deux lignes et demie; à partir du milieu de sa paroi, cette virole s'amincissait insensiblement et finissait par dégénérer en une membrane qui, confondue avec les feuillets du péricarde, constituait la poche anévrismale, laquelle, disséquée avec soin, était formée par les deux feuillets du péricarde. Elle était remplie par une substance d'un rouge pâle disposée par couches concentriques. Les observations 59 et 60 du *Traité des maladies du cœur* de M. Bouillaud sont relatives à des tumeurs anévrismales; elles avaient leur siége dans le ventricule gauche et l'une d'elles avait un volume presque égal à celui de deux ventricules réunis.

Il n'y a pas de différence entre le mode de formation d'un kyste anévrismal consécutif à une ulcération de la membrane interne du cœur et celui des artères. La disposition des couches concentriques du caillot est la même. Enfin, presque toujours cette tumeur anévrismale a contracté des adhérences avec le feuillet pariétal du péricarde, circonstance heureuse qui prévient la rupture. C'est une adhérence semblable avec la plèvre qui prévient de graves désordres dans certaines excavations tuberculeuses.

Nous n'avons presque rien à dire du diagnostic de la *cardite*. Corvisart et Laënnec avouent le manque de signes propres à la faire reconnaître. Nous ne l'avons jamais rencontrée sans complication de péricardite ou d'endocardite, et nous ne connaissons pas de signes propres qui la caractérisent. La même obscurité règne pour les abcès et les ulcères du cœur; quand ils ont amené une perforation qui fait communiquer entre elles les cavités du cœur, la mort n'est pas le résultat immédiat de cette lésion, et quelquefois même elle n'entraîne pas de graves désordres. Les tumeurs anévrismales du cœur sont loin d'être mieux connues sous le point de vue de leur diagnostic; chez quelques malades elles n'ont pas même été soupçonnées; Talma est mort d'un rétrécissement du rectum, et personne ne supposait la lésion que l'on a rencontrée au cœur.

On comprend aisément que là où le diagnostic est douteux, le traitement ne peut être établi sur quelque base solide; il se confond avec celui de la péricardite et de l'endocardite, compagnes constantes de la cardite.

HISTOIRE DE L'HYPERTROPHIE DU TISSU MUSCULAIRE DU CŒUR.

SES CARACTÈRES ANATOMIQUES.

En parlant de la péricardite et de l'endocardite, nous nous sommes occupés de l'épaississement hypertrophique des tissus séreux du cœur, nous n'aurons donc ici à étudier que l'hypertrophie du tissu musculaire de cet organe.

Tous les auteurs du siècle dernier et du commencement de celui-ci, Lancisi, Albertini, Valsava, Sénac, Morgagni, Corvisart, dans la description qu'ils ont donnée de l'augmentation de volume du cœur sous le nom de *dilatation* et *d'anévrisme*, ont confondu l'épaississement des parois de cet organe avec la dilatation de ses cavités, subordonnant le premier état au second.

Sénac, dans plusieurs endroits de son ouvrage, au chapitre huitième intitulé : *Volume du cœur augmenté ou diminué*, parle du volume *extraordinaire du cœur, plus gros quelquefois*, dit-il, *que celui d'un bœuf;* mais il se sert indifféremment du mot *dilatation* ou *augmentation de volume.* Morgagni fait la même confusion, quoiqu'il ait rapporté dans sa dix-septième lettre un exemple qui ne laisse aucun doute dans l'esprit sur l'existence d'un épaississement des parois du ventricule droit sans dilatation de sa cavité. « Ventriculus dexter caveam quidem secundum naturam, *sed crassissimas parietes habebat.* »

Corvisart, qui a laissé loin derrière lui ses devanciers pour la description des lésions anatomiques du cœur et de quelques-uns de leurs signes, a établi deux formes d'*anévrismes* sans distinguer l'épaississement des parois de la dilatation des cavités : « On doit, dit-il, reconnaître deux espèces de dilatations du cœur, l'une active, l'autre passive..... Dans la première espèce (la dilatation active), le cœur est dilaté, les parois épaissies, la force de son action augmentée. Dans la seconde (la dilatation passive), il y a aussi dilatation, mais avec amincissement des parois et diminution de force dans l'action de l'organe (1). » Quelques lignes plus bas, il avoue l'inexactitude de l'expression dont il se sert pour désigner la lésion qu'il décrit, et il reconnaît la différence qui existe entre l'épaississement des parois du cœur et l'anévrisme des artères aorte, crurale, popli-

(1) Corvisart, ouv. cit., p. 66.

tée, etc. Corvisart, comme Sénac et Morgagni, ne décrit que les anévrismes actifs, c'est-à-dire avec dilatation, quoiqu'il ait noté aussi dans l'observation 46e de son ouvrage un cas se rapprochant assez de celui de Morgagni, avec cette différence seulement que la lésion portait ici sur le ventricule gauche. « L'oreillette droite du cœur, dit-il, était sensiblement dilatée et gorgée de sang; le ventricule droit était plus petit que dans l'état naturel; *le gauche, sans être dilaté, offrait des parois beaucoup plus épaisses et bien plus fortes qu'elles ne le sont ordinairement* (1). » Corvisart renverse donc d'une main ce qu'il établit de l'autre, puisqu'il donne un exemple bien positif d'un épaississement des parois ventriculaires sans dilatation de sa cavité correspondante après avoir considéré la *dilatation* et l'*épaississement* comme compagnes inséparables, celle-ci comme subordonnée à celle-là.

Legallois, dont les travaux ont éclairé plusieurs points relatifs à la physiologie et à la pathologie du cœur, trouvant que le mot *anévrisme*, pour désigner son augmentation de volume, donnait une fausse idée de cette lésion, proposa celui d'*hypertrophie*, expression plus exacte et plus scientifique, aujourd'hui généralement acceptée. Toutefois, il faut arriver à Laënnec et à Bertin pour voir une distinction éta-

(1) Corvisart, ouv. cit., page 335.

blie entre les différentes espèces d'hypertrophies.

Voici comment le premier de ces auteurs commence le chapitre qu'il a consacré à la maladie qui nous occupe : « J'entends par hypertrophie, ou accroissement de nutrition du cœur, l'augmentation d'épaisseur de sa substance musculaire, et, par conséquent, des parois de ses ventricules, *sans que d'ailleurs ses cavités soient augmentées dans la même proportion.* Le plus souvent elles perdent notablement de leur capacité primitive (1). »

En 1811, Bertin présenta à l'Académie des sciences un mémoire dans lequel il établit trois formes principales d'hypertrophies. La première est celle où les cavités du cœur conservent leur capacité normale, les parois sont plus ou moins épaissies : c'est l'hypertrophie simple. La seconde est celle qui correspond à l'anévrisme actif de Corvisart, c'est-à-dire l'épaississement des parois coïncidant avec la dilatation des cavités : c'est l'hypertrophie excentrique. La troisième est enfin opposée à la précédente, c'est celle où l'on rencontre un épaississement des parois en même temps qu'une diminution notable de la capacité des cavités : c'est l'hypertrophie concentrique ou centripète.

M. le professeur Cruveilhier n'accepte ni la première ni la dernière de ces formes; pour lui donc il n'y

(1) Laënnec, ouv. cit., tom. III, pag. 176.

aurait qu'un seul état hypertrophique du cœur, celui désigné par Corvisart sous le nom d'*anévrisme actif*.

« L'hypertrophie pure et simple, dit le savant professeur, mérite-t-elle une place parmi les maladies de cet organe? Cette question paraîtra rétrograde, et cependant plus j'étudie les maladies du cœur, plus je reste convaincu que l'hypertrophie du cœur, lorsqu'elle ne dépasse pas certaines limites, lorsqu'elle est exempte soit de dilatation notable des cavités, soit de rétrécissement dans les orifices du cœur, n'est pas, en général, une maladie, et se concilie le plus habituellement avec l'exercice régulier de toutes les fonctions (1). »

L'expression dont se sert M. Cruveilhier, *hypertrophie qui ne dépasse pas certaines limites*, est assez vague, elle tient peut-être à l'impossibilité où il se trouve de déterminer la limite qui sépare l'état normal de l'état hypertrophique du cœur. Sans doute, on ne peut pas considérer comme maladie une légère augmentation de volume du cœur, pas plus que chez un danseur ou un forgeron le développement des muscles jumeaux chez le premier, des deltoïdes chez le second, ne constitue une hypertrophie. Mais nous ne saurions admettre que le cœur hypertrophié dans des proportions telles qu'il dépasse sensiblement sa moyenne, même avec ses cavités normales et sans

(1) Cruveiller, *Dict. de méd. et de chir. pratiques*, article *hypertrophie*, tome X, page 223.

rétrécissement des orifices, ni lésion des valvules, *se concilie le plus habituellement avec l'exercice régulier de toutes les fonctions.* Il y a peu de jours, j'ai fait l'autopsie d'un malade, et voici les particularités trouvées du côté du cœur dont nous avions constaté les signes physiques pendant la vie. Cet organe dépouillé de ses vaisseaux pesait 452 grammes au lieu de 262, l'épaisseur du ventricule gauche était de 26 millimètres au lieu de 16, les valvules bien conformées et suffisantes, les orifices complétement libres. Voilà donc un exemple d'hypertrophie simple qui, certes, mérite une place parmi les maladies de cet organe. Elle ne se conciliait pas avec l'exercice régulier de toutes les fonctions.

Dans les trois observations d'hypertrophies simples du ventricule gauche rapportées par Bertin, les malades ont succombé à une apoplexie cérébrale dont la cause formelle a été certainement la lésion du cœur.

Legallois a consigné dans le tome Ier des *Bulletins de la Faculté de médecine de Paris* une observation ayant pour titre : Maladie du cœur par hypersarcose ou par excès de la substance musculaire de ce viscère, *cause présumée d'une apoplexie foudroyante*, qui a terminé les jours de la malade. Il est dit que le volume du cœur et l'épaisseur de ses parois étaient extraordinaires ; il pesait 1 livre 1/4. Tout le volume était dû au ventricule gauche, et sa capacité n'était pas plus grande qu'à l'état normal.

Il y a quelques années, nous avons fait l'autopsie d'une femme ayant succombé à la même maladie et atteinte aussi d'une hypertrophie simple du ventricule gauche, sans lésions des orifices ni des valvules. Dans nos généralités sur les maladies du cœur, nous avons déjà démontré l'influence de l'hypertrophie du ventricule gauche sur le développement des hémorrhagies cérébrales. Or, un organe ayant suffisamment dépassé ses limites normales pour déterminer si souvent une semblable lésion ne peut pas être regardé comme devant se concilier avec toutes les fonctions, puisque l'un des organes les plus importants est si violemment lésé.

L'auteur que nous venons de citer s'exprime ainsi à l'occasion de l'hypertrophie concentrique : « Les faits que j'ai eu l'occasion d'observer ne me permettent pas d'admettre l'hypertrophie concentrique : L'effacement de la cavité, l'épaisseur des parois proportionnellement plus considérables me paraissent le résultat du genre de mort. Le cœur de tous les suppliciés que j'ai eu occasion d'examiner m'a offert ce double phénomène au plus haut degré. Les parois ventriculaires se touchaient dans tous leurs points. J'ai fait les mêmes observations chez les individus qui ont succombé à une mort violente. Les cœurs hypertrophiés des auteurs que je viens de citer (MM. Bertin et Bouillaud) me paraissent des cœurs plus ou moins hypertrophiés que la mort a surpris dans toute leur énergie de contractilité. On peut d'ailleurs s'en convaincre en voyant la facilité avec laquelle ces ventricules sans cavité proprement dite se laissent dilater par l'introduction d'un ou de plusieurs doigts (1). » Je ne puis accepter l'explication que donne M. Cruveilhier de l'effacement de la cavité dans cette forme de l'hypertrophie. Les observations de Bertin, et surtout la cent quarante-neuvième du *Traité des maladies du cœur* de M. Bouillaud, plus détaillées que les premières, me semblent répondre aux objections qu'il fait. Nulle part il n'est dit que les malades aient succombé à une mort violente, et d'ailleurs comment attribuer à celle-ci l'épaisseur considérable des parois du ventricule gauche qui avait 28 millimètres au lieu de 15 ou 16 ? Je conserve dans l'alcool plusieurs cœurs présentant cette forme d'hypertrophie du ventricule gauche (hypertrophie concentrique), et les malades n'ont pas succombé à une mort violente. Avant d'ouvrir complétement le ventricule, j'ai cherché à le dilater avec l'indicateur et le médius sans y réussir. Dans l'observation de M. Bouillaud, l'hypertrophie était assez considérable, puisque les battements du cœur se voyaient à un pouce plus bas qu'à l'état normal, et que cet organe pesait 388 gr. au lieu de 260 à 270. J'ai trouvé il y a quelque temps encore un cœur pré-

(1) Cruveilhier, ouv. cit., p. 224.

sentant cette forme d'hypertrophie, il pesait 472 grammes; si donc la cavité du ventricule gauche avait eu sa capacité normale ou, mieux encore, si elle avait été agrandie, on aurait trouvé le pouls *large et développé*, puisqu'il n'y avait aucune lésion du côté des orifices ni des valvules; il est noté, au contraire, que le *pouls était petit et vibrant.* En 1850, j'ai disséqué à l'école pratique le corps d'un supplicié. Le cœur a été examiné avec soin et je n'ai pas vu que les parois ventriculaires fussent sensiblement épaissies.

L'auteur d'un *Précis théorique et pratique des maladies du cœur* publié en 1851, sans nier absolument l'existence de l'hypertrophie concentrique, déclare ne l'avoir jamais rencontrée à l'état manifeste. Il rapporte cependant trois observations de cette forme de la maladie, mais il faut ajouter que l'insuffisance des détails est telle qu'il est impossible de rien conclure de rigoureux. C'est au point de vue de l'étiologie surtout que l'auteur se flatte d'avoir jeté quelques lumières sur la question. Pour lui, l'hypertrophie concentrique s'observe dans les cas où la quantité de sang qui traverse une cavité ventriculaire se trouve diminuée par une cause quelconque. On l'observe, dit-il, dans les cas : 1° d'obstacles aux orifices ventriculaires; 2° dans les obstructions pulmonaires; 3° dans les grandes hémorrhagies; 4° chez les individus anémies par le fait de maladies longues ou de maladies organiques (tubercules, cancer, etc.). Tout cela paraît à l'auteur clair, logique, rationnel, conforme à tous les principes et à tous les faits. Laissons de côté la théorie et voyons si les faits se prêtent à l'interprétation qu'on leur donne.

Dans les observations de Bertin sur l'hypertrophie concentrique du ventricule gauche, dans celles de M. Bouillaud, dans les nôtres, dans la troisième de l'auteur dont nous parlons, il n'y avait ni rétrécissement des orifices ni insuffisance des valvules. Mais, dira-t-on, « asthme avec bronchite chronique (1), râles pulmonaires, voilà bien des causes qui diminuent la quantité de sang rendu dans le ventricule gauche. » Si l'obstacle existant dans les poumons pouvait faire contracter le cœur en diminuant la quantité de sang qu'il reçoit, on devrait fréquemment rencontrer cette lésion chez ceux qui succombent à une pneumonie double, à une infiltration tuberculeuse des poumons, à une bronchite générale ; or, il n'en est rien, du moins à Paris ; je ne sais si les choses se passent autrement sur les bords du Rhin. Chez les malades emportés par une lésion organique et qui sont jetés dans le dernier état de marasme, presque exsangues, le cœur est mou, flasque, mais on n'observe pas cette rétraction des ventricules qui, d'ailleurs, sans l'hypertrophie des parois, ne constituerait

(1) Que signifie le mot asthme ? c'est un symptôme et non une maladie.

pas la lésion qui nous occupe en ce moment. L'auteur de cette théorie *si peu claire, si peu conforme à tous les principes et à tous les faits*, se console facilement de ne pas la voir acceptée ; c'est l'effet, dit-il, de l'*éblouissement* que produit l'énoncé d'une vérité palpable lorsqu'elle heurte nos préjugés. Ne pourrait-on pas ajouter : et surtout l'énoncé d'une théorie qui veut plier les faits au profit d'une idée préconçue ?

Les trois formes d'hypertrophies ne sont pas toutes aussi fréquentes. L'hypertrophie simple ne se rencontre pas très souvent, surtout dans le ventricule droit ; l'ouvrage de Bertin en contient une seule observation et trois pour le ventricule gauche. Morgagni, Corvisart, Legallois, en ont donné chacun une pour ce dernier.

La seconde forme, l'hypertrophie excentrique (anévrisme actif de Corvisart) est la plus commune de toutes.

Enfin, l'hypertrophie concentrique ou centripète est moins commune que les précédentes, mais moins rare que la première. Ce n'est pas par distraction, comme le pense l'auteur dont nous parlions tout à l'heure, que M. Bouillaud a dit qu'elle se rencontrait plus fréquemment dans le ventricule droit que dans le gauche. Cette assertion lui paraît difficile à comprendre, parce que sa théorie n'est plus d'accord avec les faits. Les observations particulières ne doivent pas se plier à l'exigence des théories, celles-ci, au contraire, sont faites par les observations particulières et pour elles.

L'ouvrage de M. Bouillaud contient treize cas d'hypertrophies concentriques, dont huit sont relatifs au ventricule droit et cinq seulement au ventricule gauche. Pour les premiers il y avait communication entre les cavités droites et gauches, et la paroi ventriculaire droite dans l'observation 126e avait atteint 37 millimètres d'épaisseur et 28 seulement dans les cas relatifs au ventricule gauche. L'hypertrophie paraît tellement incompatible avec l'organisation du ventricule droit, que Corvisart, pour l'expliquer, avait imaginé une sorte de transposition des ventricules. Mais ce n'est pas résoudre une difficulté que de créer une hypothèse. Voici l'explication qui semble le mieux rendre compte des faits à M. Bouillaud. L'hypertrophie du ventricule droit, dit-il, s'opère par le même mécanisme que celle du ventricule gauche. Si elle est rare, cela tient à la nature du sang qui circule dans ses deux cavités. Que l'on suppose un moment la présence du sang artériel dans la cavité du ventricule droit, on le conçoit aussi facile à s'hypertrophier que le gauche. Or, c'est ce qui arrive dans les cas où les cavités gauches communiquent avec les droites, soit au moyen du trou de Botal, soit de toute autre manière. La présence du sang rouge, artériel, oxygéné, dans l'intérieur du ventricule droit, son contact inaccoutumé avec les parois de cet organe, doivent exciter une sorte d'irritation nutritive qui, agissant de dehors en dedans, détermine cette forme d'hypertrophie qui se développe aux dépens de la cavité. Elle était énorme dans l'observation que M. Louis a publiée sur la communication des cavités droites et gauches.

L'hypertrophie peut être générale ou partielle. La première frappe le cœur tout entier, et c'est dans ce cas surtout que l'on rencontre cet organe tellement gros qu'on lui a donné le nom de *cœur de bœuf*, expression qu'il ne faut pas prendre au pied de la lettre, car jamais le cœur humain, même dans les plus grandes hypertrophies générales, n'a atteint à beaucoup près ce volume. L'hypertrophie partielle est plus commune ; on l'a quelquefois rencontrée seulement sur les colonnes charnues, alors que les parois ventriculaires étaient normales.

Avant d'aller plus loin la première question qui se présente est celle-ci : Comment établir les limites qui séparent l'état morbide de l'état normal du cœur? En parlant de l'anatomie de cet organe, nous avons vu que Corvisart, Laënnec, M. Cruveilhier, regardent le volume, le poids et l'épaisseur de ses parois comme peu susceptibles d'une appréciation rigoureuse; mais nous avons fait connaître le résultat des recherches de M. Bouillaud que nous allons succinctement rappeler afin d'avoir un étalon comme point de comparaison. Il est indispensable, en effet, pour bien apprécier les degrés de l'hypertrophie, de se rappeler les données que nous possédons sur le poids et les dimensions du cœur normal.

Chez un adulte de taille ordinaire, et bien conformé, le poids du cœur est en moyenne de 260 à 270 grammes; la circonférence mesurée à la base des ventricules est de 240 millimètres; la longueur représentée par une ligne menée de la base du ventricule gauche à la pointe est de 98 millimètres; la largeur prise à la base des ventricules est représentée par une ligne menée de l'un des bords à l'autre, elle est égale à la longueur; l'épaisseur du ventricule gauche, à sa base, est de 15 à 16 millimètres, 6 seulement pour le droit. Nous avons déjà dit que la mesure de la capacité des cavités du cœur n'avait pas toute l'exactitude des données précédentes; que la cavité du ventricule droit l'emporte un peu sur celle du ventricule gauche.

Lorsque l'hypertrophie est générale et considérable, le poids du cœur peut atteindre près de 700 grammes; dans bon nombre de cas nous avons trouvé 560, 590, 600, 620 grammes; l'épaisseur des parois du ventricule gauche peut atteindre 30 et 32 millimètres, celle du ventricule droit 38, ce qui est en désaccord avec l'opinion de Laënnec, à savoir « que dans aucun cas l'épaisseur absolue du ventricule droit n'est très considérable. » La circonférence peut s'élever jusqu'à 335 à 340 millimètres, et la longueur jusqu'à 130 au lieu de 98. Chez un malade dont l'observation est consignée dans le *Traité des maladies du cœur*, de M. Bouillaud, le cœur avait trois fois le volume du poing du sujet, et réuni à un anévrisme de l'aorte gros comme la tête d'un fœtus à terme, *il remplissait les trois quarts du thorax.*

On comprend facilement que le cœur ne peut pas dépasser ainsi ses limites physiologiques sans éprouver de notables changements dans sa direction, sa situation, sa forme et ses rapports. Dans les grandes hypertrophies, le cœur est placé à peu près transversalement dans le côté gauche de la poitrine et sa pointe mousse, comme effacée et déviée à gauche et en dehors du mamelon. Au lieu d'être conique, il est arrondi, globuleux, sphérique, *dodu* suivant l'expression de M. Bouillaud. Lorsqu'à l'hypertrophie se joint la dilatation des cavités, le diamètre transversal l'emporte beaucoup sur la longueur : il offre alors, comme l'a fait observer Laënnec, la forme d'une *gibecière.*

La pointe du cœur, au lieu de battre dans le cinquième espace intercostal, se trouve dans le sixième, septième et quelquefois huitième, comme je l'ai rencontrée il y a peu de temps chez une jeune fille de douze ans, atteinte d'une hypertrophie considérable. Dans ces cas extrêmes, les poumons sont refoulés de chaque côté et la base du cœur remonte près de la clavicule. Quand l'hypertrophie porte exclusivement sur le ventricule droit, il descend plus bas que le gauche, et la pointe du cœur, qui appartient à ce dernier dans l'état normal, est formée alors par le ventricule droit. C'est principalement vers la base que l'hypertrophie est plus considérable, excepté lorsque la cavité est rétrécie où l'épaisseur est à peu près égale partout, ce qui donne à l'organe cette forme sphéroïde, *dodue*, dont nous avons déjà parlé.

C'est à l'hypertrophie des couches musculaires les plus intérieures qu'il faut attribuer la diminution de capacité qui constitue le caractère de l'hypertrophie concentrique. Cette explication paraîtra d'autant plus probable que cette forme s'observe principalement dans le ventricule droit, et seulement lorsqu'il y a communication entre les cavités droites et gauches, alors que la présence du sang artériel excite une sorte d'irritation nutritive presque exclusivement sur la couche musculaire interne ; il n'est donc pas étonnant que celle-ci, participant seule au travail hypertrophique, diminue d'autant la cavité ventriculaire.

Dans l'hypertrophie pure, dégagée de toute altération dans la composition intime du tissu musculaire, celui-ci est d'un rouge plus vermeil qu'à l'état normal ; il est en même temps plus ferme, plus résistant. Mais il ne faut pas confondre l'épaississement hypertrophique avec celui qui a lieu lorsque la substance est ramollie, comme on le trouve dans la cardite. L'hypertrophie est une augmentation pure et simple de nutrition sans altération dans ses qualités chimiques ni dans la composition intime des tissus épaissis. Cependant, il peut arriver que le tissu musculaire du cœur, d'abord hypertrophié, subisse un ramollissement ; il importe de bien distinguer ces deux états, dont la confusion pourrait entraîner dans de graves méprises au point de vue de l'anatomie pathologique.

Nous avons déjà dit qu'une hypertrophie dégagée de toute complication est assez rare. En effet, dans la grande majorité des cas, on observe avec elle les différentes lésions organiques consécutives aux inflammations des membranes séreuses du cœur. Je ne sais si l'on pourrait trouver quelques exemples de graves lésions du tissu séro-fibreux interne du cœur, sans une hypertrophie du tissu musculaire.

Enfin, dans les grandes hypertrophies excentriques, les cavités du cœur contiennent le plus souvent une quantité de sang caillé vraiment énorme dans quelques cas, elle peut aller jusqu'à 280 et 300 grammes.

DES SIGNES DE L'HYPERTROPHIE DU CŒUR.

Presque tous les auteurs qui ont écrit sur le sujet qui nous occupe assignent à l'hypertrophie des signes qui ne lui appartiennent pas en propre, mais qui tiennent à l'une des complications si fréquentes de cette maladie, à savoir, les altérations des valvules et des orifices. Nous allons chercher, en nous appuyant sur l'observation clinique, à démontrer qu'il n'y a pas pour toutes les lésions organiques du cœur une série de signes communs, confusion faite cependant par ceux-là même qui ont la prétention d'avoir fait jaillir le plus de lumière sur la pathologie cardiaque. Il serait difficile, je pense, aux vitalistes, de soutenir que, pour l'hypertrophie du cœur, la lésion anatomique n'est que secondaire, et que sans sa connaissance exacte le diagnostic peut s'établir sur quelque base solide.

Les signes de cette maladie sont de deux ordres ; ceux immédiatement fournis par l'examen du cœur, et ceux qui se tirent de l'exploration des autres organes et de leurs fonctions.

Signes directs ou immédiats de l'hypertrophie du cœur.

Dans l'hypertrophie simple, dégagée de toute complication du côté des valvules ou des orifices, le rhythme du cœur, c'est-à-dire l'ordre régulier suivant lequel se succèdent ses mouvements, n'est pas altéré. L'augmentation de la force et de l'étendue de ses battements, voilà les signes physiologiques de la lésion qui nous occupe.

En parlant de l'anatomie du cœur, nous avons signalé la nécessité d'être fixé sur le lieu exact où vient battre sa pointe; nous avons dit qu'à de rares exceptions près, c'était dans le cinquième espace intercostal en dedans du mamelon. Dans les cas d'hypertrophie, la pointe du cœur se fait sentir en dehors du mamelon dans le sixième, septième et huitième espace intercostal, en même temps que les mouvements de sa base se rapprochent davantage de la clavicule. L'espace intercostal auquel elle correspond est quelquefois très sensiblement élargi; nous avons dans ce moment deux malades atteints d'hypertrophie du cœur chez lesquels ce phénomène est très prononcé. Les mouvements du cœur s'aperçoivent dans une assez grande étendue du thorax, surtout à gauche et vers le creux épigastrique; quelquefois ils déterminent un ébranlement si considérable que les vêtements du malade sont soulevés. Nous avons eu pendant longtemps, au n° 18 de la salle Saint-Jean-de-Dieu, un jeune homme de dix-huit ans atteint d'une hypertrophie telle qu'à chaque systole ventriculaire son corps était ébranlé et, qu'assis, la secousse se communiquait à la chaise.

Quand on applique la main sur la région du cœur, principalement chez les sujets un peu maigres, elle est fortement repoussée par les battements de cet organe, semblables, suivant l'ingénieuse expression de M. Bouillaud, à des coups de marteau ou, mieux encore, à des coups de poing. Cette sensation était parfaitement produite chez le jeune malade dont je viens de parler, et quand on appliquait le stéthoscope vers la pointe du cœur, l'impulsion communiquée s'appréciait encore mieux. Il y a, dans certains cas, deux mouvements bien distincts : l'un de toute la masse du cœur, l'autre de sa pointe seulement ; ce dernier surtout est plus marqué.

A l'état de repos, les battements du cœur sont réguliers dans l'hypertrophie et même quelquefois plus lents, comme le fait remarquer M. Bouillaud, ce qui tient, sans doute, à ce que la durée de la contraction qui est *filée* est plus prolongée que dans l'état normal. Lorsque les malades se livrent à quelque exercice un peu fatigant, à un écart de régime, les battements du cœur augmentent de force d'une manière notable et constituent ce que l'on appelle des palpitations.

Un auteur, dont nous avons déjà combattu les doctrines physiologiques et médicales, a publié, en 1853, dans les *Archives générales de médecine*, un travail dans lequel il donne à un groupe de symptômes, savoir : l'injection violette de la face, la bouffissure des paupières, le sentiment de *douleur à la région précordiale*, les *palpitations*, etc., le nom assez étrange d'*asystolie*. Il suppose, au lieu de les démontrer, une série de causes qui agissent sur les parois cardiaques pour diminuer leur force de contraction : c'est l'habitude du chant, des cris, des courses prolongées, l'exercice du pas gymnastique, l'anémie globulaire, le chagrin profond, le désespoir. L'auteur *suppose*, dis-je, que ces causes diminuent la force de contraction des parois ventriculaires ; que celles-ci, ne pouvant plus chasser le sang qu'elles reçoivent, les cavités se dilatent, puis les parois s'hypertrophient et trouvent dans l'abaissement des valvules sygmoïdes un obstacle insurmontable. Mais où sont les faits sur lesquels s'appuie un rêve aussi étrange ? Quoi ! un cœur hypertrophié ne peut pas chasser la colonne sanguine à cause de la résistance des valvules semi-lunaires ! Mais le rôle qu'on leur prête est bien peu d'accord avec leurs fonctions et leur texture ; car nous avons vu qu'elles sont disposées de façon à s'abaisser quand elles n'ont plus à retenir la colonne sanguine qui, sans elles, refluerait vers le ventricule, sous l'influence de la systole de l'aorte. Dans aucun cas elles ne peuvent donc opposer la moindre résistance. L'auteur dont nous parlons fait pour ces valvules ce qu'il a déjà fait pour les oreillettes ; ne tenant aucun compte des dispositions anatomiques, son imagination leur prête les fonctions les plus étranges, suivant le besoin de ses théories échafaudées à l'ombre du cabinet, laissant à l'écart l'observation directe. Quelques lignes plus bas, on lit : « La péricardite n'est grave que par les symptômes d'*asystolie* qu'elle détermine, tels que la petitesse du pouls, la couleur violacée des lèvres, la dyspnée, etc. » Mais, encore une fois, où sont les observations sur lesquelles on s'appuie? qui donc a jamais vu la péricardite, dépourvue de toute complication, se présenter avec ce cortége de symptômes? Un peu plus loin, il est dit : « On appelle *palpitations* les battements du cœur toutes les fois qu'ils deviennent forts et plus étendus au point d'incommoder le malade... donc, les palpitations, qui sont une exagération des battements du cœur, accusent une vive contraction des oreillettes. » Comment comprendre que l'on donne le nom d'*asystolie*, c'est-à-dire diminution de la systole, aux palpitations qui sont caractérisées par les battements du cœur plus forts, c'est-à-dire par une systole exagérée! En parlant de la physiologie du cœur, nous avons démontré que vouloir faire coïncider le choc de la pointe avec la diastole était un contre-sens physiologique. Ici la pathologie va nous fournir un nouvel argument. Oui, si la doctrine de l'auteur était conforme à la saine observation, toutes les fois que l'on constate des palpitations violentes se rattachant à une lésion organique du cœur, on devrait, à l'autopsie, rencontrer une hypertrophie des oreillettes, au contraire, leurs parois devraient avoir leur épaisseur normale quand ces palpitations n'ont pas été observées pendant le cours de la maladie. Or, j'en appelle à l'observation; confirme-t-elle cette théorie? Il s'en faut bien. Il est vrai que dans les grandes hypertrophies générales il est rare que les oreillettes échappent à la maladie; mais l'augmentation d'épaisseur des parois des oreillettes n'est pas en rapport avec celle des ventricules, et enfin, dans quelques cas elles ont leur volume normal, quoique les malades aient été tourmentés par de violentes palpitations. Plusieurs fois il m'est arrivé de trouver à l'autopsie une hypertrophie des oreillettes, quoique j'aie noté pendant le cours de la maladie que les battements du cœur se sentaient à peine à la main, et le pouls se détachait assez mal; c'est surtout dans les cas où cet organe présente la forme hypertrophique, désignée par M. Bouillaud sous le nom de *dodue*, la pointe est mousse, complétement effacée. Chez le malade, dont il a été question à l'occasion du piaulement péricardique, ce qui avait surtout fixé notre attention, c'est l'absence presque complète des battements du cœur, sensibles à la main; et cependant à l'autopsie nous avons trouvé une hypertrophie considérable des oreillettes, principalement de la gauche elle avait quatre millimètres et demi au lieu de deux. Ce mémoire, sur l'*asystolie*, est la conséquence des idées physiologiques de l'auteur, et l'on a de la peine à s'expliquer comment l'amour seul du paradoxe peut ainsi travestir les faits; tout ce travail est un long roman où la physiologie pathologique est prise au rebours, c'est enfin la parodie de la clinique.

Finissons maintenant d'énumérer les autres signes qui appartiennent à l'hypertrophie.

C'est M. Bouillaud qui a signalé le premier la voussure dans le cas qui nous occupe ; on la constate assez fréquemment, surtout quand l'hypertrophie est considérable ; elle est accompagnée d'un élargissement des espaces intercostaux de la région qu'elle occupe. La percussion est un des moyens de diagnostic qui contribuent le plus à préciser l'étendue de la lésion ; mais il faut, pour retirer de cette méthode tous les résultats qu'elle peut donner, en avoir une grande habitude et se bien rappeler ceux qu'elle fournit à l'état normal. Dans ce dernier cas, la matité s'étend à peu près dans un espace de deux pouces carrés ; il ne s'agit ici que de la délimitation des ventricules ; celle des oreillettes nous paraît avoir été admise plutôt en théorie que démontrée au lit des malades. Lorsque le cœur est hypertrophié, la matité est en raison directe de l'augmentation de son volume et de sa dilatation, quelquefois elle dépasse de un pouce et de un pouce et demi celle que l'on obtient à l'état normal.

Les bruits du cœur offrent quelques modifications suivant la forme de l'hypertrophie. Cette remarque n'avait pas échappé à Laënnec, qui rapportait, comme conséquence de sa théorie sur les bruits normaux de cet organe, les modifications dans leur intensité et leur timbre à l'épaisseur plus ou moins grande des parois du cœur. Quand l'hypertrophie est assez considérable et que les cavités ont perdu de leur capacité, les bruits du cœur sont sourds, obscurs, lointains.

Quand, au contraire, les parois ventriculaires sont médiocrement épaissies et que les cavités sont dilatées, les bruits sont plus clairs, plus sonores et s'entendent dans une étendue assez considérable de la poitrine, quelquefois jusqu'à la partie postérieure. Dans l'état normal, la percussion du cœur contre la poitrine ne produit aucun bruit bien appréciable, mais il n'en est plus de même quand il est hypertrophié. Lorsque ses battements sont très violents, nous avons plusieurs fois entendu, dans la région précordiale, un tintement métallique désigné par Laënnec sous le nom de *cliquetis métallique.* On produit facilement ce phénomène en appliquant la paume de la main sur son oreille, puis en la percutant avec l'autre; c'est pour cette raison que M. le docteur Filhos, dans son excellente thèse, l'a désigné sous le nom de *tintement auriculo-métallique.*

Voilà donc une série de signes qui ne permettent pas de méconnaître une hypertrophie du cœur, et cependant rien n'est plus commun que de voir commettre des erreurs de diagnostic. Il n'est pas de jour où l'on n'ait à déplorer une semblable méprise, soit à l'hôpital, soit en ville. Qu'un malade se présente avec des battements tumultueux du cœur, le visage un peu animé, sans pousser l'investigation plus loin, on dit *hypertrophie du cœur*, et l'on prescrit un traitement en rapport avec ce diagnostic. Je ne saurais dire combien de malades viennent consulter

M. Bouillaud pour des maladies organiques du cœur, et atteints de simples palpitations nerveuses. Il y a quelque temps, il a vu un jeune homme chlorotique, tourmenté par des palpitations violentes, qui venait d'être réformé du service militaire pour cause d'anévrisme du cœur. Nous avons eu, pendant longtemps, au numéro 3 de la salle Saint-Jean-de-Dieu, un malade du département de la Côte-d'Or, soumis pendant plusieurs mois, dans son pays, à un régime diététique très sévère; plusieurs certificats de médecins signalaient *une énorme hypertrophie du cœur;* trois saignées avaient été pratiquées, de nombreux vésicatoires, des moxas, des cautères avaient été appliqués sur la région précordiale, et cependant le volume du cœur était normal, mais il palpitait facilement et la poitrine était violemment soulevée; le malade était atteint de pertes séminales abondantes qui l'avaient jeté dans un état chlorotique très prononcé. En revanche, si bon nombre de médecins prennent des palpitations nerveuses pour une lésion organique du cœur, beaucoup d'autres méconnaissent celle-ci quand elle existe. Je n'ai pas besoin de signaler le danger d'une pareille méprise, puisqu'elle provoque l'emploi d'un traitement opposé et qui peut être mortel.

Au mois d'octobre 1851, M. Bouillaud recevait d'un de ses anciens malades la lettre suivante :

Basses-Pyrénées, Pau, 21 octobre 1851.

MONSIEUR LE DOCTEUR,

L'hôtel cité Bergère et l'hôtel Brighton vous rappelleront mon nom, je l'espère; cette fois il ne s'agit pas de moi (bien que ma santé ne soit pas toujours chose florissante), mais de mon fils. Il a eu dans les Pyrénées une congestion cérébrale avec perte de la parole, c'est dans le courant de septembre; mais revenu à Paris, où il est, institution....., rue....., le médecin de la pension, M..., dont incluse la consultation, lui a reconnu une hypertrophie du cœur. Ce fait, joint à l'accident précité, me fait constater que son travail actuel ne peut être que fatal et enrayant la guérison. C'est un élève distingué, un *piocheur;* il *fait sa seconde;* tous ses moments sont pris, et dès lors la vie de pension doit lui être funeste pour l'instant. Avant son accident de septembre, il avait, et il a encore, des saignements de nez continuels; il a dix-sept ans et me paraissait d'une bonne constitution.

Je lui donne l'ordre de vous demander rendez-vous chez vous pour dimanche prochain, 28 octobre, à l'heure qu'il vous conviendra le mieux; je veux savoir le traitement à suivre, et le lundi 29 l'enfant me reviendra ici, où je compte passer l'hiver. Je vous supplie, Monsieur le Docteur, dans la consultation qu'il vous demandera, et que vous lui remettrez, s'il vous plaît, *cachetée* et à *mon adresse*, de me dire si l'hypertrophie frappe les ventricules ou les oreillettes du cœur, et à quel degré de la maladie nous sommes, hélas! enfin, si vous croyez la guérison possible. Mille pardons de tant d'importunités, que vous pardonnerez si vous êtes père.

Croyez, Monsieur le Docteur, à tous mes sentiments de respectueuse considération,

Signé.....

P. S. Je le destinais à la médecine... Que faire maintenant?

La maladie en soi est une triste préface à l'étude de la pauvre humanité. Je le garderai chez moi jusqu'en octobre 1852 et lui ferai doubler sa rhétorique.

Voici la consultation du médecin :

Hypertrophie du cœur. — Cette affection est probablement héréditaire. Le frère du malade a aussi le cœur gros, il est disposé comme son frère a avoir une affection du cœur. L'espèce de congestion cérébrale que le jeune malade a éprouvée il y a quelque temps est un effet, et ne peut être regardée comme la cause de la maladie du cœur. Quand le cœur a des proportions plus fortes qu'il ne doit avoir, il lance avec plus d'impétuosité (et cela se conçoit parfaitement bien) le sang au cerveau. Le traitement que M.... suit depuis six semaines a notablement amélioré son état ; il doit se continuer, sans quoi on verrait très probablement revenir les mêmes symptômes que le malade présentait il y a un mois.

Voici quel est le traitement :

1° Boissons nitrées;

2° Double sirop de proto-iodure de fer et de digitale de Labelonye;

3° Applications mensuelles et réitérées de sangsues à l'anus et sur le cœur ;

4° Nourriture légère.

Signé....

18 octobre 1851.

Au bas de la lettre du père, M. Bouillaud a ajouté la note suivante : « Comme je le présumais, ce jeune homme n'a point de maladie du cœur, c'est *un type* de sujet chlorotique; le souffle caractéristique des carotides est très marqué; le cœur est partout *sain* et palpitant très fort et facilement. »

Un volume ne suffirait pas si on voulait citer tous les cas dans lesquels des palpitations nerveuses ont été prises pour une hypertrophie du cœur, et celle-ci traitée en conséquence; mais j'ai choisi entre mille exemples l'histoire instructive de ce jeune homme, que j'ai déjà rapportée dans un autre travail, parce que le médecin qui le soignait a été l'un des plus fougueux adversaires de la coïncidence de l'endocardite avec l'arthrite rhumatismale, et que dans un concours malheureux pour lui il a fièrement jeté le gant à la doctrine de M. Bouillaud en lui prédisant une ruine prochaine. Chose étrange! il nie les maladies du cœur là où elles se rencontrent, et il les invente là où elles manquent.

Corvisart, dans les prolégomènes de son livre, signale à chaque page la cause de semblables erreurs. « Quelle est donc la source de pareilles méprises? Je l'ai dit : c'est le défaut d'une bonne physiologie. Sans elle, en effet, à quoi bon l'anatomie ? Il ne suffit pas au médecin de connaître tous les ressorts du corps humain par leurs noms, leurs formes, leur place et leur rapport de situation même, par leurs principes s'il se peut; s'il n'anime point par la pensée tous les rouages de cette étonnante machine; si, outre la lecture des bons livres sur cet important sujet, *il n'étu-*

die pas sans cesse sur l'homme vivant tous les phénomènes sensibles de l'action des parties; s'il ne compare pas constamment ces phénomènes sensibles et propres de la vie et de la santé de chaque organe avec les dérangements que chacun présente dans sa lésion (c'est là ce qui constitue la physiologie pathologique), jamais, j'en réponds, il n'arrivera à reconnaître d'une manière sûre les dérangements organiques menaçants ou confirmés. »

Signes indirects de l'hypertrophie du cœur.

Lésion de la circulation. — Dans les cas d'hypertrophie pure, c'est-à-dire dégagés de toute complication, le pouls conserve sa régularité comme le cœur le rhythme de ses mouvements. Il est large, fort, bien détaché, vibrant. Dans l'hypertrophie concentrique, le pouls, tout en conservant sa vibrance, est peu développé. Dans l'observation 149e du *Traité des maladies du cœur* de M. Bouillaud, le pouls *est étroit, un peu vibrant*, quoiqu'il soit noté que « les battements du cœur se voient 28 millimètres environ plus bas qu'à l'état normal; *ils frappent fortement, et repoussent la main qui les explore.* » Senac avait déjà compris que l'inégalité du pouls ne doit pas être attribuée à l'hypertrophie : « Le pouls, dit-il, a été fort vif et fort dur dans quelques malades; dans d'autres, il a été petit et inégal : ce sont les obstacles qui se trouvent dans les ventricules ou dans l'embouchure de l'aorte ou de l'artère pulmonaire, ce sont ces obstacles, dis-je, qui sont la source de ces variétés... Si ces vaisseaux ne sont pas libres, les battements du pouls seront *faibles*, *inégaux*, *intermittents* (1). » Les caractères du pouls que nous venons de donner ne se rencontrent, bien entendu, que dans l'hypertrophie du ventricule gauche, le droit ne pouvant exercer aucune influence directe sur la circulation artérielle. Dans les cas dégagés de toute complication, on observe une certaine animation de la face, l'œil est brillant, la température un peu plus élevée qu'à l'état physiologique. On considère généralement l'état violacé des lèvres, la bouffissure des paupières, les congestions passives soit de sang, soit de sérosité dans les cavités séreuses, l'œdème des membres inférieurs comme se rattachant à une hypertrophie du cœur, et cela n'arrive cependant que dans les cas où il existe une complication propre à opposer un obstacle au cours du sang veineux. En effet, il serait bien difficile de comprendre comment une hypertrophie *pure*, *simple*, qui détermine *une suractivité dans la circulation*, pourrait donner lieu à des accidents qui se lient à un retard, à un embarras de celle-ci : autant vaudrait dire que les conditions anatomiques d'un organe ne

(1) Senac, ouv. cit., tome II, page 415.

sont pas en rapport avec ses fonctions, que la force d'un instrument est une condition peu favorable à l'impulsion énergique qu'il communique.

Lésion de la respiration. — Lorsque le cœur n'a pas un volume très considérable, la respiration est peu gênée, mais lorsqu'il est énorme, quand il occupe, comme nous l'avons vu, le tiers de l'espace réservé aux poumons, ceux-ci sont fortement refoulés, la respiration alors est courte et fréquente. Il est vrai que dans les grandes hypertrophies d'autres causes viennent encore déterminer cette dyspnée, je veux parler des lésions qui s'opposent au libre passage du sang; mais, tout en les pesant à leur juste valeur, on comprend bien la part qui revient au volume du cœur dans le développement de ces accidents.

Les signes que nous venons de faire connaître s'appliquent particulièrement à l'hypertrophie en général, il nous reste maintenant à faire connaître ceux qui se rattachent à celle des ventricules gauche et droit.

Dans l'hypertrophie du ventricule gauche les battements du cœur se font surtout remarquer en dehors du mamelon, dans le sixième, septième et même huitième espace intercostal ; c'est dans ce point que correspondent la matité et la voussure. En même temps le pouls, comme nous l'avons indiqué plus haut, est large, fort, vibrant, le visage animé, les yeux étincelants; de temps en temps les malades ressentent des congestions vers la tête, éprouvent des épistaxis. Je ne sais comment Laënnec a pu écrire « qu'aucun de ces signes n'est constant ; il n'est pas rare de trouver une hypertrophie considérable du ventricule gauche chez des sujets qui n'ont présenté aucun d'eux. Le pouls surtout est trompeur, et il est peut-être aussi commun de le trouver faible que fort chez des sujets attaqués d'hypertrophie au plus haut degré (1). »

Il faut bien que l'auteur de l'*Auscultation* ait commis quelque erreur de diagnostic pour dire que le pouls est aussi souvent *faible que fort;* car comment s'expliquer ce premier caractère lorsque l'*hypertrophie est au plus haut degré*, c'est-à-dire lorsque la contraction ventriculaire a une force considérable? (Nous parlons toujours de celle-ci dégagée de complication.)

Dans l'hypertrophie du ventricule droit, les battements du cœur, au lieu de se faire sentir en dehors du mamelon, ont leur maximum d'intensité à la partie inférieure du sternum. La malade de la 151e observation de l'ouvrage de M. Bouillaud présentait des battements si violents à droite, qu'elle sentait, disait-elle, les palpitations plus violentes *à droite qu'à gauche.* C'est dans ce point surtout que se fait sentir la matité, et le pouls ne

(1) Laënnec, ouv. cit., t. III, p. 181.

présente aucun des caractères que nous avons indiqués en parlant du ventricule gauche. Lancisi avait donné le *pouls veineux* comme un signe certain de l'hypertrophie du ventricule droit. Nous en avons déjà parlé à l'occasion de l'insuffisance de la valvule tricuspide; notons ici qu'il ne se rencontre pas lorsque la maladie qui nous occupe en ce moment est dégagée de toute lésion de la valvule ou de l'orifice, complication nécessaire pour permettre à une certaine quantité de sang de refluer du côté de l'oreillette et des veines qui viennent s'y rendre. — Corvisart considère comme un signe de peu de valeur les battements du cœur plus prononcés à droite qu'à gauche, mais Laënnec n'est pas d'accord avec lui : « Je l'ai constamment trouvé, dit-il (ce signe), dans tous les cas d'hypertrophie un peu considérable du ventricule droit qui ce sont présentés à moi... Je regarde ce signe, du lieu où le cœur se fait *entendre* et sentir avec le plus de force, comme *tout-à-fait sûr*. J'ai eu assez d'occasions de le vérifier par l'autopsie pour pouvoir le regarder comme infaillible quand il est bien marqué (1). »

DES CAUSES DE L'HYPERTROPHIE DU CŒUR.

Si l'on recherche dans la plupart des auteurs les causes de l'hypertrophie du cœur, on est surpris de

(1) Laënnec, ouv. cit., tome III, p. 186.

voir l'obscurité qui règne sur cette question. Corvisart n'a fait que répéter ce qu'avait déjà dit Senac. Pour eux les causes sont ou mécaniques ou morales. Ce dernier, dans plusieurs passages de son livre, insiste cependant sur le rôle des inflammations du poumon et de la plèvre au point de vue de l'hypertrophie du cœur, mais la théorie qu'il donne est purement imaginaire : à chaque instant il prend l'effet pour la cause, et *vice versa.* Il rapporte l'opinion de Willis assez conforme à son observation : « Quelques pleurétiques, dit-il, quand les douleurs se sont évanouies, sentent une oppression et une pesanteur sur la région du cœur ; nous avons trouvé que les ventricules contiennent plus de sang. »

Presque tous les auteurs qui ont écrit depuis ceux que nous signalons n'ont fait que développer la théorie de Corvisart sur le rôle des affections morales et des causes mécaniques que nous avons déjà assez largement développées. Si cette théorie était exacte pour ces dernières, on devrait constamment rencontrer l'hypertrophie en arrière de l'obstacle ; or, j'en appelle à l'observation clinique, en est-il ainsi? Combien de fois ne voit-on pas une grande hypertrophie coïncider avec un rétrécissement auriculo-ventriculaire, l'orifice aortique étant libre. Ici, quels efforts le ventricule a-t-il donc à surmonter ? Puis enfin, si les grands mouvements du cœur pouvaient déterminer son hypertrophie, ne devrait-on pas souvent la rencontrer chez les malades atteints depuis longues années de violentes palpitations nerveuses? Or, nous pouvons assurer que jamais il ne nous a été donné de rencontrer un seul cas dans lequel nous ayons pu constater l'influence de cette cause sur le développement de cette maladie. Déjà nous avons dit combien il était fréquent de voir prendre ces palpitations pour une lésion organique. Il y a peu de jours, M. Bouillaud a vu une demoiselle que l'on traitait pour *un anévrisme du cœur; elle avait quatorze cautères sur la région précordiale*, et cependant cet organe avait son volume normal; les deux claquements étaient bien frappés, mais la malade palpitait facilement, c'était un type du sujet chlorotique. De semblables méprises peuvent-elles être considérées comme des faits acquis à la science? La plupart de ces malades sont tristes, mélancoliques, on leur fait une lésion organique du cœur, puis on bâtit une théorie aussi exacte que le diagnostic.

L'auteur du *Mémoire sur l'asystolie*, tout en se défendant d'avoir copié Corvisart, n'a fait cependant que le répéter sous une autre forme. Après avoir dit que, dans l'*emphysème, la bronchite générale à râles vibrants*, il y a une accumulation de sang dans les vaisseaux capillaires du poumon, puis dans les cavités du cœur, et que les distensions souvent répétées finissent par les dilater et les hypertrophier, il ajoute : « A ce genre de causes mécaniques il faut rapporter encore l'habitude du chant, des cris et surtout la course prolongée. L'exercice du pas gymnastique chez toutes les troupes légères occasionne des affections du cœur chez les soldats qui y sont prédisposés. Je sais d'une manière positive que, dans le corps des chasseurs à pied, des réformes ont souvent lieu pour ce genre de maladie. » A la page 91, je me suis suffisamment expliqué sur la valeur de ces causes déjà invoquées par Corvisart, je n'y reviendrai pas ici. Quant à l'influence du pas gymnastique chez les troupes légères, c'est là une affirmation gratuite qui ne repose sur aucune donnée sérieuse. Je sais que trop souvent des réformes ont lieu pour des maladies qui n'existent pas, et que les erreurs de diagnostic sont surtout fréquentes pour les affections du cœur. Où sont donc les statistiques qui démontrent que dans le corps des chasseurs à pied les réformes ont souvent lieu pour cause de maladies du cœur ? Cela serait-il prouvé, qu'il s'agirait de démontrer que c'est bien à l'influence du pas gymnastique qu'il faut les rattacher. Cette cause ressemble beaucoup aux *prouesses de la lune de miel* qu'un autre auteur croit susceptible de déterminer assez souvent l'arthrite rhumatismale.

Un peu plus bas, pour prouver l'influence des causes morales sur le développement de l'hypertrophie du cœur, il rapporte en quelques lignes l'observation d'un homme de cinquante ans, qui, à la suite d'une émotion vive, déterminée par la crainte d'être écrasé, ressent aussitôt des palpitations, de la dyspnée, et succombe quelques mois après à une hypertrophie du cœur. Il faut convenir que si l'influence de cette cause était démontrée, les maladies chroniques organiques de cet organe devraient être bien plus fréquentes qu'elles ne le sont, et surtout à Paris. Puisque cet auteur possède plusieurs observations de lésions organiques du cœur déterminées par des causes morales, il est regrettable qu'il ne les ait pas publiées, car le fait précédent suffit peut-être pour le convaincre, lui, mais il est bien incapable de satisfaire ceux à qui il n'a pas été donné d'observer *souvent* et *facilement* l'influence de ces causes sur le développement des affections organiques du cœur, malgré leur désir de la bien voir.

Nous venons donc de montrer que presque tous les auteurs admettent deux causes principales qui déterminent l'hypertrophie du tissu musculaire du cœur, ce sont toutes celles qui empêchent le libre exercice de son resserrement contractile et qui l'obligent à lutter contre un obstacle, puis à de violents efforts qui déterminent son hypertrophie. Au nombre de ces causes l'auteur dont nous parlions plus haut admet l'adhérence complète du péricarde. Nous avons eu déjà l'occasion de dire que cette lésion n'entraînait par elle-même aucun désordre sérieux du côté de la circulation, elle a donc été plutôt supposée que démontrée. Pour donner une idée du mémoire publié dans les archives de 1836 et intitulé *Recherches d'anatomie pathologique sur une forme particulière de dilatation et d'hypertrophie du cœur*, il me suffira de citer les premières lignes de ce travail. « Le 2 juillet 1834, il vint à l'hôpital Necker une femme âgée de 42 ans, qui présentait des signes évidents de péricardite : *une dyspnée extrême avec altération des traits de la face ; un pouls petit, irrégulier, quelques syncopes, des palpitations, une douleur vive à la région précordiale*, etc. » Voilà certes une symptomatologie de convention, et avec un semblable début on est moins surpris de trouver dans ce travail que l'imagination a fait tous les frais pour chercher à rattacher l'hypertrophie du cœur à l'adhérence des deux feuillets du péricarde, et plus bas pour admettre la *disparition complète de cette augmentation de volume pour reprendre ses dimensions normales.* Il est vrai que l'auteur se hâte d'ajouter : « Je ne me dissimule pas la nuance hypothétique de ce que je viens de dire sur le retour du cœur à des dimensions normales. »

L'autre cause, plus généralement admise, est un rétrécissement contre lequel luttent les contractions du cœur pour vaincre la résistance, et de là une suractivité dans les mouvements. En dernière analyse, toutes ces théories, malgré leurs variantes, aboutissent à celle de Corvisart, fondée sur une analogie un peu forcée et dont la démonstration n'a jamais été donnée. En effet, où Corvisart a-t-il jamais vu que de longs et violents efforts aient déterminé l'hypertrophie du cœur ? A-t-il rapporté une seule observation complète dans laquelle il lui a été possible de rattacher cette lésion à la cause qu'il indique? Non, pas plus que ceux qui aujourd'hui défendent encore sa théorie, fondée, comme nous l'avons dit, par analogie sur l'augmentation que subissent les muscles de la vie animale longtemps soumis à de grands efforts.

Chez les forgerons, les danseurs, les boulangers, etc., il y a prédominance des muscles soumis à de violents exercices; mais ont-ils des proportions telles que l'on puisse les considérer comme atteints d'hypertrophie, et ne pouvant pas se concilier avec l'exercice régulier de leurs fonctions? Non, sans doute. L'expression d'hypertrophie entraîne l'idée de maladie, elle n'est donc pas applicable au cas qui nous occupe. D'ailleurs, nous avons déjà dit que si les grands mouvements dont nous parlons avaient véritablement l'influence qu'on leur accorde généralement sur le développement de l'hypertrophie, il serait fréquent de la rencontrer à la suite de violentes palpitations nerveuses datant de plusieurs années. Or, où trouver des faits sérieux et suffisamment détaillés pour porter la conviction dans l'esprit? J'ai vainement cherché dans les auteurs une seule observation qui puisse démontrer d'une manière évidente l'influence des causes morales ou mécaniques sur la production de la lésion qui nous occupe. Les théories ne manquent pas, mais les faits font complétement défaut.

Nous avons montré le rôle de l'endocardite sur le développement de l'hypertrophie du tissu séro-fibreux du cœur ; voyons maintenant quelle part lui revient dans l'hypertrophie du tissu musculaire. Nous chercherons à nous éclairer à une double source : l'induction et l'observation directe. Tout le monde sait combien il est fréquent d'observer l'hypertrophie d'un organe qui a été longtemps le siége d'un travail inflammatoire : les amygdales, les seins, les testicules, etc. ; mais le plus souvent cette lésion n'affecte pas le siége même de l'inflammation. Elle envahit les extrémités articulaires à la suite d'un travail inflammatoire prolongé des synoviales, c'est à la suite d'une inflammation chronique de la membrane muqueuse que les fibres musculaires de l'estomac, de l'intestin, de la vessie, s'hypertrophient. Voyons maintenant ce qui se passe pour le cœur.

Dans l'ouvrage de M. Bouillaud pas une seule fois l'hypertrophie n'a manqué dans les cas d'endocardites chroniques, il est donc impossible de ne pas voir ici un rapport direct de cause à effet. Si cette lésion était consécutive à un rétrécissement et produite par le mécanisme déjà indiqué plus haut, elle devrait manquer quand celui-ci n'existe pas : il n'en est rien. Les ouvrages de Corvisart, de Bertin et celui de M. Bouillaud contiennent plusieurs observations d'hypertrophies sans altération des orifices, ni insuffisance des valvules, sans adhérence du péricarde, mais avec des traces évidentes d'endo-péricardites chroniques. Il y a peu de temps, j'ai eu l'occasion de trouver à l'autopsie un cœur atteint d'une hypertrophie assez considérable sans altération des orifices et avec un simple épaississement seulement des valvules sygmoïdes, et des traces évidentes d'endo-péricardite; l'organe pesait 452 gr. et l'épaisseur du ventricule gauche était de 26 millimètres. D'ailleurs le développement de l'hypertrophie du cœur n'est pas un phénomène à part, mais rentre au contraire dans une loi qui a déjà depuis longtemps pris place dans la science.

Ceux qui viennent dire : « Cette théorie sera peu vraisemblable tant qu'elle ne reposera pas sur la même base que celle de Corvisart, c'est-à-dire tant que l'on n'aura pas prouvé que les muscles de la vie animale, maintenus en repos, peuvent s'hypertrophier à la suite d'une inflammation aiguë ou chronique, » ceux-là auraient dû commencer par démontrer que ces muscles s'hypertrophient par l'influence de la cause invoquée par Corvisart, et que entre ceux-ci et le cœur les conditions anatomiques sont les mêmes. Nous avons montré que l'hypertrophie frappait non pas les tissus qui avaient été le siége même de l'inflammation, mais ceux qui se trouvaient placés dans le voisinage. Dans l'endocardite chronique la séreuse est bien un peu épaissie, mais c'est surtout le tissu sous-jacent, c'est-à-dire la fibre musculaire qui est frappée d'hypertrophie ; or, les muscles de la vie animale se trouvent-ils dans les mêmes conditions, sont-ils enveloppés d'une membrane séreuse sur laquelle un travail inflammatoire longtemps prolongé entretient pour les tissus voisins une irritation nutritive, c'est-à-dire une augmentation de nutrition ?

Pour le ventricule droit, nous avons vu que son hypertrophie coïncidait avec une communication entre les cavités gauches et droites, et que le contact inaccoutumé du sang rouge avec les parois de cet organe excite une sorte d'irritation du tissu musculaire. Quand l'inflammation affecte la membrane interne des cavités gauches, n'est-ce pas le même phénomène qui se produit avec plus d'intensité ? N'y a-t-il pas pour le tissu sous-jacent une augmentation de nutrition déterminée par le travail de congestion entretenue sur l'endocarde ? Cette pathogénie de l'hypertrophie explique assez la marche lente de cette maladie.

TRAITEMENT DE L'HYPERTROPHIE.

L'hypertrophie du tissu musculaire du cœur est une maladie essentiellement chronique et, comme telle, le médecin ne doit pas s'attendre à une guérison rapide. Elle doit être combattue par les émissions sanguines, mais non pas formulées comme elles le sont dans les affections aiguës, telles que la pneumonie, l'arthrite rhumatismale, etc.; le repos, un régime alimentaire approprié à la maladie et l'emploi de la digitale.

Une méthode préconisée par Albertini et Valsava, mais connue seulement sous le nom de ce dernier, consiste à faire aux malades des saignées multipliées, à les maintenir à une diète prolongée afin de les placer dans un état d'exténuation extrême. Mais un traitement semblable à celui que l'on trouve décrit dans le mémoire inséré parmi ceux de l'Académie de Bologne, a-t-il jamais été rigoureusement employé ? Pense-t-on que les succès soient aussi complets et aussi nombreux que le disent les auteurs? Quel malade consentirait donc à se soumettre à un traitement pire que le mal ? La méthode de Valsava est l'exagération d'une vérité, savoir, l'utilité des émissions sanguines dans une juste mesure.

La digitale est de tous les sédatifs du cœur le plus direct et celui sur lequel on peut le plus sûrement compter. Ce médicament a été employé sous toutes les formes, en infusion, en teinture; il a rendu aussi de grands services par la méthode endermique. Aujourd'hui, grâce à la nouvelle préparation de M. Quevenne, la digitaline, l'administration de ce médicament est incontestablement plus commode, les effets plus sûrs. Il est rare qu'il soit nécessaire de dépasser la dose de quatre à cinq milligrammes par jour. On diminue vite les battements du cœur et, comme le fait remarquer M. Bouillaud, ce ralentissement constitue un véritable repos.

L'auteur du *Mémoire sur l'asystolie*, pour rendre la fin de son œuvre digne du commencement, attribue à la digitale des propriétés excitantes, toniques. « La digitale, dit-il, est donc un tonique spécial du cœur, c'est-à-dire le quinquina du cœur. »

Je ne vois pas trop comment il est possible de concevoir le ralentissement du pouls sous l'influence d'une préparation excitante. Mais, dira l'auteur de cette théorie, à mesure que le pouls se ralentit il devient plus ample, plus résistant, il prend plus de force. Est-il besoin pour cela de *supposer* que la digitale renforce l'action du cœur. Une fois ses mouvements régularisés, la circulation est moins embarrassée. D'ailleurs si la digitale avait une action excitante, le ralentissement de la circulation ne devrait pas s'observer chez l'homme en santé, et cependant ses effets sont les mêmes que dans l'état de maladie. Ainsi cinq milligrammes de digitaline, pris pendant trois jours consécutifs à quatre ou cinq heures d'intervalle, ont déterminé un ralentissement progressif du pouls qui est descendu le troisième jour de 68 à 50. Si l'action des préparations de digitale est peu ou pas marquée dans les palpitations nerveuses, c'ést que celles-ci ne sont pas primitivement une surexcitation nerveuse du centre circulatoire, mais bien l'expression d'un état général qu'il faut combattre pour s'adresser à la cause même.

On a beaucoup vanté l'efficacité des préparations d'iode dans l'hypertrophie du cœur. Je les ai employées plusieurs fois sans grands avantages.

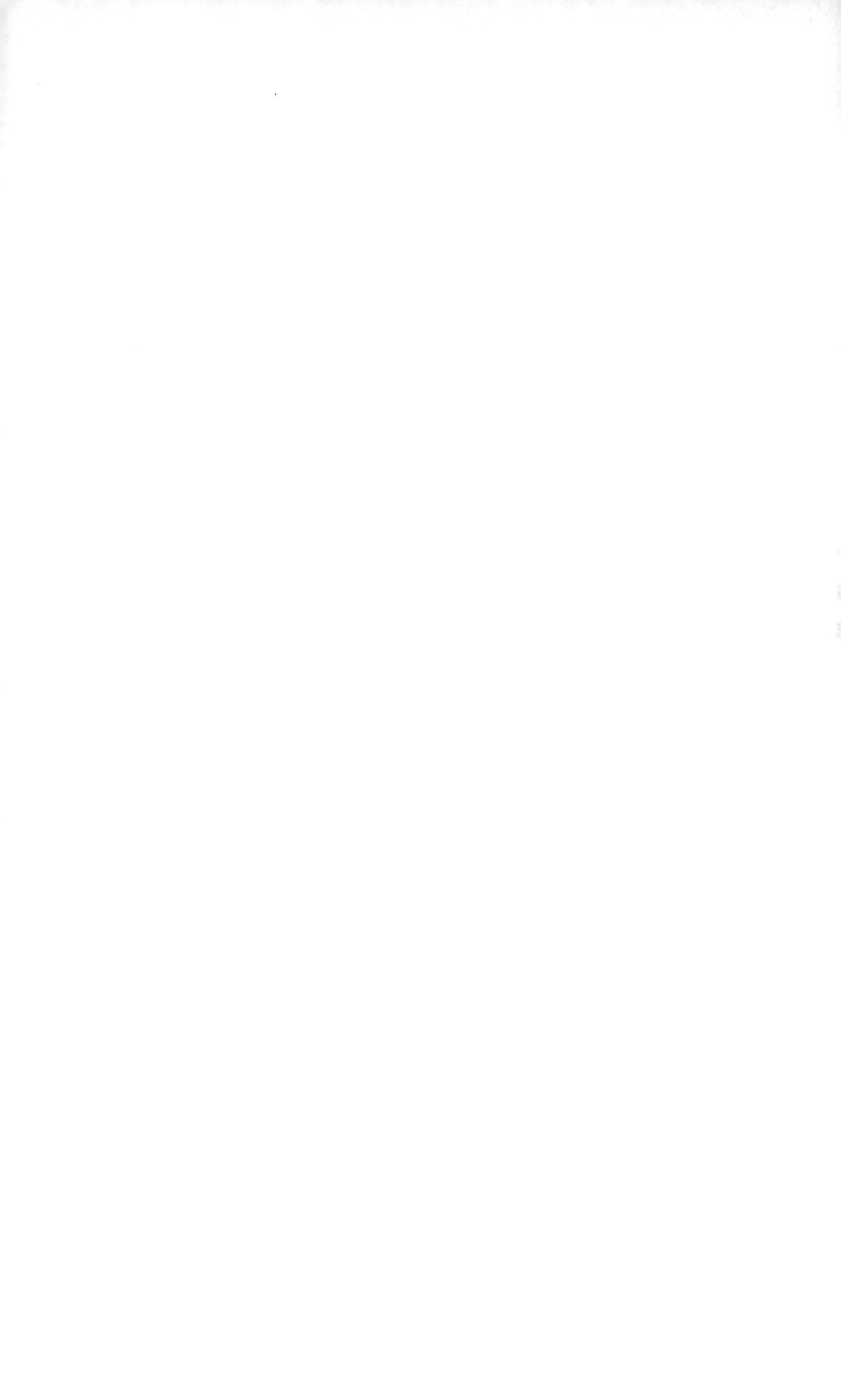

TABLE

DES MATIÈRES CONTENUES DANS CE VOLUME.

RECHERCHES CLINIQUES SUR LES MALADIES DU CŒUR.

FIN DE LA TABLE.

Paris. — Impr. Lacour et Ce, rue Soufflot, 16.

www.ingramcontent.com/pod-product-compliance
Ingram Content Group UK Ltd.
Pitfield, Milton Keynes, MK11 3LW, UK
UKHW020152250726
13967UKWH00003B/1010